金牌月嫂
教你科学坐月子

任翠芳◎主编

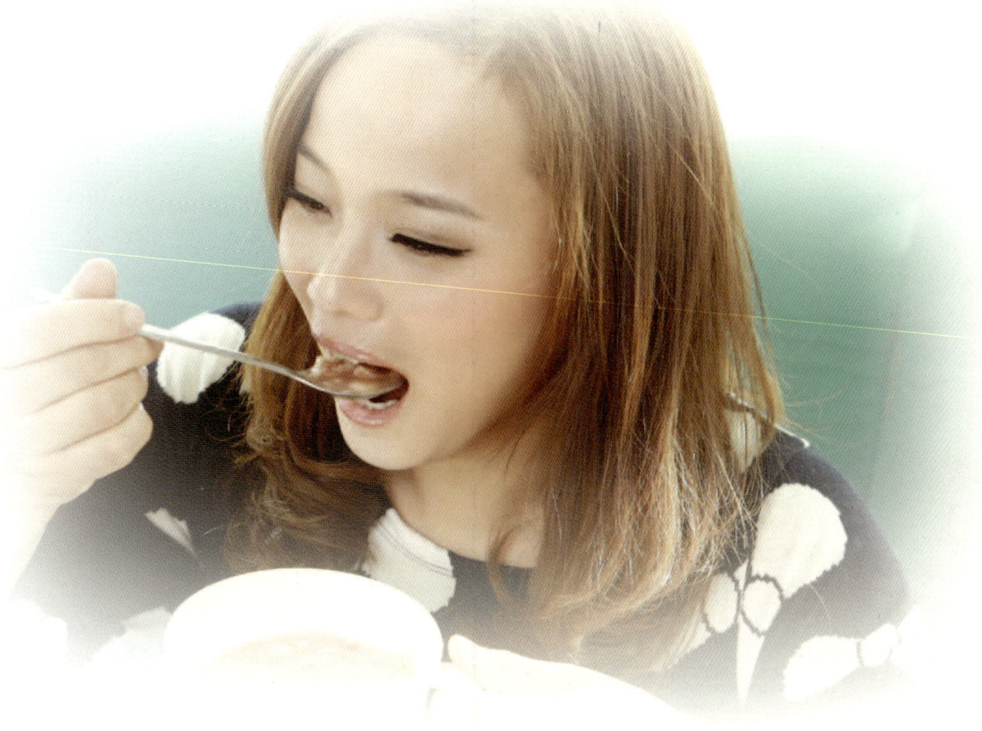

吉林科学技术出版社

图书在版编目（C I P）数据

金牌月嫂教你科学坐月子 / 任翠芳主编. -- 长春 : 吉林科学技术出版社, 2015.10
（新手父母随身读）
ISBN 978-7-5384-9884-4

Ⅰ. ①金… Ⅱ. ①任… Ⅲ. ①产褥期—妇幼保健—基本知识 Ⅳ. ① R714.6

中国版本图书馆 CIP 数据核字 (2015) 第 233562 号

金牌月嫂教你科学坐月子

JINPAI YUESAO JIAO NI KEXUE ZUOYUEZI

主　　编　任翠芳
出 版 人　李　梁
责任编辑　隋云平　解春谊
封面设计　长春市创意广告图文制作有限责任公司
制　　版　长春市创意广告图文制作有限责任公司
开　　本　710mm×1000mm　1/16
字　　数　280千字
印　　张　14
印　　数　1—7000册
版　　次　2016年2月第1版
印　　次　2016年2月第1次印刷

出　　版　吉林科学技术出版社
发　　行　吉林科学技术出版社
地　　址　长春市人民大街4646号
邮　　编　130021
发行部电话/传真　0431-85635177　85651759　85651628
85652585　85635176
储运部电话　0431-86059116
编辑部电话　0431-86037565
网　　址　www.jlstp.net
印　　刷　延边新华印刷有限公司

书　　号　ISBN 978-7-5384-9884-4
定　　价　35.00元

前　言

经过漫长的孕期准备，初为人父人母的您终于迎来了自己朝思暮想的新生命。怀孕和分娩，使女性的身体发生了巨大的变化，只有悉心呵护，才能使身体尽快恢复。新妈妈该如何照料分娩后的身体，这一看似简单的事却蕴藏着不少的学问。

本书按照分娩坐月子的时间顺序，讲述了产前准备、宫缩、分娩的最佳时机和上产床之前的身心准备，以及宝宝的出生过程。按照产后的时间，本书还系统地介绍了新妈妈和宝宝可能发生的情况及注意事项，全面地介绍了月子期的产后调理、体形恢复、饮食营养、月子病防治等与新妈妈息息相关的内容，是新妈妈坐月子的实用宝典。

本书的宗旨是让每一位年轻的新妈妈都能更靓丽、更健康，让新妈妈产后的护理更科学、宝宝更健康。希望这本书能够伴随新妈妈安全、顺利地度过分娩期和月子期，也衷心地祝愿您的宝宝能健康成长！

目录 CONTENTS

第一章　坐月子的准备

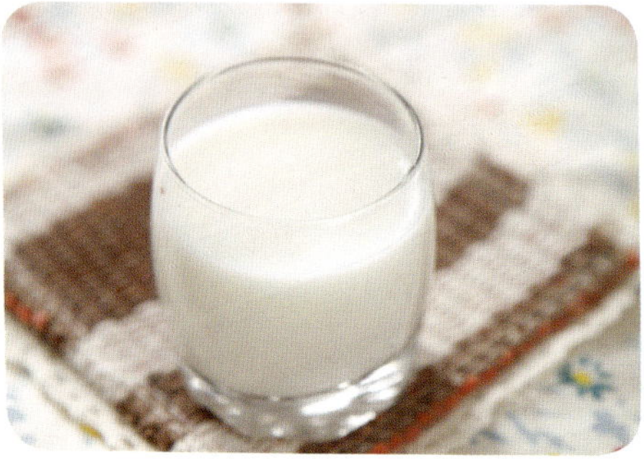

第二章 医院护理

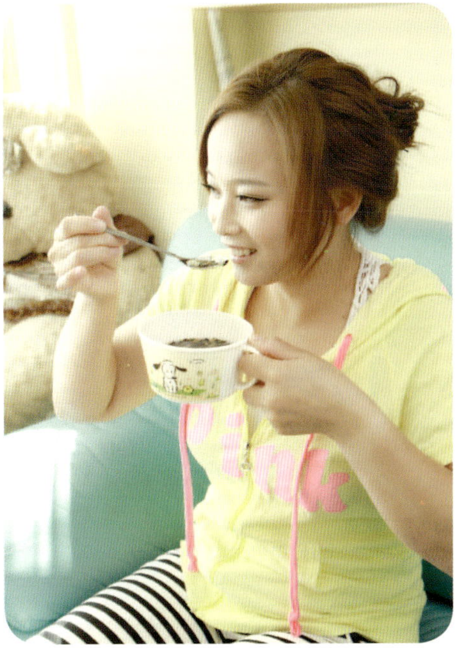

第三章 月子期生活宜忌

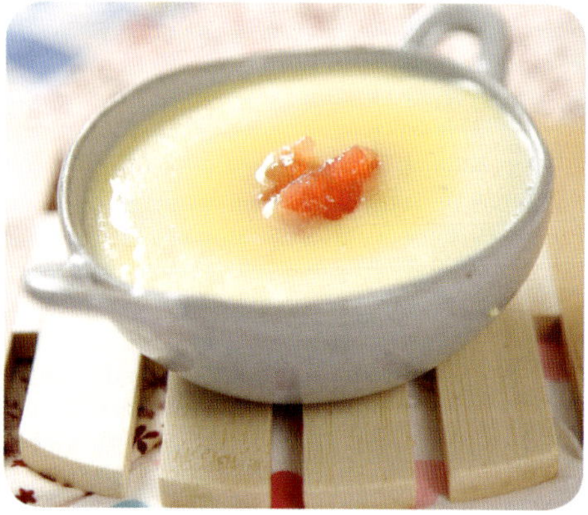

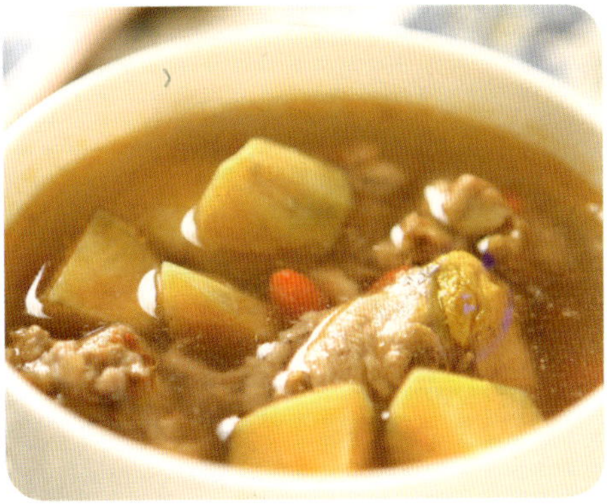

第四章　月子餐

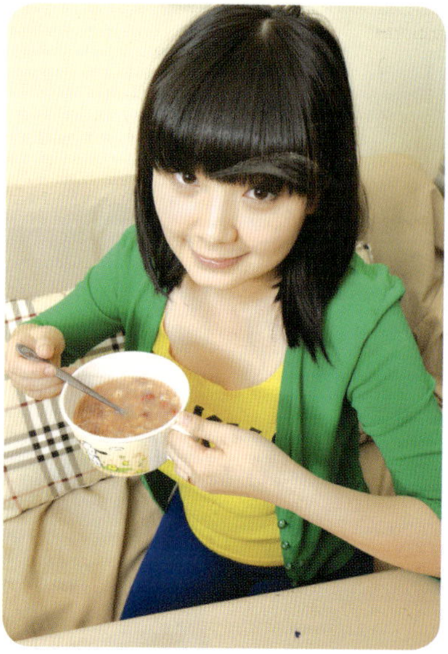

第五章　产后康复与瘦身

第六章　月子病的调养

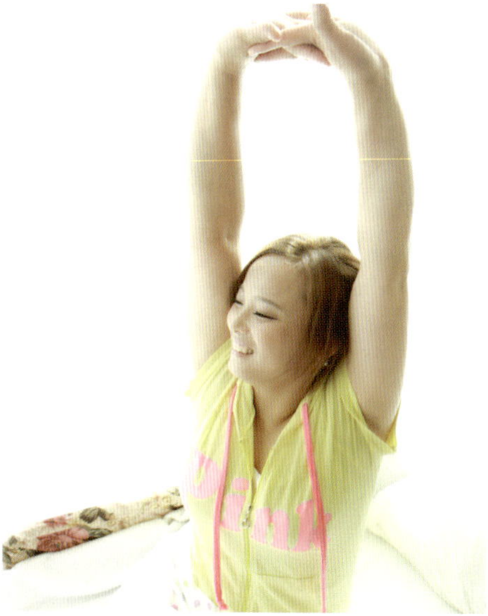

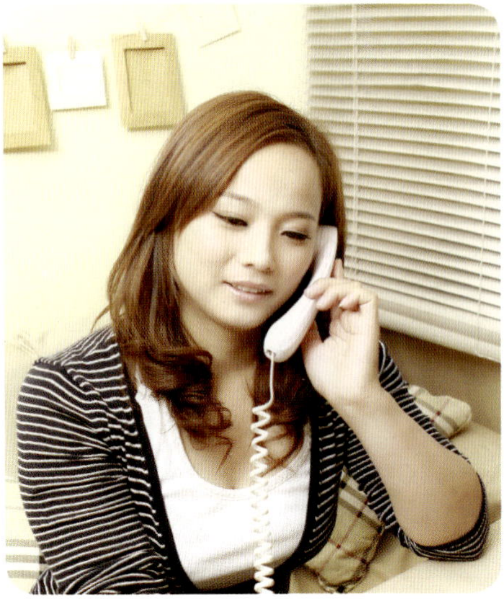

第七章　婴幼儿护理与哺育

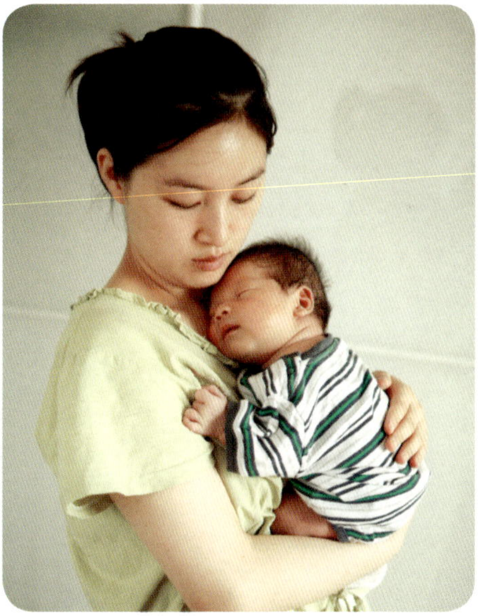

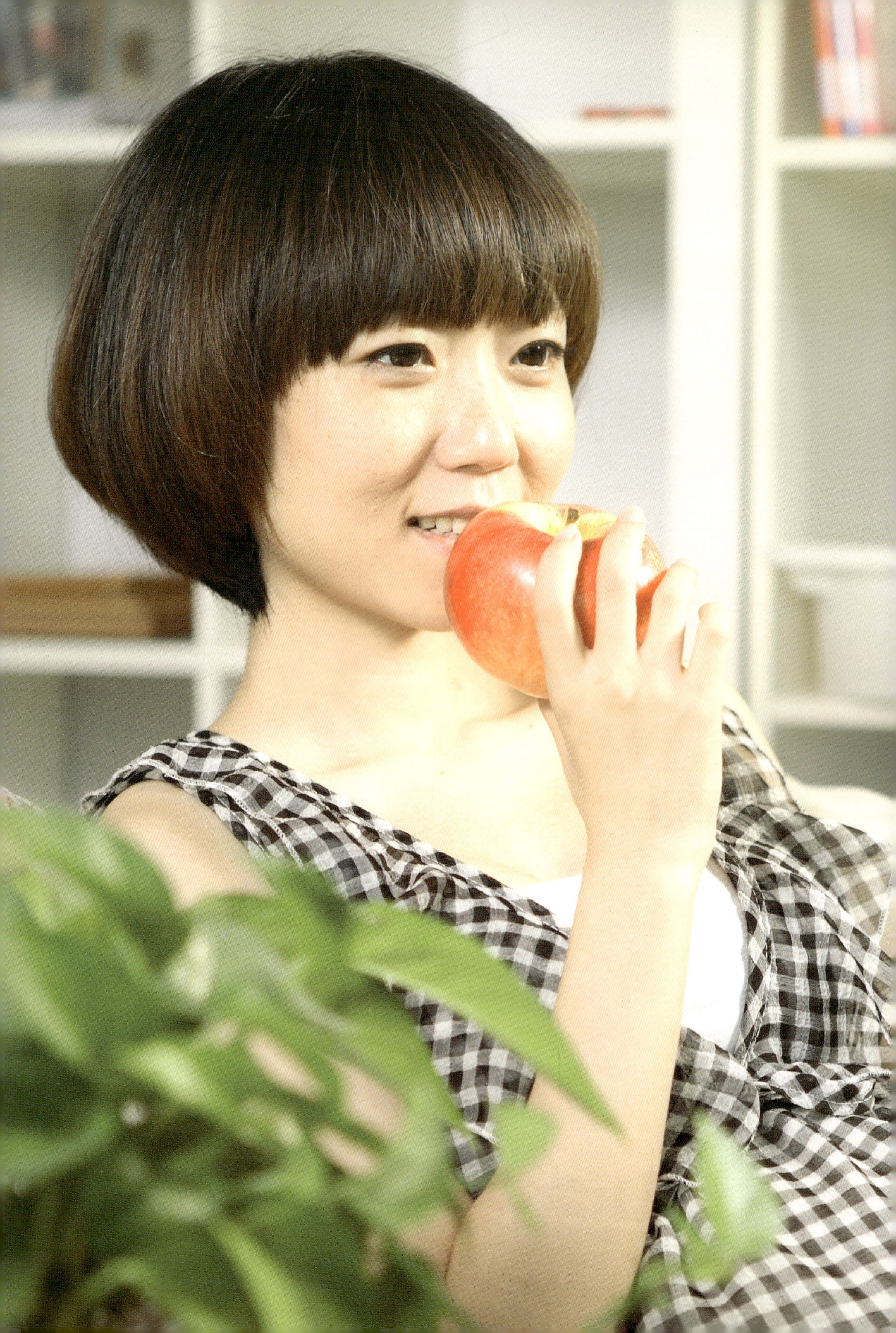

第一章

坐月子的准备

分娩当天多吃清淡汤食

即使是平时身体素质很好的女性，在分娩后也消耗了大量精力和体力，所以应及时调理饮食，加强营养。加强营养的原则是选择富有营养、易消化的食物。分娩后稍事休息即可进第一餐，主要以易消化的流食或半流食为主，比如红糖水、牛奶、藕粉、鸡蛋羹、小米粥等。如果肠胃消化情况较好，从第二餐可开始普通饮食，如煮鸡蛋、细挂面汤、排骨汤，可多吃些新鲜水果和蔬菜。

剖宫产怎么吃

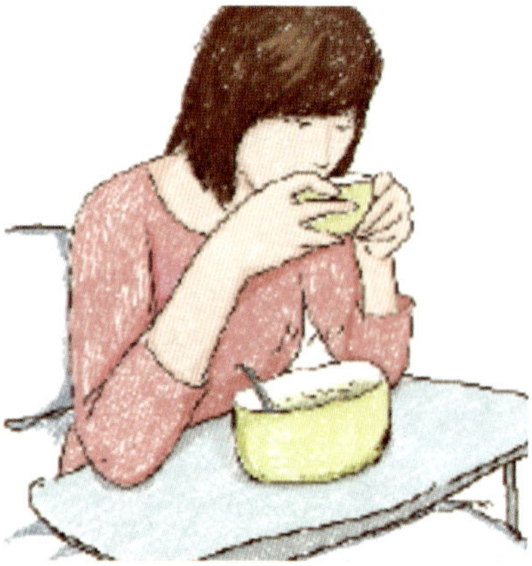

剖宫产6小时后可以饮用一些排气类的汤，如萝卜汤等，以增强肠蠕动，促进排气，减少肚胀，同时也可以补充体内的水分。但是，一些容易发酵、产气多的食物，如糖类、黄豆、豆浆、淀粉类食物，应该少吃或不吃，以防腹胀更加严重。术后6小时可进食一些炖蛋、蛋花汤、藕粉等流质食物。术后第二天才可以正常地吃粥、鲫鱼汤等半流质食物。

剖宫产的饮食禁忌

禁食蛋类及牛奶，以避免胀气；避免食用咖啡、茶、辣椒、酒等刺激性食物；避免吃深色素的食物，以免疤痕颜色加深。

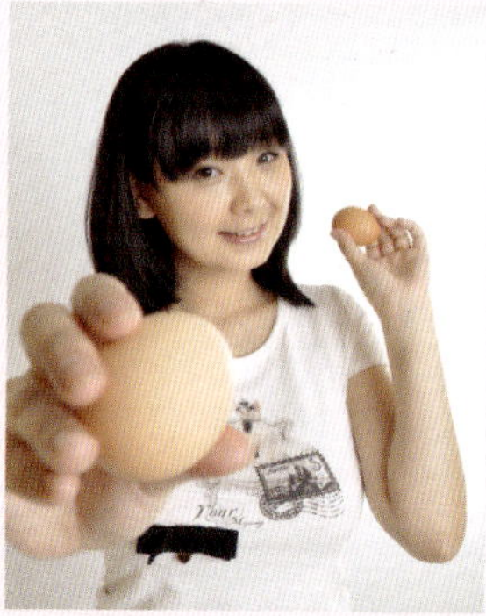

顺产怎么吃

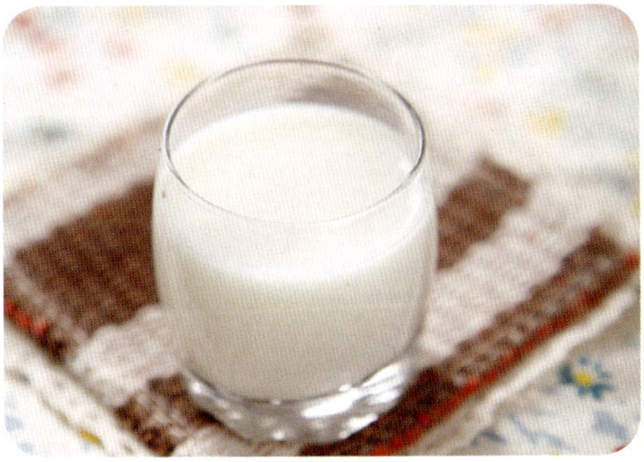

自然分娩的妈妈第一餐同剖宫产并无太大区别，主要是进食适量温热、易消化的半流质食物，如红糖水、藕粉、鸡蛋羹、蛋花汤、卧鸡蛋等。第二餐可以用正常膳食。有些新妈妈在分娩的第一天感到疲劳无力或胃口较差，可食用比较清淡、稀软、易消化的食物，如糕点、面片、挂面、馄饨、粥，或卧鸡蛋及煮烂的肉菜，然后再正常膳食。

做会阴切开术的妈妈，术后1周内最好喝些无渣饮食，即含膳食纤维较少的食物。比如牛奶，以防形成硬便而不利伤口愈合。

分娩过程中给产妇准备食物

这是每位产妇及其亲人所关心的事情。由于阵阵发作的宫缩痛，常影响产妇的胃口。产妇应学会宫缩间歇期进食的“灵活战术”，饮食以富有糖分、蛋白质、维生素，容易消化为好。根据产妇自己的爱好，可选择蛋糕、面汤、稀饭、肉粥、藕粉、点心、牛奶、果汁、西瓜、橘子、苹果、香蕉、巧克力等多样饮食。每日进食4~5次，少吃多餐。机体需要的水分可由果汁、水果、糖水及白开水补充。注意既不可过于饥渴，也不能暴饮暴食。

有些不懂营养学的产妇认为“生孩子时吃鸡蛋长劲”，于是便一顿猛吃上十几个，甚至更多。这种愚昧的做法常常适得其反。殊不知人体吸收营养并非是无限制的。当过多摄入时，“超额”部分会经肠道及泌尿道排出。多吃浪费是小事，由于胃肠道的负担加重，还可引起“停食”，消化不良，腹胀，呕吐，甚至更为严重的结果。产妇每顿饭吃1~2个鸡蛋足矣，可再配些其他营养补品。

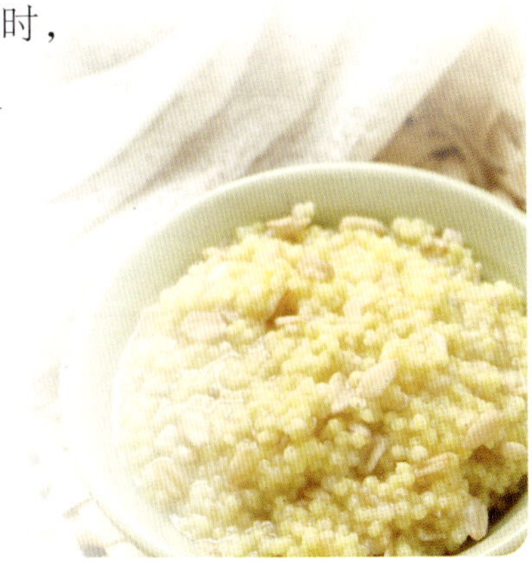

给剖宫产妈妈的特别建议

实施剖宫产的情况

准妈妈实施剖宫产一般有两种情况：在怀孕的过程中计划实施剖宫产和在分娩过程中决定剖宫产。如果是有计划地实施剖宫产，一般会在妊娠37周以后实施手术，因为这时子宫还没有开始收缩，手术会比较容易实施。当然，在经过试产后，自然分娩遇到困难，在分娩的过程中也需要实施剖宫产。

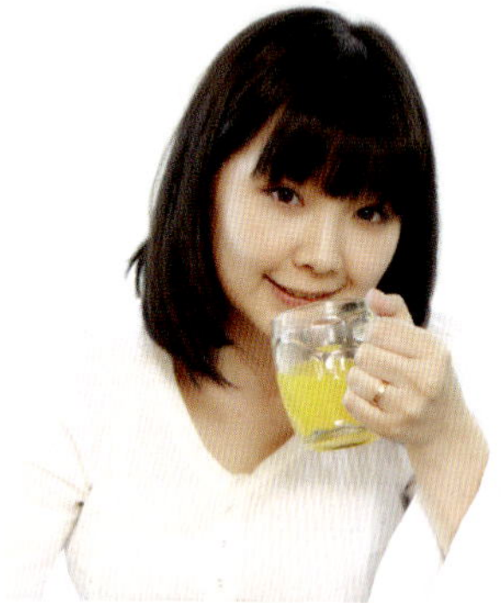

一旦决定剖宫产，产前一定要加强营养，忌吃辣椒、葱、蒜等刺激性食物，饮食要清淡，多吃新鲜的水果、蔬菜、蛋、瘦肉等富含维生素C、维生素E和人体必需氨基酸的食物，以促进血液循环。

分娩前出现以下情况时可以选择剖宫产	
1	胎儿过大造成头盆不称，产妇的骨盆无法容纳胎头
2	胎儿受到拮抗体的影响
3	超过预产期2周仍未分娩
4	胎位异常，如胎儿臀位、横位
5	胎盘早剥或前置、脐带脱垂
6	准妈妈的健康状况不佳，分娩时可能出现危险情况，如骨盆狭窄或畸形，患有严重的妊娠高血压综合征等疾病，无法自然分娩，高龄产妇初产，有过多次流产史或不良产史及其他因素

分娩时出现以下情况时可以选择剖宫产	
1	胎儿的腿先娩出
2	分娩过程中，胎儿出现缺氧，短时间内无法通过阴道顺利分娩
3	分娩停滞：宫缩异常或停止，又无法用宫缩药物排出
4	下降停滞：胎儿的头部或臀部没有进入产道
5	胎儿窘迫：临产时胎心音发生病态改变，或血液化验显示过度酸化，胎儿严重缺氧，无法以自然方法进行快速分娩
6	胎膜破裂延迟：已超过24～48小时，分娩仍未开始

不宜滥用高级滋补品

剖宫产前不宜滥用高级滋补品，如西洋参、高丽参、鱿鱼等食品。因为参类具有强心、兴奋的作用，可能造成孕妈妈过于兴奋；鱿鱼体内含有丰富的有机酸物质，它能抑制血小板凝集，不利于术后止血与创口愈合。

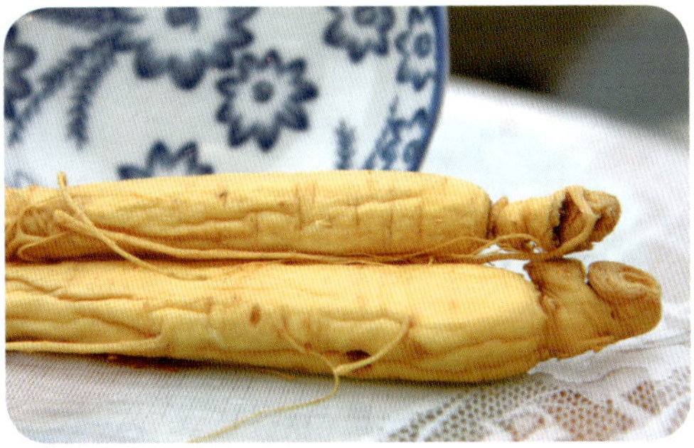

剖宫产前要禁食

如果是有计划地实施剖宫产，手术前要做一系列检查，以确定孕妈妈和胎儿的健康状况。

手术前注意保持身体健康，避免患上呼吸道感染、感冒等发热的疾病。

手术前一天，晚餐要清淡，可以吃些小米粥，午夜12点以后不要吃任何食物，以保证肠道清洁，减少手术中发生感染的概率。手术前6～8小时不要喝水，以免麻醉后呕吐，引起误吸。

黑米小米粥

原料

黑米300克，小米200克，冰糖适量。

调料

1.将黑米、小米分别淘洗干净，放入清水中浸泡4小时。

2.坐锅点火，加入适量清水，放入黑米、小米，用大火煮开，再改用小火煮40分钟熬至成粥。

3.加入冰糖，煮至完全溶化即成。

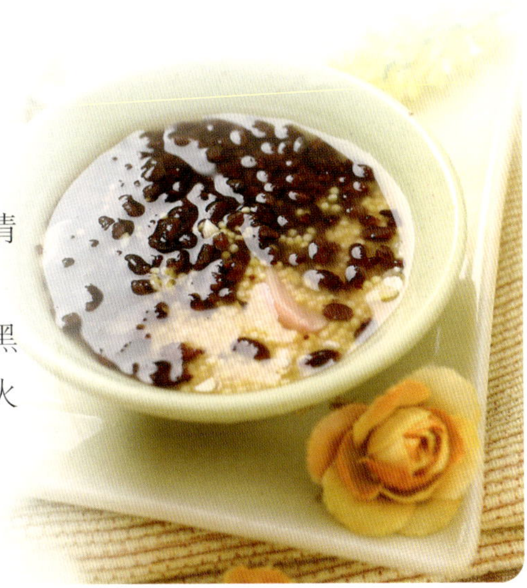

核实入院待产包清单

准妈妈的用品

准妈妈必备用品	
现金和医保卡	自然分娩费用在2000元左右，剖宫产费用在5000～15000元，为应急所需，可以多准备1000元钱；如果有医保卡，准妈妈要记得携带
检查资料	超声波、心电图等怀孕期间的全部检查资料，便于医护人员了解准妈妈的身体、胎盘功能及胎儿宫内情况，以提前做好应对各种突发情况的准备
证　件	夫妻双方身份证、户口簿、结婚证以及宝宝的准生证等
洗漱用品	牙刷、牙膏、毛巾、脸盆、水杯等
衣服及帽子	出院时穿戴
拖　鞋	选一双舒适的鞋子，在分娩后方便穿
收腹带	如果是剖宫产，为避免伤口疼痛，可以准备一条收腹带，帮助收缩腹部
吸　管	方便饮水

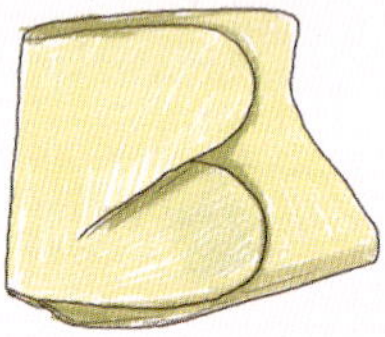

准妈妈必备用品

哺乳衫	前开襟的衣服，方便妈妈喂奶
哺乳文胸	全棉无钢架设计，预防乳房下垂
乳　垫	至少准备两对儿，以便换洗。可以吸收溢出的奶汁
靠　垫	妈妈靠在上面喂奶，感觉更舒服
消毒湿巾	在母乳喂养前后，用消毒湿巾清洁乳房、乳头
内　裤	带3～4条透气性好的纯棉内裤，因产后有血性分泌物，也就是所说的恶露，很容易弄脏内裤，为保持外阴、阴道清洁，内裤要常换常洗
专用卫生巾	应对恶露，卫生巾是必不可少的，并且要选择新妈妈专用卫生巾
水	在分娩前的宫缩间隙，准妈妈可以喝水减轻痛苦、保持体力
巧克力	在分娩时食用，当宫口全开时吃，能补充热量，维持分娩体力
红　糖	分娩后，马上喝一杯红糖水，可以帮助恢复力气，还能增加奶水
流质食物	吃些清淡的稀饭、面条和煲汤，能帮助下奶；摄食新鲜水果，利于产后排便

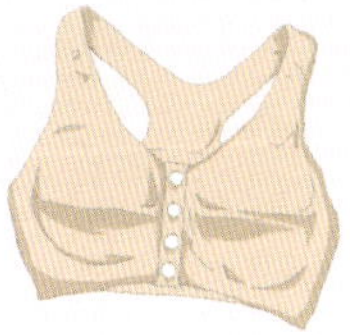

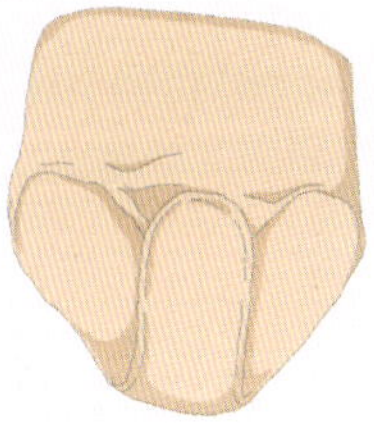

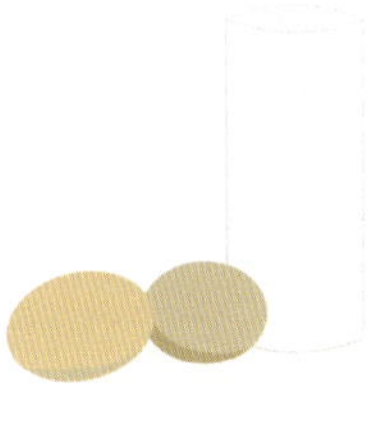

宝宝必备生活用品

小棉褥子	用来包裹宝宝，由于宝宝小，不能用大褥子
软头匙	如果没有母乳喂养的禁忌证，只是暂时母乳少，就不要用奶瓶喂宝宝，因为奶瓶好吸吮，宝宝吃了后就不喜欢费力吸妈妈的乳头了，建议用婴儿专用的软头匙喂宝宝
尿　布	将一些全棉的秋衣秋裤消毒干净，剪成小块儿，用作宝宝的小尿布，或选择有质量保证的纸尿裤
护臀霜	防止宝宝尿布湿疹
婴儿服	全棉、不带翻领的婴儿服，保暖并保护肌肤
洗护用品	沐浴液、洗发液、爽身粉、润肤油，清洁、保护和滋润宝宝皮肤。另外，带上吸奶器、海绵奶嘴刷或医用纱布等备用
配方奶、奶瓶	患有肝炎、贫血、肺结核等不适合母乳喂养的新妈妈，需要给宝宝喂配方奶，要先准备好奶、奶瓶
奶　嘴	吸吮是宝宝发育过程中的重要部分，因此一个质量良好、适合宝宝的奶嘴，不仅是宝宝最佳的亲密伙伴，更是影响日后牙齿排列的重要因素。奶嘴的软硬度要适中，材质最好是硅胶的，因为硅胶的性能比较稳定，耐热性强、弹性好、不易老化，并且硅胶奶嘴更接近妈妈的乳头，宝宝比较容易接受
奶瓶刷	一大一小2个刷子，刷奶瓶以及消毒
奶瓶夹	消毒时用来夹取奶嘴和奶瓶
消毒器具	家用的消毒柜就可以，臭氧、红外线和高温可分别使用，需要煮沸消毒的器具也可以用家里的锅，但要保证是宝宝专用的
温奶器	作用不是很大，热水泡奶瓶也很方便

选择适合的分娩方式

医生帮助孕妇选择分娩方式

在选择分娩方式前，医院会对产妇做详细的全身检查和产科检查，检查胎位是否正常，估计分娩时胎儿有多大，测量骨盆大小是否正常等。如果一切正常，孕妇在分娩时就可以采取自然分娩的方式；如果有问题，医生则会建议采取剖宫产术。自然分娩的产妇可根据自己的需要来决定是否选择无痛分娩。

选择更人性化的分娩方式

目前国际上围产技术的潮流是回归自然的“人性化分娩”，比如分娩过程中增强产妇的主动性以及分娩过程中的家庭式服务，让分娩的操作更科学，产程更顺畅，产妇更轻松，母婴更健康。

孕妇有权选择分娩方式

如果一个普通的孕妈妈要求做剖宫产，医生要先与孕妇沟通，因为剖宫产毕竟是一个手术，对孕妈妈身体有一定程度上的伤害，如果能够自然分娩还坚持剖宫产，那么这样的损伤是不值得的。但是，如果医生实在劝阻不了，也会满足孕妇的要求。因为在《母婴保健法》上有一条已经指明：孕妇有选择分娩方式的权利。

减少干预回归自然

我国妇产界专家针对我国剖宫产率逐年提高的问题提出了忠告，剖宫产作为一种手术，不但有手术并发症发生的危险，对新生儿亦有一定的影响，决不可因怕疼或为挑选吉日而要求手术。世界卫生组织倡导的爱母行动，口号就是“减少干预，回归自然”。世界卫生组织明确规定，“除有医学指征之外，对产妇不使用药物镇痛和手术”，即所谓的剖宫产手术分娩和注射药物的无痛分娩，只是适合妊高征、心脏病、甲亢、骨盆狭窄、胎位不正以及严重产痛等产妇的一种选择性和补救性手术。

顺　产

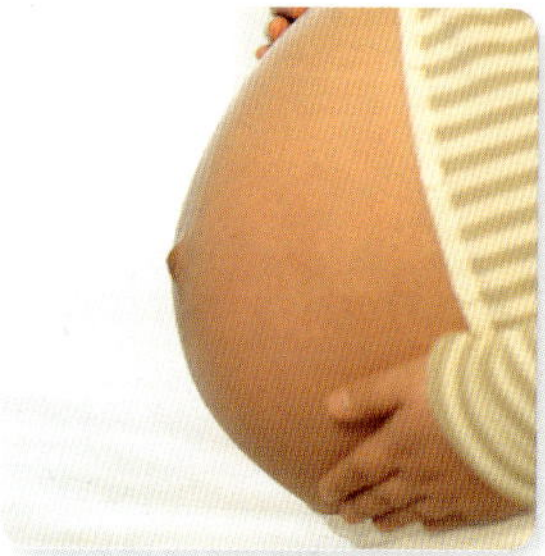

顺产是指在有安全保障的前提下，通常不加以人工手段干预，让胎儿经阴道娩出的分娩方式。顺产最基本的条件是决定分娩的三因素：产力、产道和胎儿均正常，且三者相适应。准妈妈在决定顺产时，应先了解预产期及分娩的全过程。

顺产的优点和缺点

优　点

顺产的过程其实是帮助胎儿建立自主呼吸的过程。顺产也大大降低了感染、出血等并发症发生的概率，相对来说产后恢复期会相对缩短。

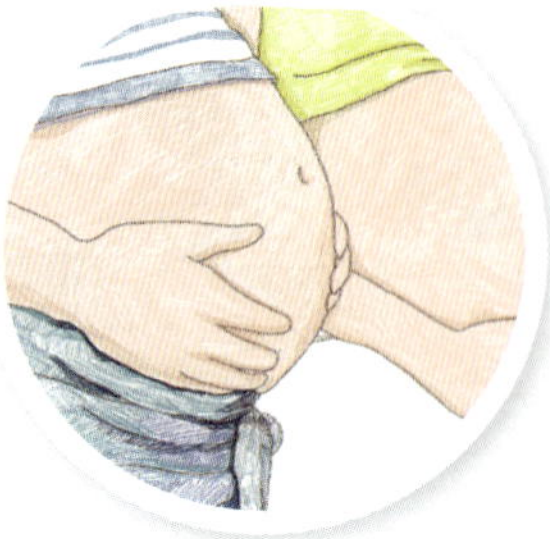

缺　点

在胎儿经历产道的环节中，可能会发生意外状况。在女性经历了难熬的顺产后，阴道会受到不同程度的损伤。建议准妈妈不要盲目地因为害怕疼痛而选择剖宫产，如果自身及胎儿一切情况均正常，请首先考虑选择顺产。

什么时间算是足月分娩

“足月期”是指从妊娠期的第37周到第42周这一段时间。胎儿没有满37周就出生的情况叫做早产。这个时候的宝宝身体功能没有完全发育成熟，从母体出生后不能保持一个良好的稳定状态。胎儿在母体孕育42周之后出生的情况叫做过期产。

顺产的4种姿势

仰卧

准妈妈平躺在床上，两腿张开抬高，目前多采用此种分娩姿势。可依准妈妈需求，调整床头的倾斜高度。这种方式对真空吸引及处理新生儿更方便，符合医务人员的需要。但仰卧分娩体位会使胎儿的重力失去原有的作用，导致产程延长，准妈妈容易乏力，易使准妈妈外阴部发生撕裂。

侧躺式

侧向躺着，蜷缩背部，陪产者可以帮忙把准妈妈的一只脚抬起。这种姿势所受重力作用虽然不大，但对于准妈妈来说是一种比较舒服的姿势。侧躺式能使会阴放松，减少静脉受压，防止仰卧可能引发的胎儿窘迫以及产后出血增多。但对医护人员而言，操作较为不便。

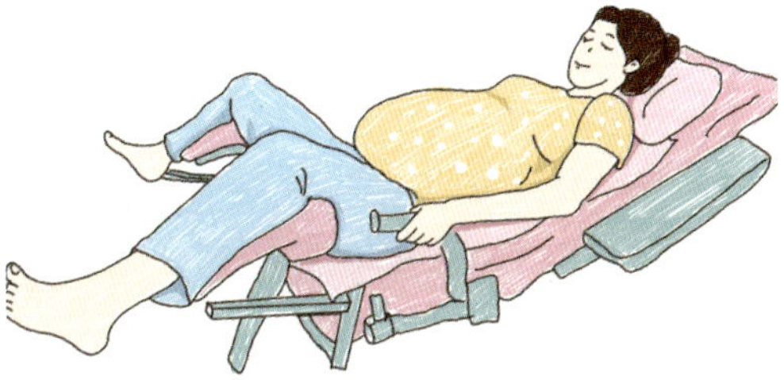

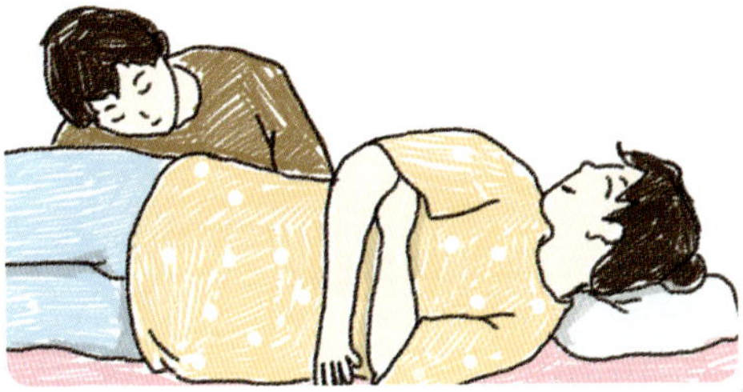

跪姿

跪姿的方式有很多，比如双手伸直，与膝盖放在同一平面上，将身体撑平，或将上半身垫高，可稍微运用到重力作用，还可以跪在床上，上半身直立与陪产者拥抱。跪姿可有效降低阴道撕裂或者进行会阴切开术的概率，有助于胎儿的顺利分娩。但准妈妈可能会比较累。可放些抱枕、靠垫在膝盖和手下面垫着。

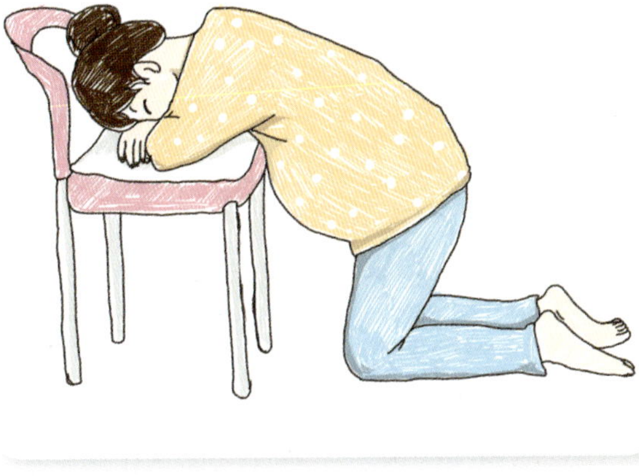

蹲 姿

可以采用半蹲的姿势，并由陪产者搀扶，也可完全蹲下，但陪产者也须以跪姿协助支撑，或采取坐姿也可以。

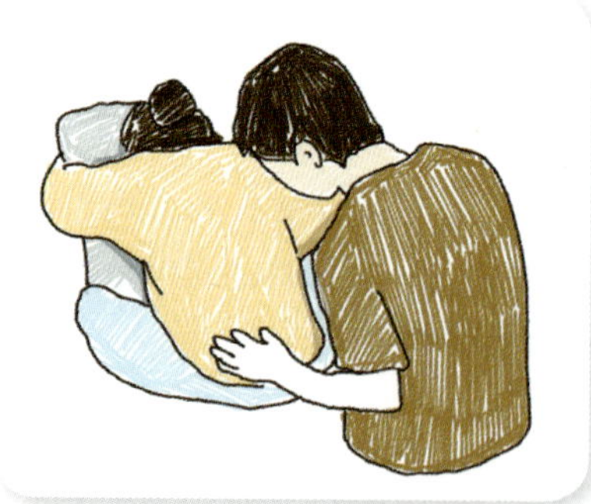

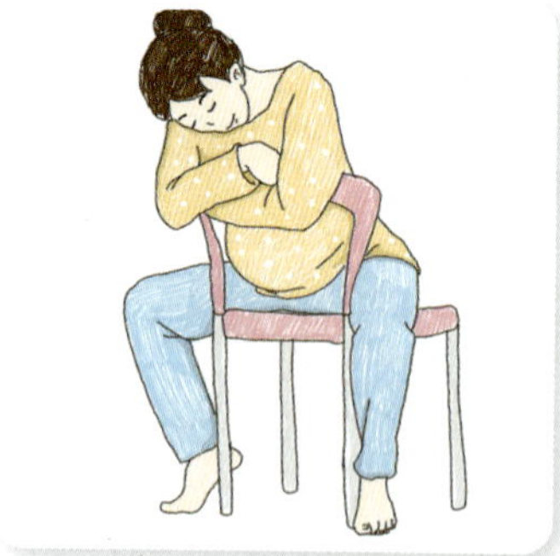

骨盆扁平能不能自然分娩

骨盆测量值若跟正常值相差大，自然分娩肯定有很大风险，容易使宝宝缺氧或者受到挤压引起脑血肿。如果跟正常值相差不大，也能够自然分娩。

顺产的术后调养

需在产房观察

当胎儿娩出后，妈妈可略休息3～5分钟，再轻微用力，使胎盘、脐带等全部娩出。分娩后仍需要在产房观察。

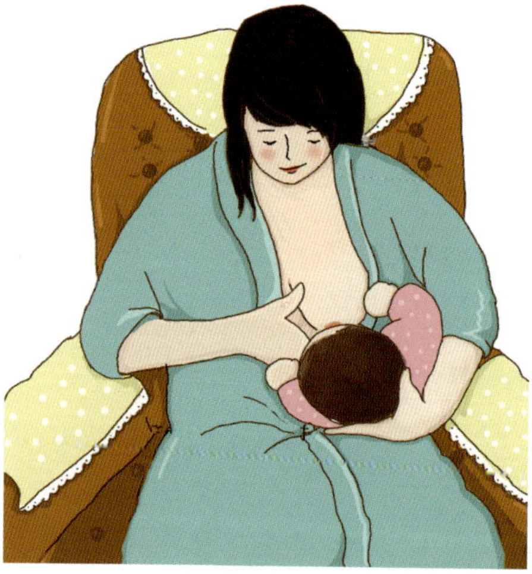

要好好休息

分娩后体力消耗较大，准妈妈会感到疲倦，会不知不觉地感觉睡意袭来，这时要抓紧时间休息，宝宝出生后30分钟内就要第一次给宝宝喂母乳，同时跟宝宝进行皮肤接触。这有利于刺激乳腺分泌，对妈妈子宫的恢复也很有好处。

注意观察出血情况

顺产后两小时内在分娩室观察，此期间最易出血，所以要特别注意。分娩后2～24小时要在病房观察，仍有出血可能。新妈妈可自己按摩子宫，以减少出血。分娩当天会阴伤口和子宫收缩会引起疼痛，可采取仰卧位休息。

注意饮食

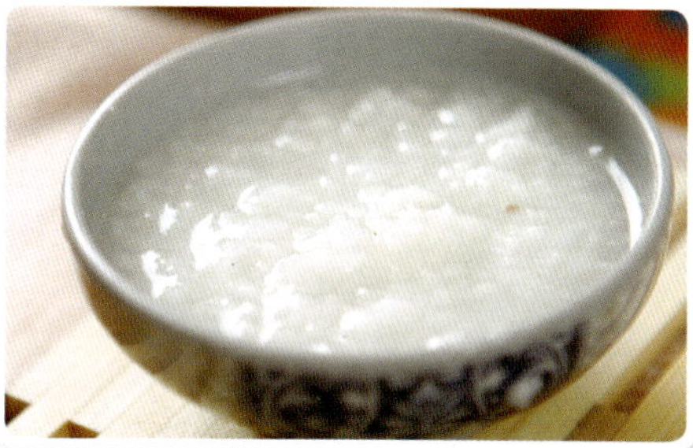

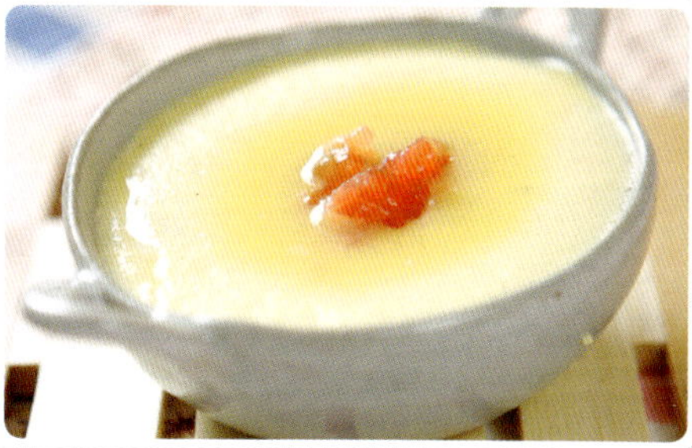

产妇分娩过后会感到饥肠辘辘，身体比较虚弱，应补充一些有营养的食物。

比如吃些既不刺激又容易消化的食物。如红糖小米粥、红枣大米粥、鸡汤馄饨、鸡汤面条、煮鸡蛋、蔬菜汤、豆腐汤等，有利于下奶。还要多吃新鲜蔬菜和水果，不仅增加维生素的摄入，而且对防止便秘也有帮助。剖宫产新妈妈的进食时间定在术后6～8小时，目的是避免准妈妈在麻醉期内、正常的生理反射恢复之前，发生呕吐或吸入性肺炎等。

要及时排便

顺产的新妈妈，分娩后4小时就要排尿，产后6小时要再次排尿，24～48小时排便。顺产8～12小时即可下床活动，如翻身、抬腿、收腹、提肛等。

哪些情况必须进行剖宫产

1. 胎儿过大造成头盆不称，准妈妈的骨盆无法容纳胎儿。
2. 超过预产期2周仍未分娩。
3. 胎位异常（如胎儿臀位、横位）、胎盘早剥或前置胎盘、脐带脱垂。

剖宫产

剖宫产是一种重要的助产手术，就是剖开腹壁及子宫，取出胎儿。剖宫产有2种形式：一种是计划内剖宫产，即准妈妈和医生事先已经决定了分娩方式，并且安排好了剖宫产的时间；还有一种形式属于急诊手术，就是当准妈妈用阴道分娩的方式无法把宝宝顺利生出来的时候，医生必须为准妈妈紧急采取剖宫产。剖宫产最大的优点是在有风险的时候，能够确保宝宝和妈妈都平安。由于剖宫产是一种腹部大手术，所以，医生一定会结合准妈妈的情况，为准妈妈采取相应的麻醉镇痛方式。

剖宫产的优点和缺点

优　点

麻醉和手术过程在不出意外的情况下都是很顺利的，疼痛相对较轻。并且，对于宫缩尚未开始的准妈妈来说，此时进行手术还可以免去遭受阵痛的难熬经历。

缺　点

剖宫产容易引起其他并发症，剖宫产手术也增大了准妈妈感染的概率和出血量。术后疼痛也是一个漫长的过程，并且恢复期较长，会影响新妈妈进行母乳喂养，也会影响新生儿的免疫力、平衡力、辨别空间和方位的感知能力。

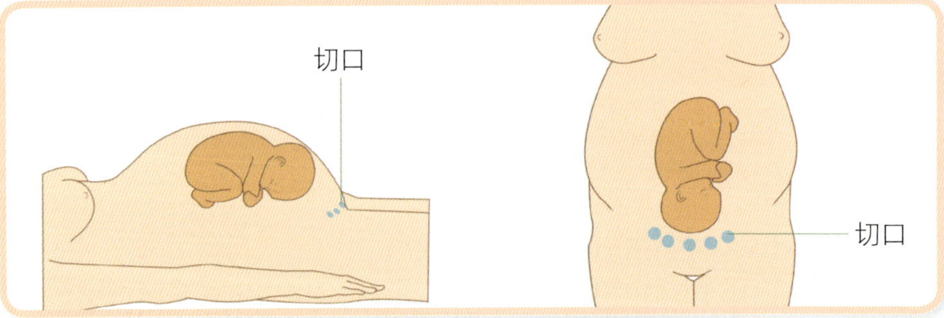

剖宫产全过程

术前检查

为了确保手术的安全性，进行剖宫产手术前要给准妈妈进行全身性的检查。剖宫产手术前，还需要按照医生说明签手术同意书，根据医院的要求不同，可能签字者不同，可以是本人或是家属。

术前麻醉和静脉注射

根据准妈妈情况的不同，医生会对准妈妈采取硬膜外麻醉，偶尔应用全身麻醉。静脉注射是手术前必需的程序，这样可以避免血糖突然降低导致准妈妈昏迷。手术过程中不能去厕所，所以要在尿道中插入导尿管导尿。

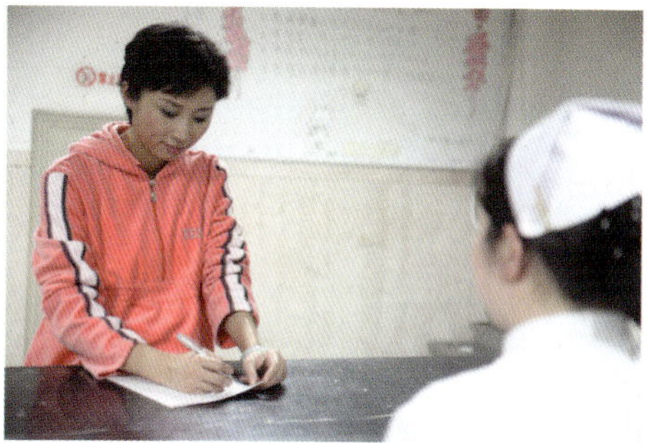

剖宫产的术后调养

及时排泄

剖宫产后，由于伤口疼痛腹部不敢用力，不能顺利排便，易造成尿潴留和便秘，如果有痔疮，情况将会变得更加严重，因此术后新妈妈应按平时习惯及时排便。

密切观察恶露

剖宫产会导致子宫出血较多，应注意阴道出血量，如发现阴道大量出血或卫生巾两小时内就湿透，且出血量超过月经量很多时，应通知医护人员。正常情况下，恶露10天内会从暗红色变为淡黄色，分娩后两周变为白色，4~6周会排尽。

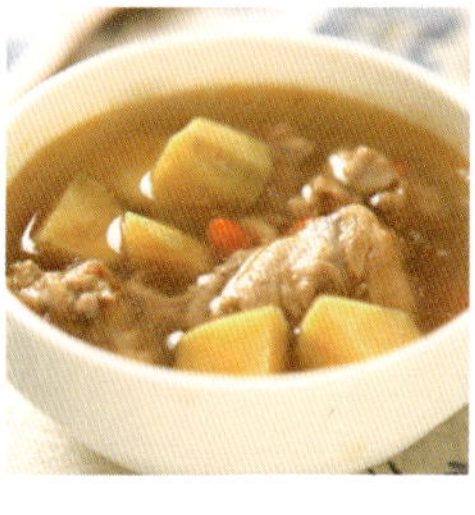

饮食保持清淡

剖宫产手术后6小时内因麻醉药效尚未消失，全身反应缓慢，为避免引起呛咳、呕吐，应暂时禁食。如果新妈妈确实口渴，可间隔一定时间饮少量温水。术后6小时，可进食流食，如熬得很浓的鸡、鸭、鱼、骨头汤等。

分娩前如何选择医院

看口碑

医生的水平如何，这一点对于外行人来说是很难判断的。可以先收集一下有关信息，再做选择。比如可以听听已经做了妈妈的人或护士的介绍。

除了对医生的评价外，还要认真地了解一下该医院是否有单人的产房，以及配餐费用等详细情况。

母婴分室还是母婴同室

如果是母婴分室，宝宝会被放在清洁整齐、温度和湿度适宜的新生儿室，妈妈产后能得到充分的休息。但缺点是，妈妈还没来得及知道宝宝的状况以及带宝宝的方法，就出院了。

如果是母婴同室，虽然妈妈有时休息不好，但是妈妈可以和宝宝保持亲密接触，让自己的爱心陪伴着小宝宝。

能否选择分娩方法

正常的分娩方法中有不用任何药物的自然分娩和进行麻醉的无痛分娩。

一般来说，选择分娩医院的时候，也会同时选择分娩方法。尽可能在决定分娩方法以后再选择医院。

是否指导母乳喂养

倡导母乳喂养的医院，会指导新妈妈哺乳和乳房按摩方法等。

离家的远近

即使是口碑再好的医院，如果离家太远，也很不方便。妊娠中如何抵达医院，以及住院的有关事宜，也是要考虑的问题，所以最好能选比较近的医院。

选择好入院时机

正常情况无需提前入院

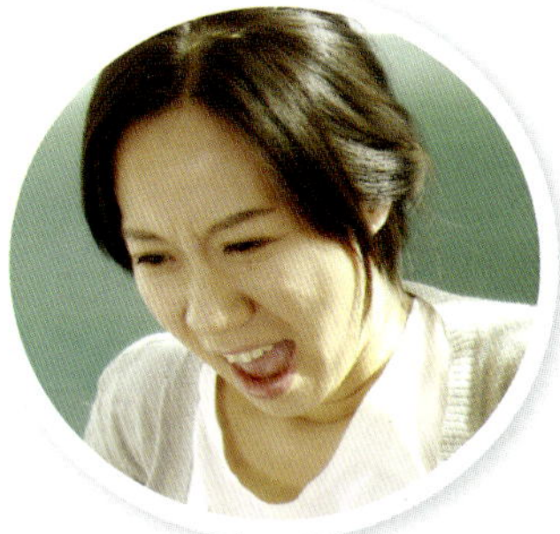

毫无疑问，临产时身在医院是最保险的办法。但是，提早入院等待时间太长也不一定就好。首先，医疗设施的配备是有限的，医院不可能像家中那样舒适、安静和方便；其次，准妈妈入院后较长时间不临产，会有一种紧迫感，尤其是看到后入院者已经分娩，对准妈妈也是一种刺激。另外，产科病房内的每一件事都可能影响准妈妈的情绪，这种影响有时候并不十分有利。

所以，准妈妈应稳定情绪，保持平和的心绪，安心等待分娩时刻的到来。如果医生告知可以不用去医院，那么准妈妈不要提前入院等待。

这些情况应该提前入院

1	过去有不良分娩史、早产、死胎、死产、新生儿死亡等
2	多胎妊娠，即一次妊娠同时有2个或2个以上胎儿
3	估计分娩有异常的准妈妈，如头盆不称、臀位、横位以及有剖宫产史的准妈妈
4	妊娠中发生病理变化，如妊娠高血压综合征、前置胎盘、胎盘早期剥离、羊水过多等
5	婚后多年初孕、高龄初产、不孕经治疗后才妊娠者
6	准妈妈原有严重疾病，心脏病、肾炎、原发性高血压、结核病、血液病、肝炎等
7	妊娠期合并其他疾病，如风湿性心脏病、病毒性肝炎、甲状腺功能亢进、缺铁性贫血等

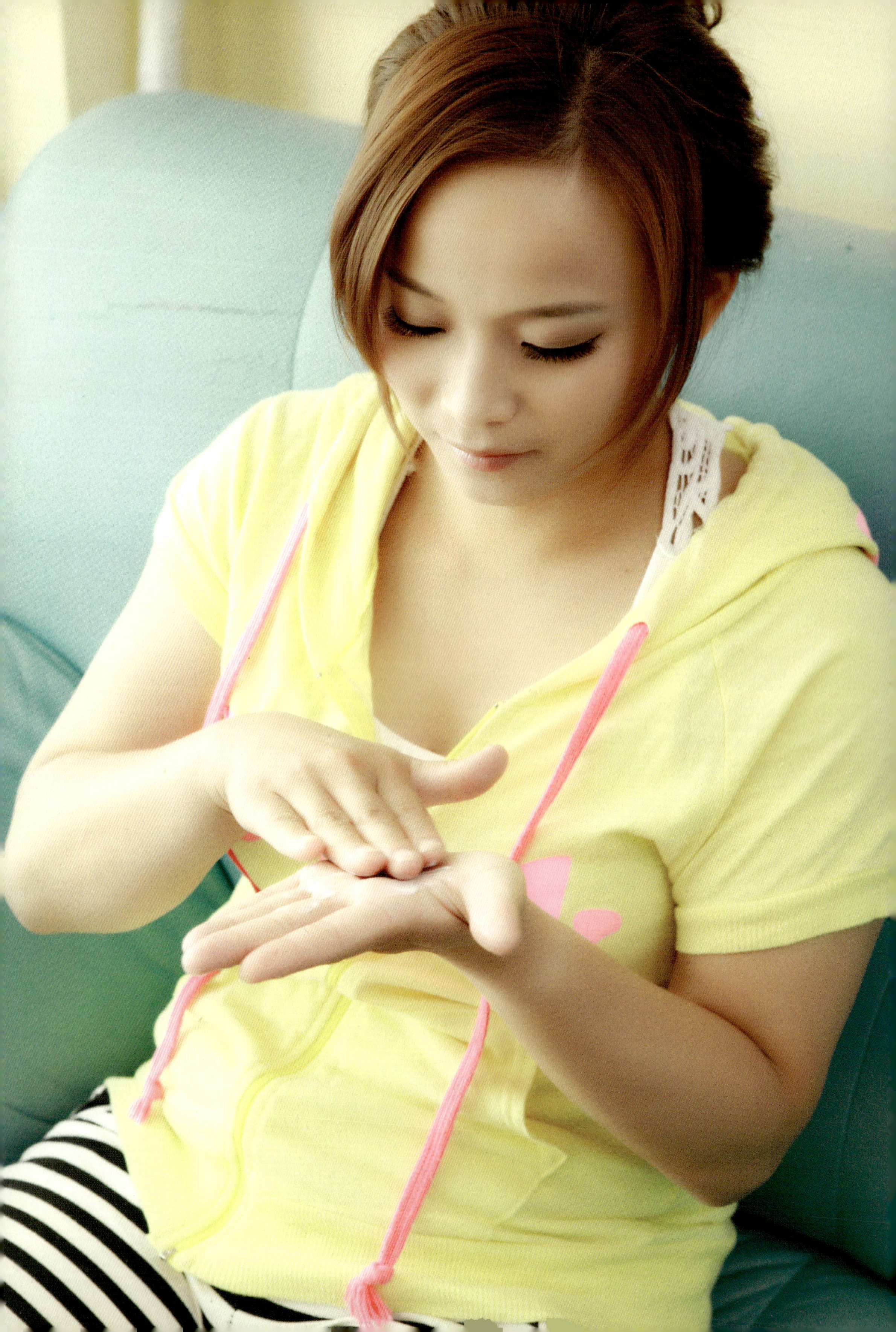

第二章

医院护理

新妈妈辛苦了

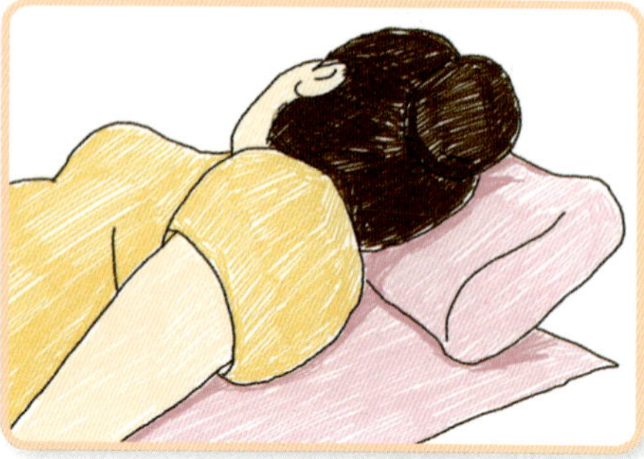

妈妈的分娩工作已经圆满完成了，但在分娩后的24小时内是新妈妈的关键时期，一定要多加注意，确保妈妈的安全。

体温有所升高

在刚分娩后的24小时内，妈妈的体温会略有升高，一般不超过38℃。24小时以后，妈妈的体温大多会恢复到正常范围内。由于子宫胎盘循环的停止和卧床休息，妈妈的脉搏略为缓慢，60～70次/分钟；呼吸14～16次/分钟；血压平稳，变化不大。

产后宫缩痛

分娩后疼痛会逐渐消失，但妈妈会因为宫缩的习惯性而引起下腹部阵发性疼痛，这叫做“产后宫缩痛”，一般在2～3天后会自然消失。分娩后第一天，子宫底大约在平脐或脐下一指位置，子宫大约在产后10天回复到骨盆腔内。

恢复自行排尿

自然分娩的妈妈，分娩后8～12小时可自行如厕排尿，少数妈妈由于膀胱长期受压及会阴部疼痛反射会导致排尿困难。如果妈妈8小时以上仍不能自然排尿，应进行导尿。进行剖宫产的妈妈的导尿管一般在术后24～48小时后拔掉，导尿管拔掉后，应尽量自行排尿。

注意会阴卫生

产后24小时内若感到会阴部或肛门有下坠的不适感、疼痛感，应请医生诊治，以防感染和血肿发生。在生活中注意会阴部卫生，分娩后每日分两次用药液清洗，使用无菌卫生巾当会阴垫，并及时更换。

适当运动，恢复体力

顺产的妈妈，在产后6～12个小时就可以起床进行轻微活动，恢复体力了。而做剖宫产和会阴侧切术的妈妈，下床时间就要延长了。新妈妈进行轻微的活动，多翻身，能促进肠蠕动功能恢复和子宫复位，尽早排气，消除腹胀。还可避免术后肠粘连及血栓性静脉炎。下面介绍一套24小时内的保健运动，以帮助新妈妈尽早恢复体力。

颈部运动

仰卧，双手放于脑后，肩着地，只是颈部向上弯曲。复原，颈部向右转，然后再向左转。

手指屈伸运动

从拇指开始，依次握起，然后再从小指依次展开。坚持双手展开、握起，展开、握起，反复进行，恢复手指的灵活性。

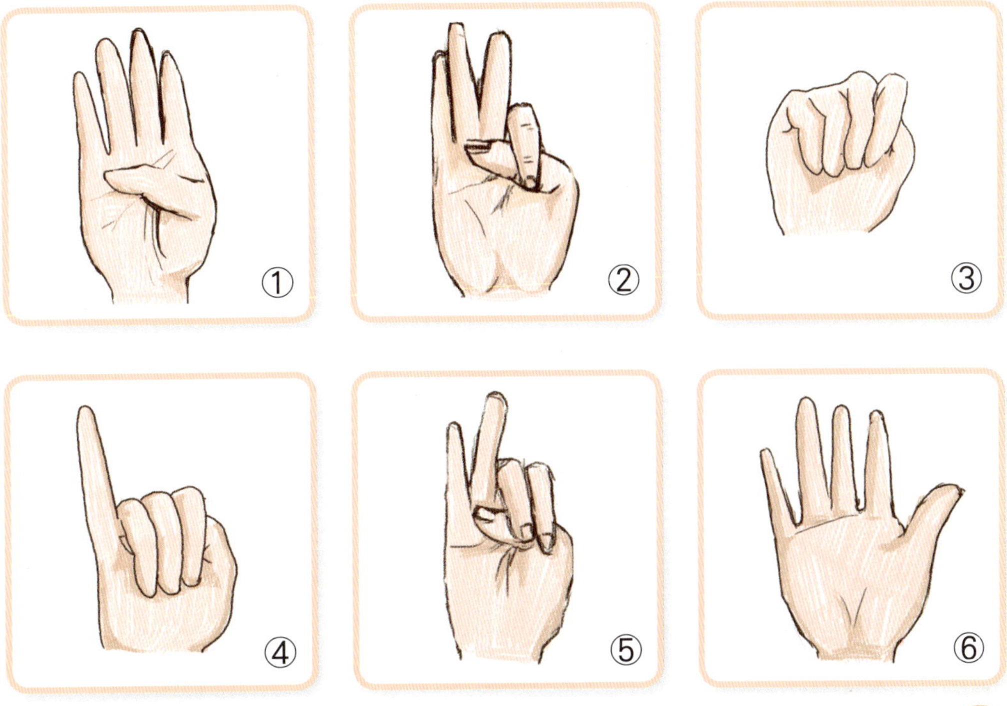

脚部运动

脚掌相对，脚尖向内侧弯曲，再向外翻。然后并拢双脚，脚尖前伸。大腿肌肉紧绷，向后弯脚踝。呼吸两次后，放松。双脚并拢，右脚尖前伸，左脚踝后弯，左右交替练习。

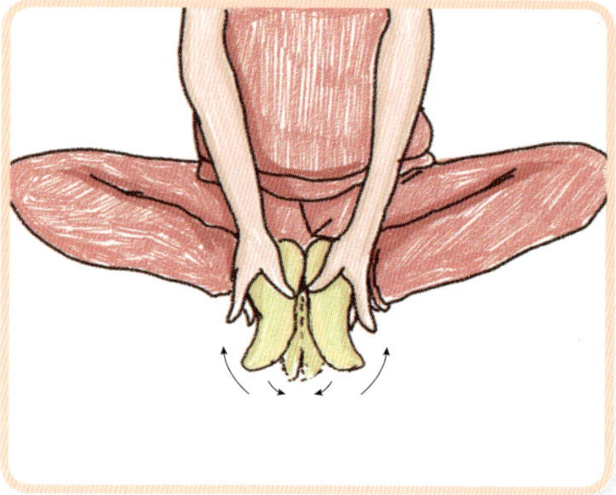

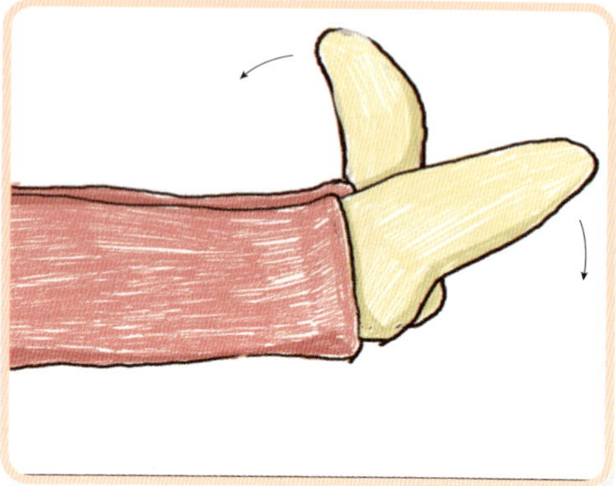

背部伸展运动

双手握住，伸直胳膊至耳旁，向前水平伸展，背部用力后拽。双臂后拽的同时紧贴耳朵，双手掌压紧，坚持5秒钟，放松。然后双手在前相握，手掌向外，同样向前伸展，握掌，坚持5秒，放松。

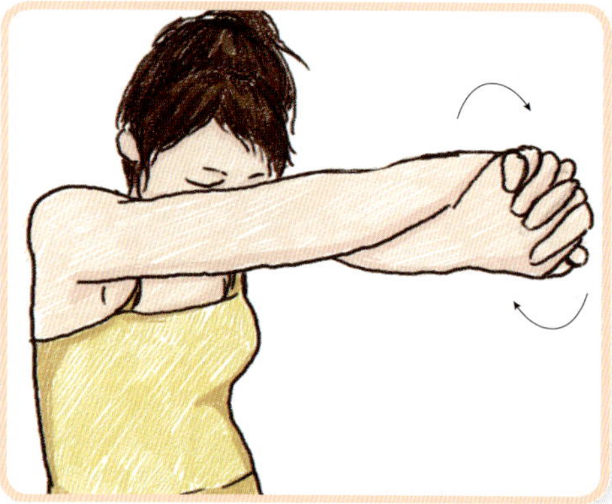

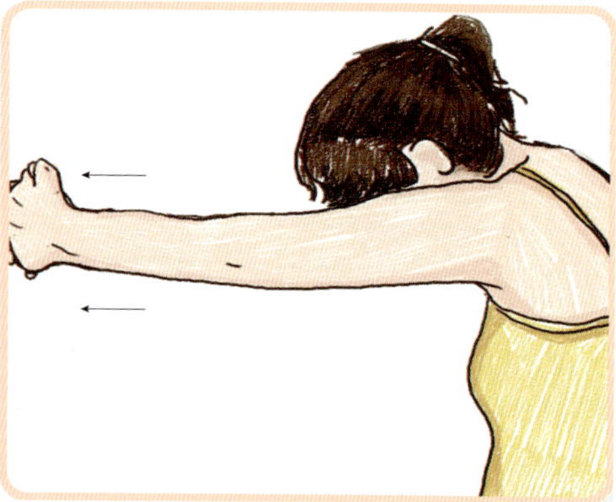

分娩后的护理

产后要好好休息

分娩之后看到自己的宝宝，不少新妈妈都会心花怒放，感到非常满足。紧接着，由于分娩的疲倦，会不知不觉地睡意袭来。这时，新妈妈可闭目养神或打个盹儿，不要睡着了，因为要给宝宝喂第一次奶，医护人员还要做产后处理，顺产的新妈妈还要吃点儿东西。

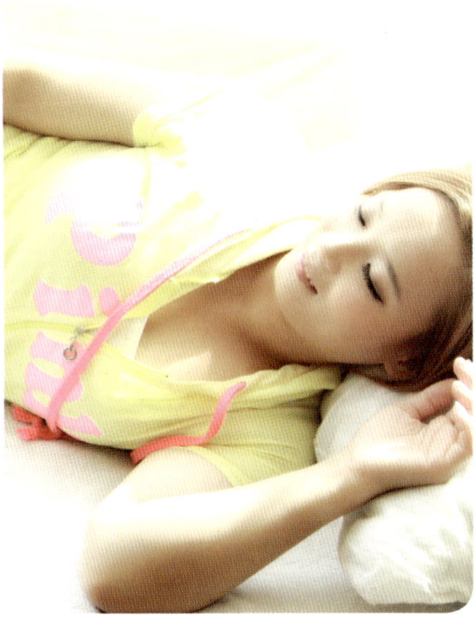

积极预防产后出血

产后一小时左右新妈妈会出很多血，这是子宫里未排净的余血、黏液和其他组织。血量会逐渐减少，刚开始是暗红色的，然后会变成粉红色，最后会变成褐色。产后出血会持续6周左右。一旦阴道有较多出血，应通知医生，及时处理。

尽早让婴儿吸吮乳头

分娩后半小时就可以让婴儿吸吮乳头，这样可尽早建立催乳和排乳反射，促进乳汁分泌。同时，还有利于子宫收缩。哺乳时间以5～10分钟为宜。产后第一天可以每1～3小时哺乳一次，哺乳的时间和频率与婴儿的需求以及新妈妈感到奶胀的情况有关。产后第一天，新妈妈身体虚弱、伤口疼痛，可选用侧卧位哺乳。每次哺乳后应将新生儿抱起轻拍几下，以防吐奶。

改善便秘

产后最初几天，新妈妈几乎都有便秘的困扰。这是肠道和腹部肌肉松弛的缘故。所以，顺产的新妈妈从分娩当天就可多补充液体和吃些青菜水果来加以改善。

尽早排尿

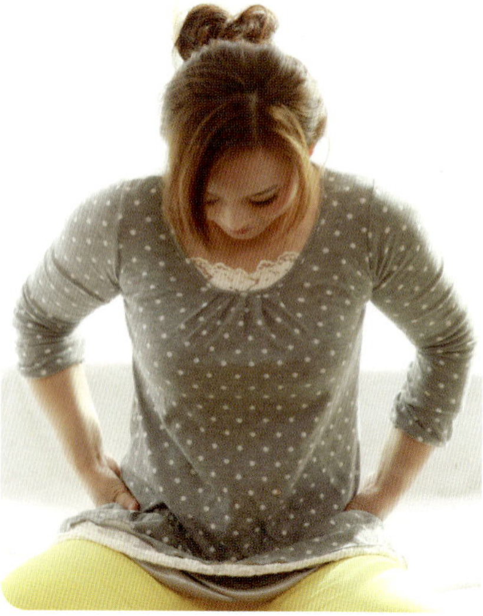

正常情况下，新妈妈在分娩后2～4小时会排尿。由于利尿剂作用，在产后12～24小时排尿会大为增加。如果4小时后仍没有排尿，就必须请医护人员协助解决，因为尿液滞留会提高泌尿道感染的机会，而且胀满的膀胱也可能使子宫移位，影响子宫收缩，甚至造成产后出血。产后排尿不顺的原因主要有两种：一是膀胱、尿道因分娩而受伤、水肿，新妈妈无法感觉膀胱满了；另一个原因则是会阴伤口疼痛及腹内压减少，造成产后小便困难或有解不干净的感觉。

注意会阴卫生

分娩时体力消耗大，产后疲乏，抵抗能力差，恶露多，若不注意会阴卫生，就易发生感染，引起生殖道和盆腔炎症，影响生殖器官康复，甚至会殃及新生儿，所以要及时更换无菌卫生纸或卫生巾，及时清洗会阴部，并注意科学清洗。产后24小时内，若有发热、会阴部或肛门下坠不适感及疼痛，应请医生诊治，以防感染、血肿。

尽早开始活动

正常分娩后，经过适当休息后就可以下床活动了；即使是剖宫产的新妈妈，在手术后一天甚至是手术当天，也可以下床活动，不会影响伤口的愈合。除非有明确的医学原因必须卧床，孕妇也需要运动。

分娩时新妈妈付出很多体力，感到十分疲劳，的确需要好好休息，但长期卧床休息，不活动也有许多坏处。因此，一般情况下，新妈妈无特殊情况，阴道分娩或剖宫产后24小时，都可起床下地活动了。

及早下床活动的好处

1	促进子宫内积血排出，减少感染的发生
2	产后血流缓慢，容易形成血栓，早下地活动可以促进血液循环，组织代谢，防止血栓形成，这对有心脏病及剖宫产的新妈妈尤为重要
3	早下地活动，可促进肠蠕动，早排气，防止肠粘连，这对剖宫产的新妈妈是很重要的；早下床活动可防止便秘及尿潴留的发生，有利于体力恢复，增加食欲，促进母乳产生及产后的营养吸收。所谓产后“坐月子”，并不是指要卧床休息1个月，而是要适当地休息加活动，才能更好地恢复

起床以后的活动量应当慢慢增加。起床的第一天，早晚各在床边坐半小时，第二天可以在房里走走，以后再逐渐增加活动范围与时间。一周后可适当地做些轻微的手、腿、腰部的摆动练习，并逐渐过渡到做床上操、塑形体操或广播体操。而俯卧撑、仰卧起坐等锻炼方法，对于减少腹部、腰部、臀部的脂肪积累具有明显的效果。值得一提的是，要注意避免一开始就锻炼时间过长，活动强度过大，以免适得其反，影响新妈妈身体康复。另外，产褥期间不宜站立过久，尽量少做蹲位练习动作，以防止子宫脱垂等疾病的发生。

可以在床上坐起吃饭

很多新妈妈在产后第一天基本上是躺着度过的，这样可不好。

其实，顺产新妈妈可以在产后6~8小时坐起来；剖宫产的新妈妈在术后24小时可以坐起。要多坐少睡，不能总躺在床上。躺在床上不仅不利于体力的恢复，还容易降低排尿的敏感度，阻碍尿液的排出，引起尿潴留，并可能导致血栓形成。

因此，如分娩顺利，产后可根据体力恢复情况下床，适当活动。产后24小时可以随意活动，但要避免长时间站立、久蹲或做重活，以防子宫脱垂。

尽量母婴同室

母婴同室是让母亲与婴儿一天24小时在一起，这是建立母婴关系、培养母婴感情的良好开端。新生儿在母亲床旁的小床里，母与子的相互接触，为日后生活奠定了扎实的基础。

母婴同室的含义是，正常分娩的新生儿出生后，要尽快地送到母亲的床边，实行昼夜24小时同室，并按需要哺喂母乳。这样做的好处很多。

有利于早开奶

哺乳的平衡取决于母子关系，亦即母亲的心愿以及婴儿的吸吮，双方互相做出反应才能维持。此外，婴儿的哭声可以激发母亲垂体催乳素的分泌，促使母亲乳房的充盈和泌乳，显然，母子间协调是必要的。据说新生儿在6天内就能识别自己母亲的母奶。母婴同室使母乳喂养的成功率较高，有利于孩子的生长发育。

有利于母子感情交流

分娩前母子原是一体，直到婴儿诞生。故出生后母婴同室可避免人为的隔阂，母婴生活在一起显得非常亲切，表现在母婴出神地面对面相视和拥抱，或母亲经常轻轻呼唤激起婴儿的合拍动作，这是母子密切关系的伊始。如果婴儿哭了，母亲轻轻地对他说话，婴儿常常会停止哭泣；如果母亲经常抚摸婴儿，拥抱他，婴儿很快就会辨别母亲的触摸和气味。母亲能听出婴儿不同的哭声：是饥饿还是不舒服，或是疲倦。婴儿也常给母亲发出信号，饿了、渴了就要哭，吃奶以后打个饱嗝等，母亲应以最大的努力满足婴儿的各种需要。

保证新生儿得到营养丰富的初乳

按旧习惯，新妈妈不觉得奶胀就不哺喂，或把初乳挤掉，这都是不正确的。母婴同室有条件随时哺喂，宝贵的初乳就不会被丢弃了。

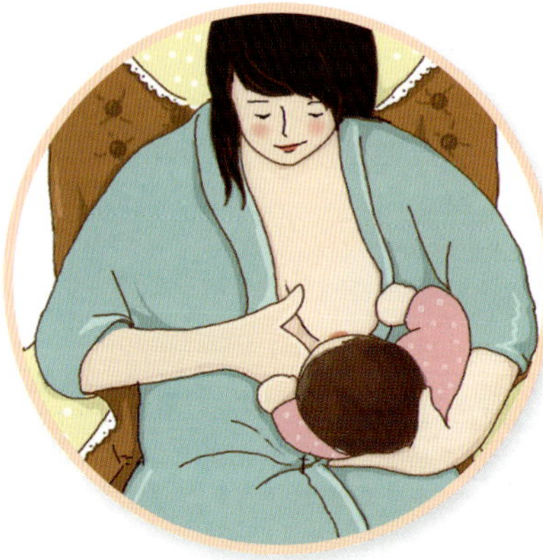

解决母亲乳房胀痛的难题

母婴分室时新妈妈经常出现乳房胀痛，早期乳汁充盈阶段还可能出现高热等不适，为此要人工或电动按摩吸乳，增大护理的工作量。母婴同室后可随时哺乳，这就从根本上解决了乳房胀痛的问题。

减少婴儿室疾病流行

医护人员经常深入病房进行健康教育和护理指导，不仅能密切医护人员与产妇的关系，还可以减少婴儿室的医源性感染。有关资料表明，母婴同室的新生儿的发病率明显下降，只要在母婴室注意通风换气和适当使用空气消毒剂，接触新生儿前注意洗手等，就可以预防许多疾病的发生。

让爸爸有参与感

母婴同室时，爸爸可以和妈妈一起学习照顾宝宝，分享新生儿诞生的喜悦，不再觉得照顾宝宝只是妈妈的责任。还可以增进夫妻和亲子关系，拉近与宝宝的距离，回家之后也不会手忙脚乱。

母婴同室的新妈妈和婴儿出院后能很快适应家庭生活，消除和减少许多后顾之忧，深受丈夫和家人的欢迎，为家庭带来了幸福和欢乐。

伤口护理

自然分娩后，当新妈妈愉快地迎接新生命的到来，并对婴儿予以无微不至的照顾时，也别忘了多照顾自己。一定要养成勤泡温水浴的习惯，一天最好泡4次，一次15分钟，这样有助于缝线的吸收，也可促进血液循环，使得伤口尽快愈合而避免感染。要注意的是，泡温水浴时最好不要加入清洁液，因为它会使得伤口过分干燥而有脱皮现象，伤口反而会更加疼痛，一般在伤口没有感染的情况下，使用清水即可。

此外，最好养成每天检视伤口的习惯，一直到产后2周为止，可以自己用镜子检视或请先生帮忙观察。如果伤口有红肿、裂开、流血水、流脓，或伴有发热现象，最好尽快就医。另外，分娩后会阴伤口疼痛是正常的现象，依个人体质而有程度上的差异，一般在产后一到两周内疼痛会逐渐减轻，但是若伤口疼痛有越来越严重的现象，则要就医检查有无伤口感染情况。

剖宫产后的护理

注意睡姿

6小时内

产妇分娩后回到病房，需要头偏向一侧、去枕平卧6个小时。原因在于，大多数剖宫产选用硬脊膜外腔麻醉，易引起呕吐，头偏向一侧可以预防呕吐物的误吸，去枕平卧则可以预防头痛。

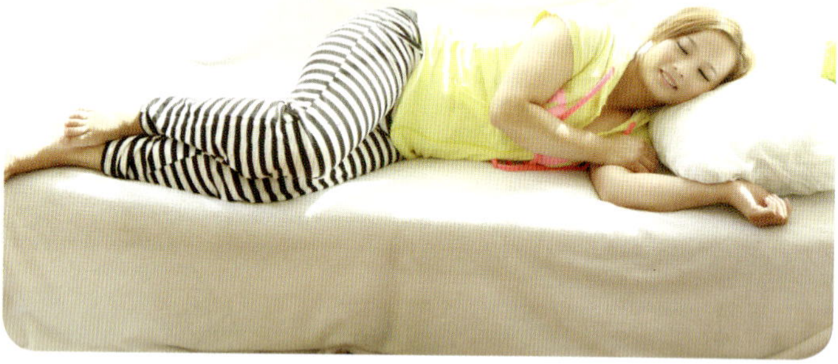

6小时后

6个小时以后，可以垫上枕头了，并应该鼓励进行翻身，以变换不同的体位。采取半卧位的姿势较平卧更有好处，这样可以减轻身体移动时对伤口的震动和牵拉，产妇会觉得舒服一些。同时，半卧位还可使宫血流向后穹窿，以防止宫血渗入到腹腔内。对产妇而言，半卧位的程度，一般使身体和床成20～30度为宜，方法可用摇床，或者垫上被褥即可。

腹部放置沙袋

有时护士会在产妇的腹部放置一个沙袋，这样做是为了减少腹部伤口的渗血。护士会按规定每隔一段时间为产妇测量血压，查看面色，测量脉搏和体温，观察小便的颜色、尿量的多少、尿管是不是通畅等等，并将这些情况记录下来。

坚持补液

防止血液浓缩、血栓形成：孕妇在产期内消耗多、进食少，血液浓缩，加之孕期血液呈高凝状，故容易形成血栓，诱发肺栓塞，导致猝死。故术后三天内应该输液，补足水分。

及时哺乳

宝宝饿了，护士会把他抱给产妇，产妇一定要将最珍贵的初乳喂给宝宝。这是值得回味的经历。宝宝的吸吮还可以促进孕妈妈子宫收缩，减少子宫出血，使伤口尽快复原。

禁　食

在术后6小时内应当禁食。这是因为手术容易使肠子受刺激而使肠道功能受到抑制，造成肠蠕动减慢，肠腔内有积气，因此，术后会有腹胀感。为了减轻肠内胀气，暂时不要进食。剖宫产6小时后可以饮用一些排气类的汤，如萝卜汤等，以增强肠蠕动，促进排气，减少腹胀，同时也可以补充体内的水分。但是，一些容易发酵产气多的食物，如糖类、黄豆、豆浆、淀粉类食物，应该少吃或不吃，以防腹胀严重。术后6小时可进食些炖蛋、蛋花汤、藕粉等流质食物。术后第二天才可以正常地吃粥、鲫鱼汤等半流质食物。

注意阴道出血

剖宫产子宫出血较多，家属应经常看一下阴道出血量，如果超过了月经量，应通知医生，及时采取止血措施。

防腹部伤口裂开

咳嗽、恶心呕吐时，应压住伤口两侧，防止缝线断裂。

注意体温

停用抗生素后可能出现低热，这常是生殖器官炎症的早期表现。如超过38℃，则不宜出院。

感觉恶心

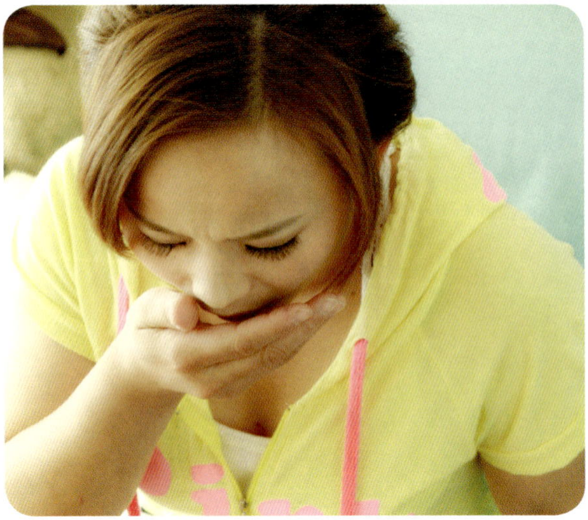

手术后你可能会觉得头重脚轻，可能还会感到恶心。恶心有时会持续48小时，不过，医生会给你服用一些药物来减轻不适。很多产妇还会觉得全身瘙痒，特别是那些通过硬膜外或腰麻用过麻醉剂的产妇。如果出现这种情况，要告诉医生，用一些药来缓解不适。

伤口疼痛

你也许会觉得切口部位麻木和酸痛，而且伤口会轻微鼓起、肿胀，颜色也比正常的肤色深。医生会每天来查房，了解产妇的恢复情况，检查伤口是否在正常地愈合。最初，在打喷嚏、咳嗽，或者做其他会对腹部造成一定压力的动作时，都会感到疼痛，但会感觉一天比一天好。

尽早活动

这是防止肠粘连、血栓形成以及猝死的重要措施。麻醉消失后，上下肢肌肉可做些收放动作，术后6小时就可起床活动。这样可促进血液流动和肠胃活动，防止血栓和肠粘连。此时特别需要注意保暖以及保持各种管道的畅通；勤换卫生巾，保持清洁；腹部的沙袋需放置8小时；12小时后，新妈妈在家人或护士的帮助下可以改变体位，翻翻身、动动腿。术后恢复知觉后，就应该进行肢体活动，24小时后应该练习翻身、坐起，并下床慢慢活动，条件允许还应该下地走一走。运动能够促进血液循环，促进伤口愈合，并能增强胃肠蠕动，尽早排气。

剖宫产与自然产的生理变化大致相同，但是因为有伤口，会有更多的不便，产妇除了排尿、排气与伤口等需要特别的照顾，其他方面的生理护理都与顺产相同。

产后排尿

产后数天产妇的尿量会增加，尿管通常需留置1～2天，或等到点滴拔除后1～2小时移除尿管。拔除尿管后，新妈妈一般可在4～8小时内自己解小便。但是由于腹部伤口疼痛而不敢用力，容易造成排便困难。

预防伤口感染

剖宫产的伤口约在下腹10厘米左右，愈合约需一周。肥胖的产妇由于皮下脂肪较厚，容易发生伤口感染。剖宫产伤口的照顾必须遵循两个原则：一是保持干爽；二是在手术隔天视情况换药，但是不可天天换，以免伤口刚愈合又撕裂。由于伤口会疼痛，产妇要特别注意翻身的技巧。

大量饮水

产后的3~5天，产妇的身体还是很虚弱。伤口仍然疼痛，年轻的产妇会有便秘和肿胀的感觉，这是麻醉所引起的，因此大量饮水是非常必要的。最好饮用热茶和不低于室内温度的水，这样能促进胃肠的蠕动。

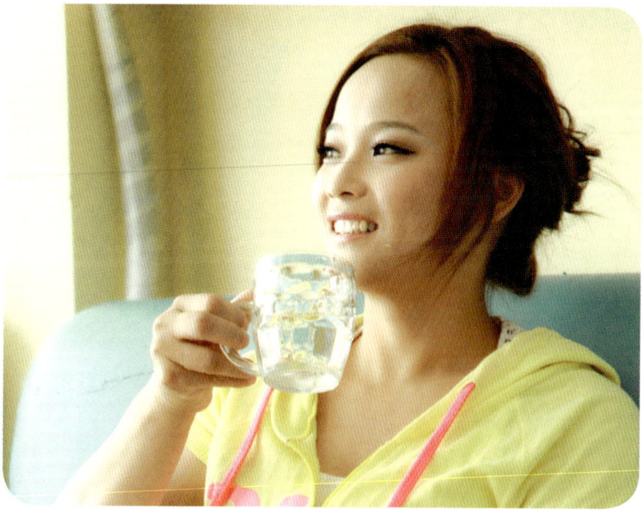

请家人帮忙

剖宫产的产妇一般是5～7天出院。在出院之前，产妇需要找好共同分担家务劳动、做饭和带孩子的帮手。最好是丈夫能够休假，或者孩子的爷爷、奶奶、外公和外婆能够提供帮助。现在很多月嫂公司的服务也很规范，而且月嫂都是经过专业培训的，也是不错的选择。因为剖宫产分娩的产妇比自然分娩的产妇需要更多的“做妈妈的感觉”，她们常常抱着孩子不放手，所以其他的工作应该有人为她分担。

及时排便

产后第5~6天，剖宫产的新妈妈应该可以开始正常大便了。

剖宫产后，由于疼痛使腹部不敢用力，大小便不能及时排泄，容易造成尿潴留和大便秘结。因此更应该按正常的时间作息，养成良好的排便习惯。

产后恶露

如果产后恶露仍淋漓不“净”，属于恶露不净，肯定有病理因素存在。常见的原因有子宫腔感染，子宫腔内有妊娠产物，如胎盘、蜕膜、胎膜等组织遗留，子宫复旧不良，最严重的并发症是绒毛膜癌。这些都是不可忽视的病理现象。因此，如遇到产后恶露持续不净，应及时去医院检查治疗。

如果在一个月后，恶露不净，同时伴有臭秽气味或腐臭气味，或伴有腹痛、发热，也可能是子宫、附件（输卵管、卵巢）、阴道有感染；如果恶露量逐日增多，颜色逐日变红变深，或出现淤块，或有子宫出血、阴道创伤，或有感染发生等情况，都属于异常现象，应及时引起注意，并到医院检查治疗。

伤口护理

在手术刀口结疤2～3周后，剖宫产瘢痕才开始增生，增生期要持续3～6个月，纤维组织增生才逐渐停止，瘢痕也逐渐变平变软，颜色呈暗褐色。

护理时要特别注意

1	伤口要勤换药，保持伤口和周围清洁干爽
2	保护好手术后刀口的刀痂，过早揭痂会把尚停留在修复阶段的表皮细胞带走，甚至撕脱真皮组织，刺激伤口出现刺痒
3	休息时最好采取侧卧微屈体位，以减少腹壁张力
4	可在医生指导下，涂抹一些外用药，如曲安西龙、地塞米松等
5	随时保持瘢痕处清洁，及时擦去汗液，不要用热水烫洗
6	拆线后，要避免剧烈运动、身体过度伸展或侧屈
7	适当改善饮食，多吃水果、鸡蛋、瘦肉等富含维生素C、维生素E，以及氨基酸的食物。切忌吃辣椒、葱、蒜等刺激性食物

剖宫产后预防瘢痕的绝招

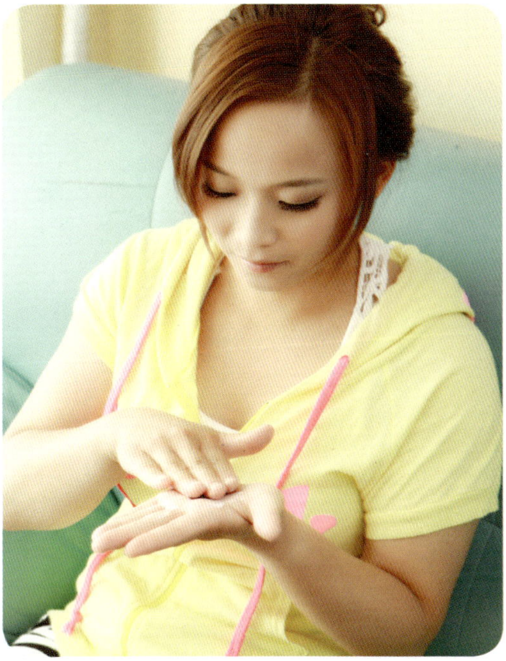

现在有不少的孕妈妈都选择剖宫产，但留在肚皮上的瘢痕却成为困扰新妈妈的一大难题。产妇要做到的就是不要进补过量和体重增加过度，否则会造成瘢痕附近皮肤张力增大，瘢痕消除起来就会更难。

要想去除瘢痕，同样可选择美白滋润产品。如果瘢痕很难消除，则可以求助于医疗手段，用激光去除。

剖宫产后还能生孩子吗

剖宫产后最好2年以后再考虑怀孕，怀孕后要注意按时做好产前检查，注意休息及合理营养膳食！再次怀孕时，要根据胎儿大小、羊水多少等情况及时住院观察，防止宫内压力过高导致子宫破裂。有过剖宫产的孕妇再次妊娠，在选择分娩方式时，建议考虑以下几点。

有过剖宫产史的孕妇选择分娩方式应注意以下几点

1	前次剖宫产指征是否存在。若产妇上次因骨盆狭小而行的手术，则不必考虑经阴道分娩；如因胎儿子宫内窒息而行的手术，且这次妊娠并不存在，可试行顺产
2	和医生交流一下前次剖宫产的类型。若产妇上次行的是宫体剖宫产（手术切口在子宫体部）最好不要选择顺产
3	若有过两次剖宫产则此次仍需行剖宫产
4	若此次妊娠仍有剖宫产指征，如并发前置胎盘、胎儿过大，应继续进行剖宫产术

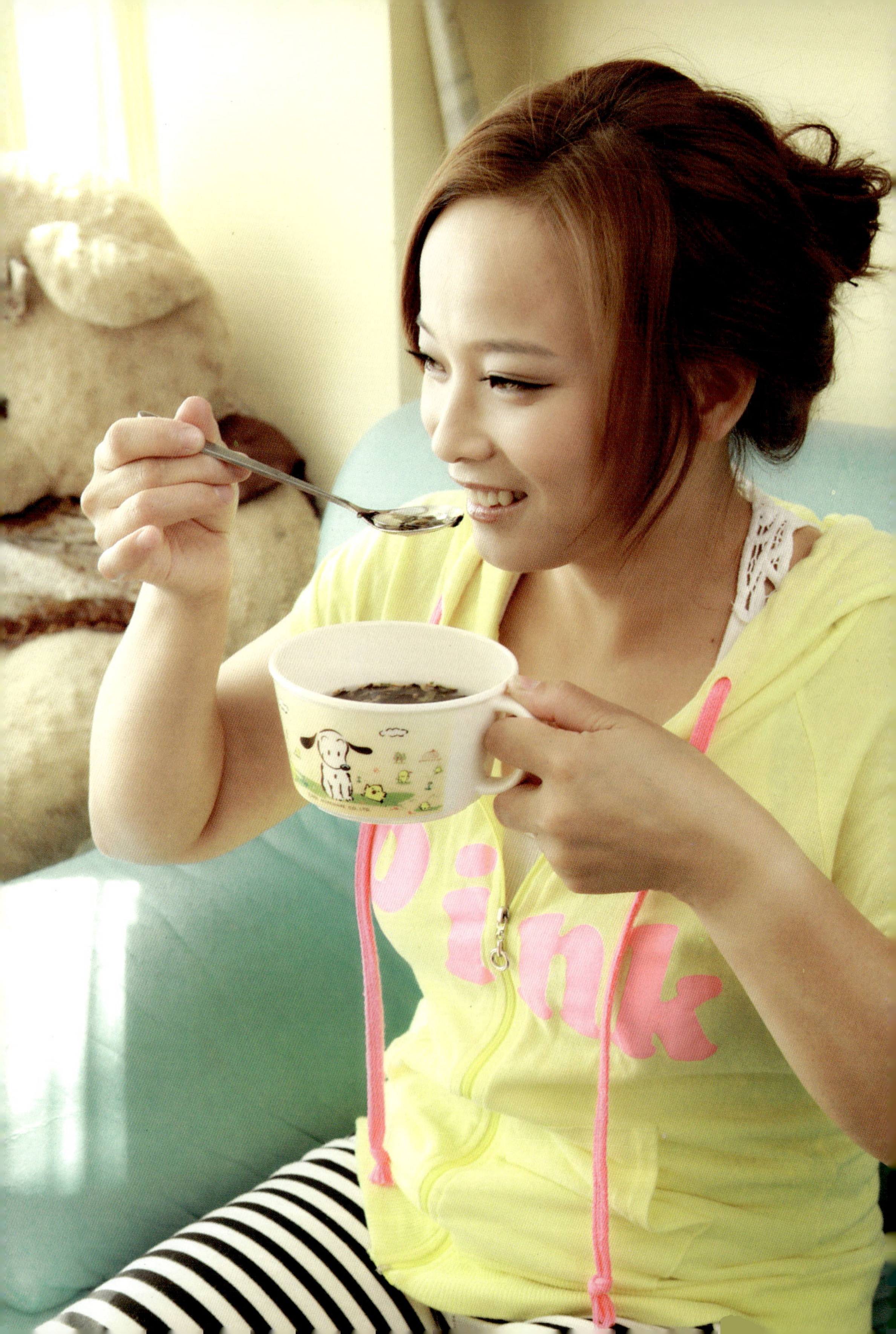

第三章

月子期生活宜忌

月子期饮食营养之宜

宜知产后第一周开胃

不论是自然分娩还是剖宫产，产妇在最初几日里会感觉身体虚弱，没有食欲。如果这时强行吃下油腻的“补食”，只会让食欲更加减退。在产后的第一周里，可以吃些清淡的荤食，如瘦牛肉、鸡肉、鱼等，配上新鲜蔬菜一起炒，口味清爽，营养均衡。橙子、柚子、猕猴桃等水果也有开胃的作用。

应适当增加水分，应多和宝宝接触，这会有利于母乳的分泌。产后应注意营养的补充，但补充过度也对身体无益。

宜知产后第二周补血

不知不觉到了分娩后的第二周，产妇的伤口基本上愈合了。经过上一周的精心调理，胃口恢复得差不多了。这时开始尽量多食补血食物，调理气血。

苹果、梨、香蕉能减轻便秘症状又富含铁质，动物内脏富含多种维生素，是完美的维生素补剂和补血剂。

药膳不能仅凭一知半解自行配制，应在专业人士指导下进行滋补。

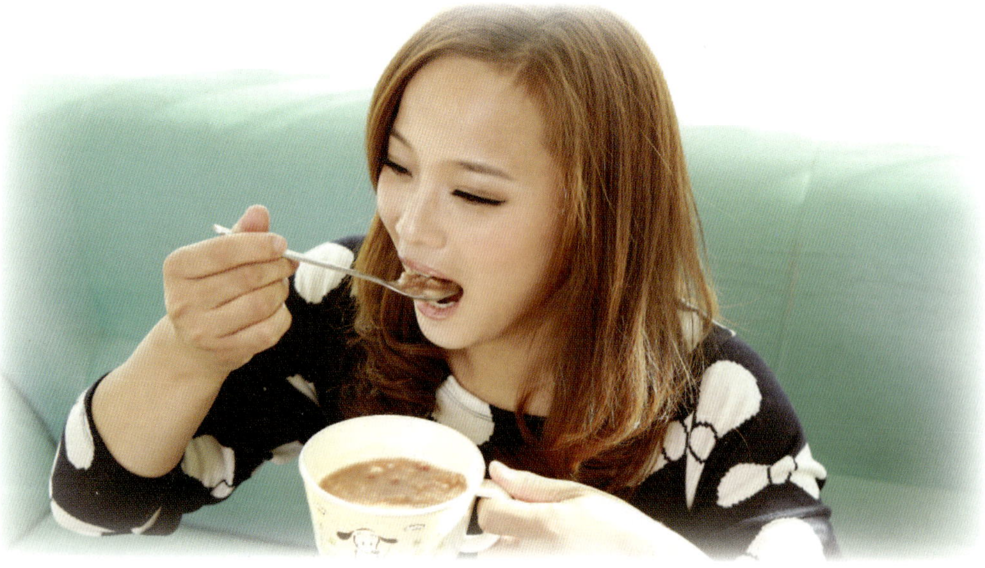

宜知分娩半月后催奶

宝宝长到半个月以后，胃容量增长了不少，胃口也在逐渐增大，并且哺乳量与哺乳时间逐渐建立起规律。哺乳节律开始日益与宝宝的需求合拍，反而觉得奶不胀了。其实，如果宝宝尿量、体重增长都正常，两餐奶之间很安静，就说明母乳是充足的。有些产妇会担心母乳是否够吃，这时可以吃一些催奶食物。

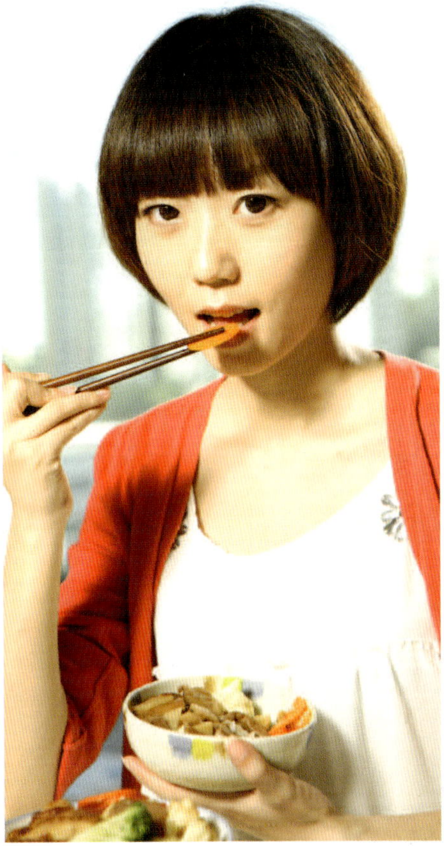

催奶不应该只考虑量，质也非常重要。传统认为，产妇应该多喝蛋白质含量高的汤。最近的研究发现，被大家认为最有营养，煲了足足8小时才成的广东靓汤，汤里的营养仅仅是汤料的20%左右。所以科学的观点是汤汁要吃，料更不能舍弃。

营养其实在汤料里，所以煲汤不用太大锅，煲的时间也不要太长，不然营养成分会流失。

宜知进行阶段性食补的原因

月子期间的饮食最好配合生理机能，采用阶段性食补为宜。比如第一周是产妇排恶露的黄金时期，产前的水肿以及身体多余的水分，也会在此时排出。因此，第一周暂时不要吃得太补，以免恶露排不干净。第二周恶露逐渐减少，颜色和第一周相比不那么鲜红。到了第三周恶露已排尽，该是补气血的时候，也就到了进补的最佳时机。

宜知营养均衡最重要

产妇可以通过多吃肉类和鸡蛋来保证每天摄入100克左右的蛋白质，鸡蛋每天吃2～3个就可以了，最好不要油炸。

可以喝红糖水来补铁，但时间不宜太长，一般应在10天以内。还要注意营养均衡，吃一些蔬菜和水果，但忌吃刺激性的蔬菜及生冷水果。

宜知月子期四大主打营养素

蛋白质——营养支柱

新妈妈由于分娩时劳累，再加上进食较少，相当一段时间仍表现为体质虚弱。为了使新妈妈尽快恢复健康状态，就需要补充大量的蛋白质。如果储量不足或储量降低会影响泌乳。储存的蛋白质仅为乳腺增殖及早期泌乳用，如果产后1个月内只摄入平常饮食的量，母体会出现负氮平衡，故应补充蛋白质以促进泌乳。轻体力劳动的新妈妈应每日供应90克，重体力劳动的新妈妈应每日供应115克。其中半数以上应为动物性优质蛋白质。

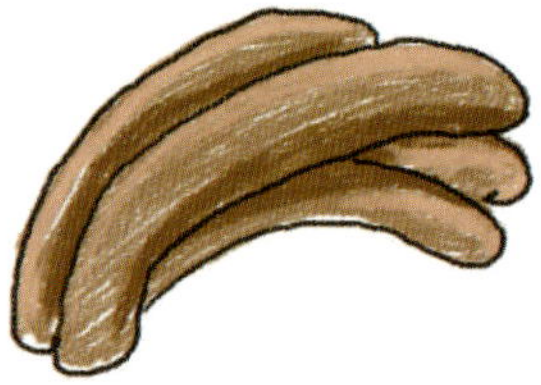

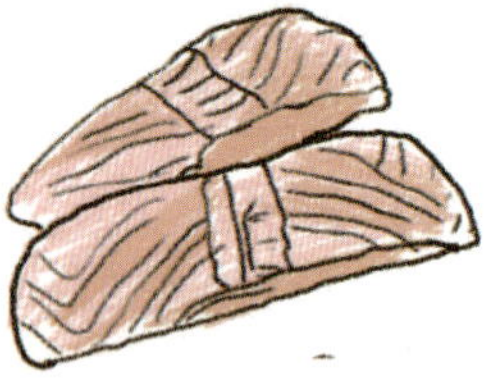

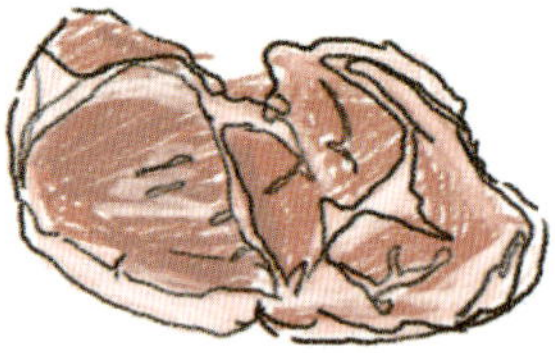

新妈妈不吃蔬菜、水果可以吗

多种维生素是新妈妈组织修复和分泌乳汁必不可少的原料之一。因此，产后不吃蔬菜和水果的习俗是错误的，毫无科学根据的，应适当多吃些新鲜蔬菜和水果。

铁——补血战士

因为新妈妈在分娩时失血过多，产后补血是十分必要的。铁是血液中血红蛋白的主要成分，因此需要补充大量的铁。

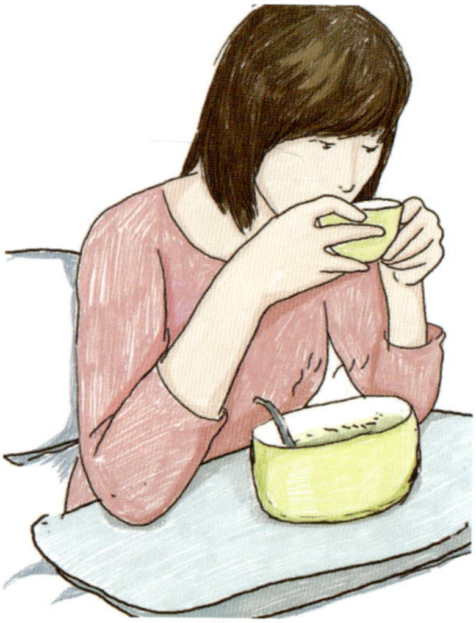

钙——强身医生

很多新妈妈有因缺钙造成抽筋、牙齿松动等情况，因此还要适当补充钙。新妈妈在月子期每天需要的热量为12 552千焦，其中应包括蛋白质100～200克和钙质1 200毫克、铁15毫克。如果新妈妈每日能吃主食500克，肉类或鱼类150～200克，鸡蛋3～6个，豆制品100克，豆浆或牛奶250～500克，新鲜蔬菜500克，每顿饭后吃1个水果（苹果、橘子、香蕉都可以），基本上就可满足哺乳期的营养需要。

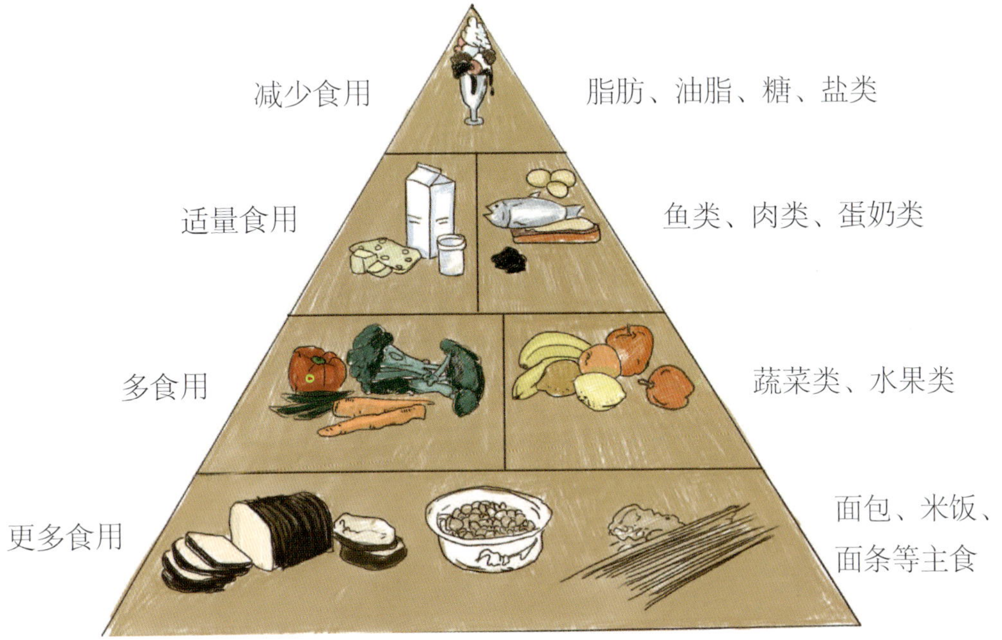

坐月子吃什么鱼好

鱼类含丰富蛋白质，能促进子宫收缩。鲤鱼有利于消肿，利尿解毒。能治疗水肿胀满，肝硬化腹水，女性血崩，产后无乳等症状。

B族维生素——代谢助手

五谷和鱼、肉、豆、蛋、乳类食物含有较丰富的B族维生素。B族维生素可以帮助身体的能量代谢，也具有增强神经系统功能和加速血液循环的功效，对于产后器官功能恢复很有帮助。

营养素	食 物
蛋白质	瘦肉、鱼、蛋、乳、鸡、鸭等含有大量的动物蛋白质，花生、豆类和豆类制品等含有植物蛋白质
脂 肪	肉类和动物油含有动物脂肪，豆类、花生仁、核桃仁、葵花子、菜子和芝麻中含有植物脂肪
糖 类	所有谷物、白薯、土豆、栗子、莲子、藕、菱角，蜂蜜和食糖等
矿物质	油菜、菠菜、芹菜、雪里红、莴苣和小白菜中含有铁和钙较多，猪肝、猪肾、鱼和豆芽菜中含磷较多，海带、虾、鱼和紫菜等含碘较多
维生素A	鱼肝油、蛋、肝、乳都含有较多维生素A；菠菜、荠菜、胡萝卜、韭菜、苋菜和莴苣叶中含胡萝卜素较多
B族维生素	小米、玉米、糙米、标准面粉，豆类、肝和蛋中都含有大量的B族维生素，青菜和水果中也富含B族维生素
维生素C	各种新鲜蔬菜、柑橘、橙子、草莓、柠檬、葡萄、红果中都含有维生素C，尤其鲜枣中含量高。维生素C经烹煮而易破坏，所以烹煮过后的食物中维生素C含量非常低
维生素D	鱼肝油、蛋类和乳类镁在未加糖的可可粉、干燥水果、坚果中含量较多
铁	可从动物性食品中摄取铁。肉类和其他内脏器官、海鲜、蔬菜、坚果、面粉和大豆等铁的含量也很高

宜知月子期的饮食重点

清淡易于消化

产后1～2天，由于劳累，新妈妈的消化能力减弱，应该吃些容易消化、富有营养又不油腻的食物，如牛奶、豆浆、藕粉、面片，大米或小米等谷类煮成的粥、挂面或馄饨等。以后随着消化功能的恢复，可进普通饮食，但在产后的3～4天内，不要喝太多的汤，以免乳房淤胀过度。待泌乳后才可以多喝汤，如鸡汤、排骨汤、猪蹄汤、鲫鱼汤、元肉红枣汤、肉骨汤煮黄豆等，这些汤类既可促进乳汁分泌，又含有丰富的蛋白质、矿物质和维生素等营养素。

蔬菜、水果不可少

不少老人认为，蔬菜、水果水气大，新妈妈不能吃。其实蔬菜、水果如果摄入不足，易导致便秘，医学上称为产褥期便秘症。蔬菜和水果富含人体“三宝”，即维生素、矿物元素和膳食纤维，可促进胃肠道功能的恢复，增进食欲，促进糖分、蛋白质的吸收利用，帮助达到营养均衡的目的，特别是可以预防便秘。从可进食正常餐开始，每日半个水果，数日后逐渐增加至1～2个水果。蔬菜开始每餐50克左右，逐渐增加至每餐200克左右。

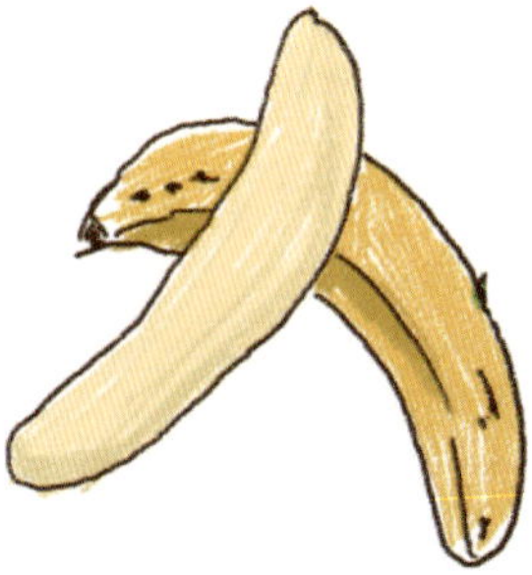

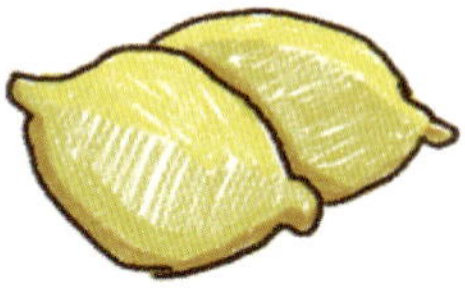

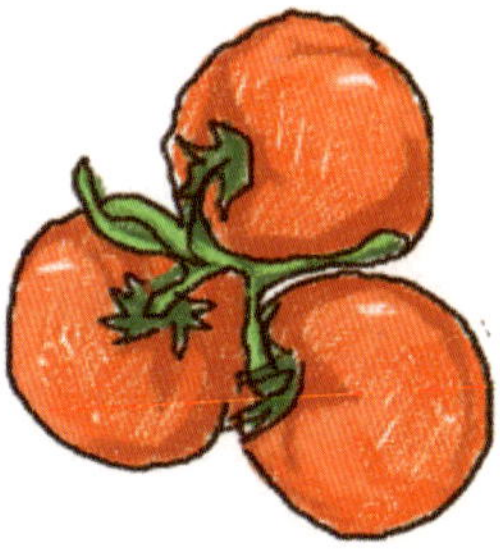

摄取优质蛋白质

月子里要多吃一些优质的动物蛋白质，如鸡、鱼、瘦肉、动物肝脏等，适量的牛奶、豆类也是新妈妈必不可少的补养佳品。但蛋白质不宜过量，一般每天摄取90克左右蛋白质即可。否则会加重肝肾负担，还易造成肥胖。

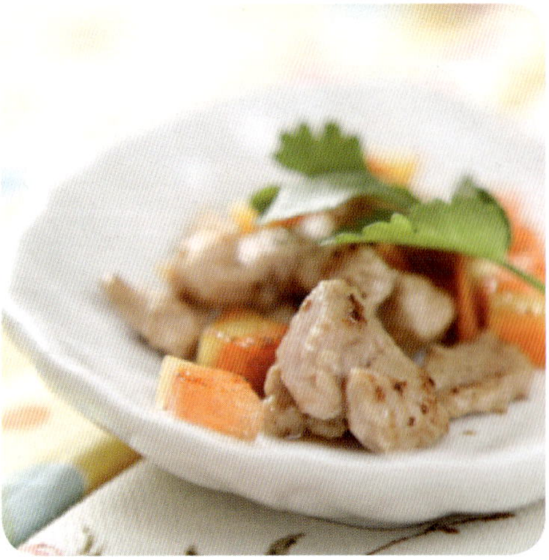

补充足量的热量

产褥期的新妈妈所需要的热量较高，每日需3000千焦左右。刚出生的宝宝所需的热能也需乳汁供给。一般来讲，每合成1升乳汁需要3765千焦的热能。因此，哺乳的新妈妈应该每日增加33.49千焦的热能，其中最好有4.19千焦来自蛋白质。食物中的蛋白质、脂肪和糖类是人体热能的主要来源，应适量补充。

食物多样化

食物应保持多种多样，不能只吃精米精面，还要搭配杂粮，如小米、燕麦、玉米粉、糙米、标准粉、红豆、绿豆等。而且要选用品种、形态、颜色、口感多样的食物，变换烹调方法，这样既可保证各种营养的摄取，还可使蛋白质起到互补的作用，提高食物的营养价值，对新妈妈恢复身体很有益处。

多吃含钙丰富的食物

哺乳的新妈妈对钙的需求量很大，需要特别注意补充，每日除喝牛奶补充钙质以外，还需要多喝排骨汤，保证每日连续补充钙质。

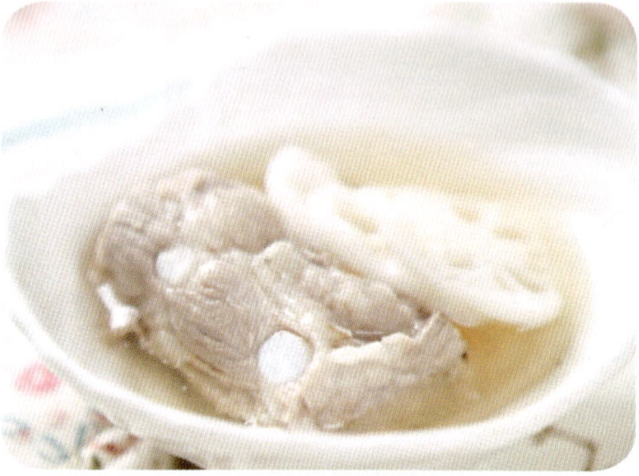

适当补充维生素

维生素A和维生素D在我们日常饮食中的含量非常低，难以满足身体需求。新妈妈多去户外晒太阳可补充维生素D，还应在医生的指导下适量补充维生素A和维生素D制剂。为避免B族维生素缺乏，也要多吃一些瘦肉、粗粮及肝、奶、蛋、蘑菇、紫菜等食物。

产后能吃动物肝脏吗

可以吃。经常食用动物肝脏能补充维生素B_2，这对补充机体重要的辅酶有重要作用。肝脏中还含有一般肉类食品不含的维生素C和微量元素硒，能增强人体的免疫反应，抗氧化。

宜知产后饮食中补血的五大宝

许多新妈妈分娩后，出现气血亏损、体质虚弱、面色苍白的症状，有的甚至出现贫血和轻度贫血。因此，新妈妈产后的膳食调理就要有所侧重了。除了吃一些鸡肉、猪肉、牛肉、鸡蛋外，在1～3个月内多吃补血的食物，如猪血、黑木耳、大枣、鱼等，这些食物可是新妈妈饮食的五大宝。

天然维生素丸——红枣

红枣能补益脾胃和补中益气。多吃红枣能显著改善新妈妈的肠胃功能，达到增强食欲的功效。此外，红枣还能补气血，对于气血亏损的新妈妈特别有帮助。

现代药理研究证明：红枣中含有大量的环磷酸腺苷，能调节人体的新陈代谢，使新细胞迅速生成，死亡细胞很快被消除，并能增强骨髓造血功能，增强血液中红细胞的含量。

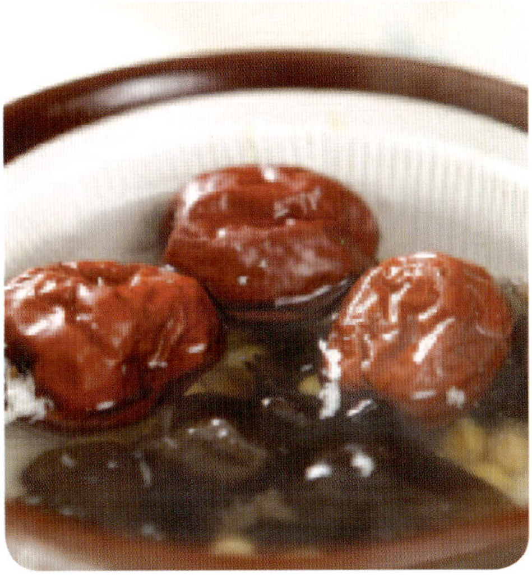

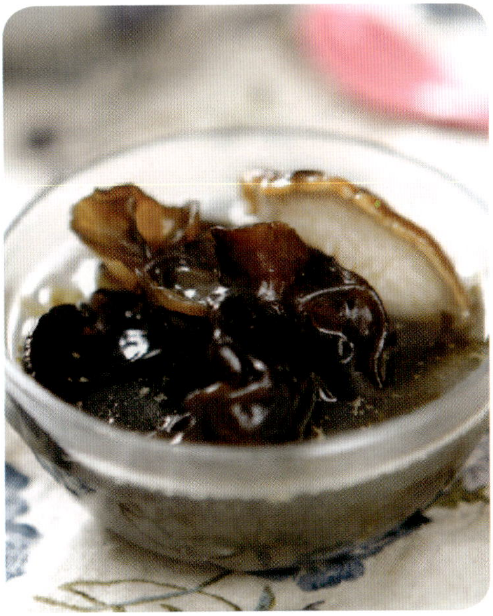

荤素皆宜——黑木耳

黑木耳是一种滋补健身的营养佳品。由于黑木耳营养丰富、滋味鲜美、片大肉厚，故被人誉为“素中之荤”。其中蛋白质、维生素和铁的含量分别比白木耳高出一倍、两倍甚至五倍。在蛋白质中含有多种氨基酸，尤以赖氨酸和亮氨酸的含量最为丰富。黑木耳不仅清脆鲜美，滑嫩爽喉，而且有增加食欲和滋补强身的作用。黑木耳具有一定吸附能力，对人体有清涤肠胃和消化纤维素的作用。

养血之王——猪血

猪血，一种价廉而营养极为丰富的食品，其低脂高蛋白，且含有铁、铜等人体必需的元素和磷脂、维生素，特别是含铁丰富。每百克猪血中含铁量45毫克，堪称“养血之王”。因此，女性分娩后的膳食中要常有猪血，既防治缺铁性贫血，又增补营养，对身体大有益处。

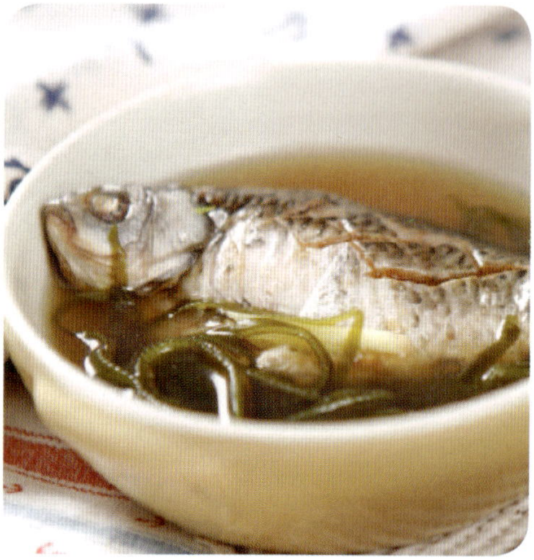

食疗的营养库——猪肝

猪肝味甘性温，有补肝、养血、益目三大功效，其蛋白质含量远比瘦肉高。所含的碳水化合物为糊精，容易被人体消化和吸收。还含有各种维生素和无机盐，常吃可以“以脏补脏”，补肝血，养肝阴。猪肝含铁丰富，单位含量是猪肉的20倍，并且是吸收率最高的食物，而铁是血红蛋白的主要成分，也是人体合成红细胞的重要原料。对于产后贫血、缺铁性贫血的人群，猪肝是补铁的最佳来源。另外，猪肝含有维生素B_2，是治疗恶性贫血疾病的首选。

完全蛋白质——鱼类

鱼类营养丰富，味道鲜美，蛋白质含量高。鲫鱼和鲤鱼清炖是很好的催奶食品。哺乳期间的新妈妈多吃鱼和鱼头有益于宝宝大脑发育，儿童多吃鱼和鱼头会更聪明。鱼肉味道鲜美，不论是食肉还是做汤，都清鲜可口，引人食欲。鱼类种类繁多，大体上分为海水鱼和淡水鱼两大类。但不论是海水鱼还是淡水鱼，其所含的营养成分大致是相同的，所不同的只不过是各种营养成分的含量多少而已。

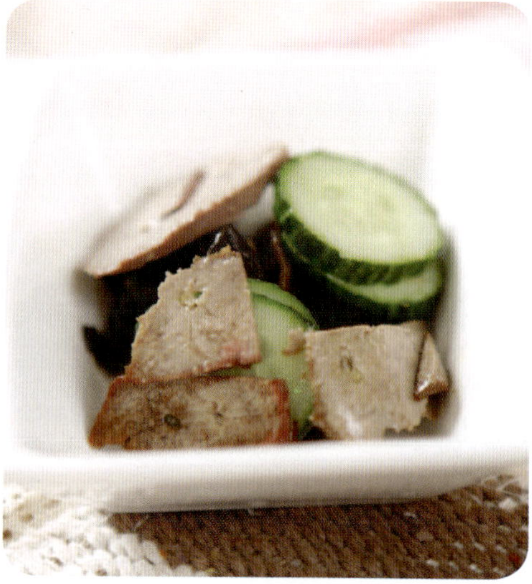

宜知四季进补有所不同

春——蔬菜为主

春季很多蔬菜都陆续上市了，新妈妈可以适当吃些新鲜的蔬菜。

新妈妈由于分娩时身体能量消耗大，还要给宝宝哺乳，油炸、油腻及辛辣食物容易加剧便秘，会影响下奶，而奶水也会刺激宝宝诱发湿疹、腹泻等疾病。新妈妈喝红糖水、母鸡汤、鱼汤、小米粥的习俗都是好的，如果再配以适量的新鲜蔬菜、水果，就更有益于新妈妈身体恢复和哺乳。

夏——慎食生冷

分娩后，新妈妈身体比较虚弱，尤其是脾胃。进食生冷食物会影响脾胃的恢复。夏季应该多喝一些温开水，以补充水分。千万不要因为天气炎热或怕出汗而喝冰水或是大量饮用冷饮。也可以将水果榨汁，温热饮用。如果产后出现排便困难，可以将香蕉加热食用，以润肠通便。但脾胃虚寒的新妈妈，即使在夏季也不宜吃西瓜，以免损伤脾胃。

秋——煲汤佳季

秋天除了进补一些鱼汤、鸡汤、猪蹄汤外，还应当加入一些滋阴的食物，以对抗秋燥对妈妈的不利，如百合、银耳、山药、梨、葡萄、荸荠、糯米、甘蔗、豆浆、芝麻、莲藕、菠菜、猪肺、鳖、橄榄等，这些食物具有润肺生津，养阴清燥的作用，应少食葱、姜、辣椒等辛辣食物。

冬——荤素相间

寒性食物容易刺激胃部血管，使血流不畅，而血量减少将严重影响其他脏腑的循环，有损身体健康。因此，冬季应以温暖食物为主。原则上应做到食用当季果蔬，荤素搭配以素为主。冬季忌食寒性食物。冬季是自然界万物闭藏的季节，人类的阳气也会潜藏于冬季，脾胃功能相对虚弱，如果再食寒、冷、凉的食物，易损伤脾胃阳气。因此，冬季应忌食寒性食物，如荸荠、番茄、生萝卜、生黄瓜、西瓜、鸭肉等。同时，不要吃得过饱，以免引起气行不畅，更不要饮酒来抵御严寒。

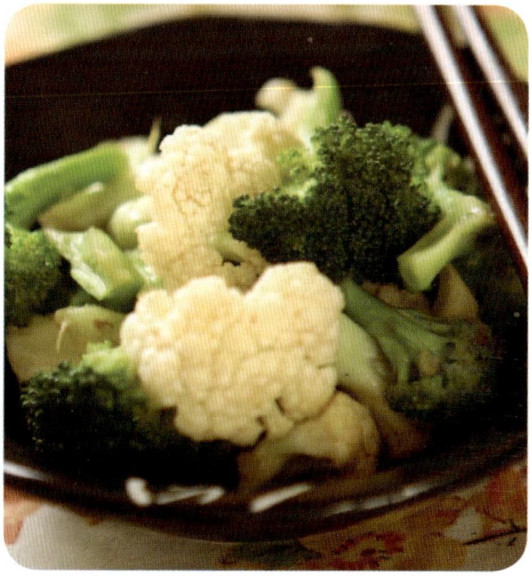

月子期饮食营养之忌

忌月子期饮食五个误区

吃母鸡不吃公鸡

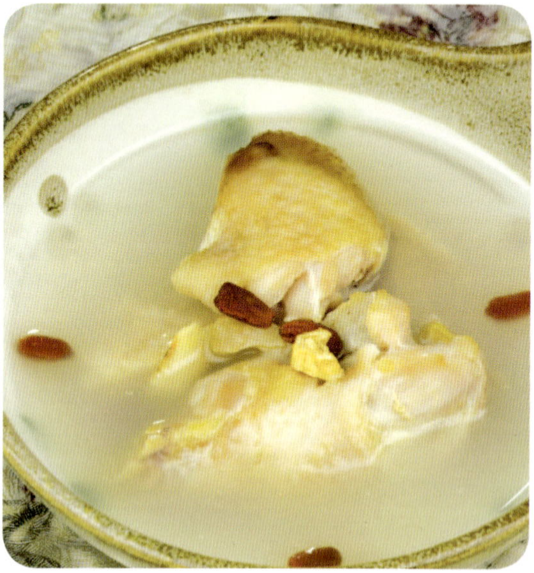

传统的风俗习惯中，母鸡被认为是坐月子的最佳食品，不但能增强体质，而且促进乳汁分泌。但科学证明，产后吃炖母鸡不但不能增乳，反而会出现回奶现象。新妈妈产后血液中的激素浓度大大降低，依靠催乳素发挥催乳作用，促使乳汁分泌。但是，如果新妈妈产后食用炖老母鸡，由于母鸡的卵巢和蛋衣中含有一定量的雌激素，大量食用会使血液中雌激素浓度增加，催乳素的效能因此减弱，进而导致乳汁不足，甚至完全回奶。公鸡体内所含的少量雄激素有对抗雌激素的作用，会促使乳汁分泌，这对宝宝的身体健康起着潜在的促进作用。

菜越淡越好

也许长辈早就告诫妈妈，分娩后不宜多吃盐，特别是在产后的前几天，饭菜内一点盐都不能放。其实这样做只会适得其反，新妈妈吃无盐饭菜会使食欲不佳，不利于康复。同时，新妈妈在分娩前几天，身体要出很多汗，乳腺分泌也很旺盛，体内容易缺水、缺盐，进而影响乳汁分泌。新妈妈的食物中应该适量放一些盐，以避免月子里出汗过多造成身体脱水，影响身体恢复和乳汁分泌。

过多忌口

一些地方对新妈妈的忌口讲究过多，如忌鱼虾、牛、羊肉，不准吃大米，只能喝小米粥等，这些都是不可取的。有些地区的新妈妈在坐月子期间认为蔬菜、水果“寒气大”而忌食，怕吃了会伤身，结果新妈妈容易发生大便秘结。其实，新妈妈产后需要各种营养，主、副食都应兼备且多样化，仅吃一两样不能满足妈妈的需要，也不利于乳汁的分泌。因此，新妈妈在适当运动、多饮汤水的同时，更应吃一些富含纤维的蔬菜水果，既利于乳汁分泌，又有润肠作用。

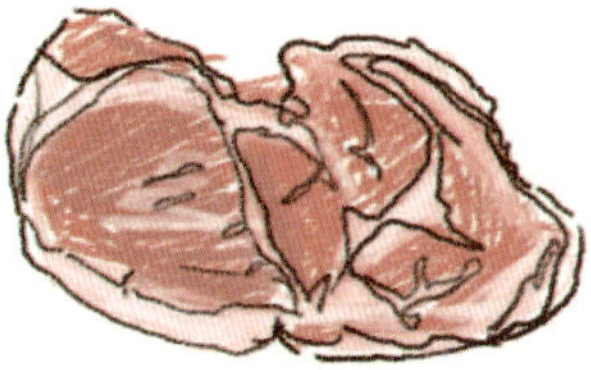

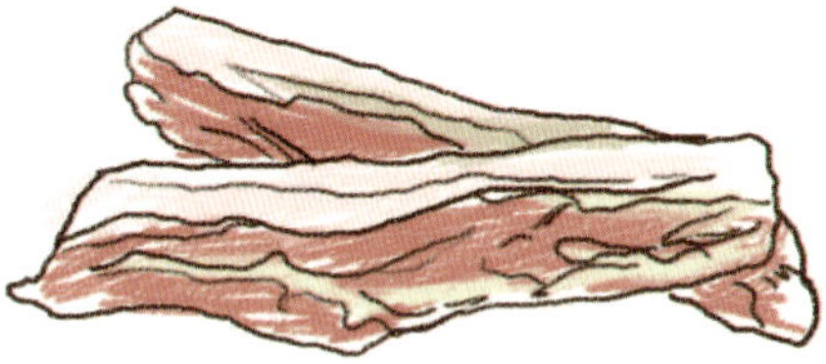

汤比肉营养高

产后应该适当多喝些鸡汤、鱼汤、排骨汤、豆腐汤等，有利于泌乳，但同时也要吃肉。因为肉比汤的营养更丰富。同时，高脂肪的浓汤容易产生油腻感，影响食欲，并会导致产后发胖，还容易引起宝宝腹泻，因此新妈妈不宜多饮浓汤。

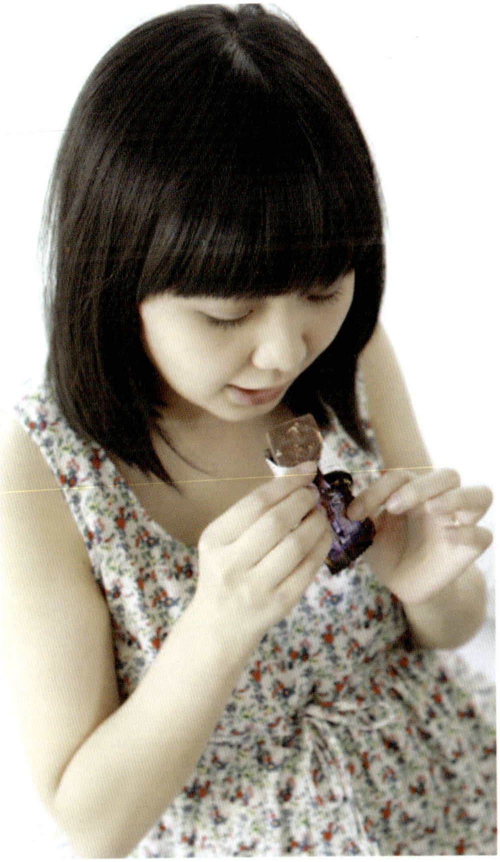

经常吃巧克力

巧克力中所含的可可碱会进入母乳，并通过哺乳进入宝宝的体内，从而损害宝宝的神经系统和心脏，并导致消化不良、睡眠不稳、哭闹不停等。另外，常吃巧克力会影响新妈妈的食欲，造成身体所需的营养供给不足。这样，不仅影响新妈妈的身体康复，还会影响宝宝的成长发育。

忌滋补过量

新妈妈在分娩后，适当进行营养滋补，既有利身体的恢复，也可以确保奶水充足。但是，如果滋补过量，是有害无益的。新妈妈为了补充营养和促进乳汁分泌，都特别重视产后的滋补，常是天天不离鸡，餐餐有鱼肉。其实这样不但浪费钱财，还会引发麻烦。滋补过量容易导致过胖。产后新妈妈过胖会使体内糖和脂肪代谢失调，引起各种疾病。此外，新妈妈营养太丰富，必然使奶水中的脂肪含量增多，如果宝宝胃肠能够吸收，也会造成宝宝肥胖，并易患扁平足等疾病；若宝宝消化能力较差，不能充分吸收，就会出现腹泻，而长期慢性腹泻，又会造成营养不良。

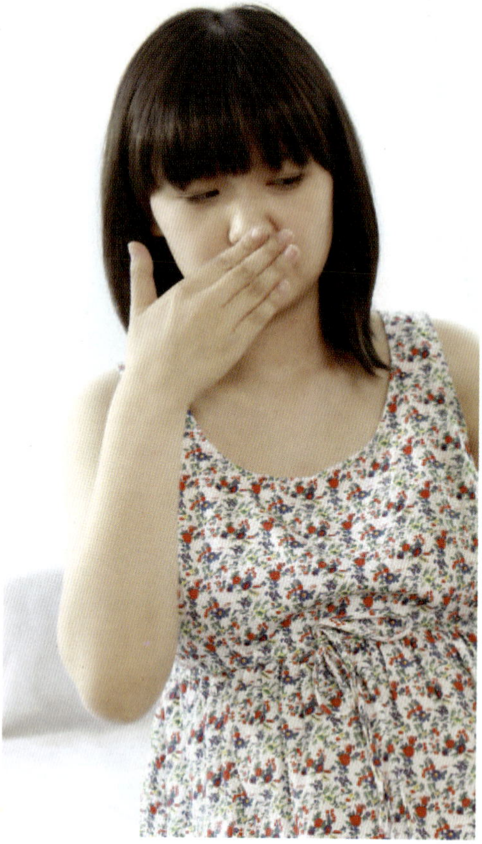

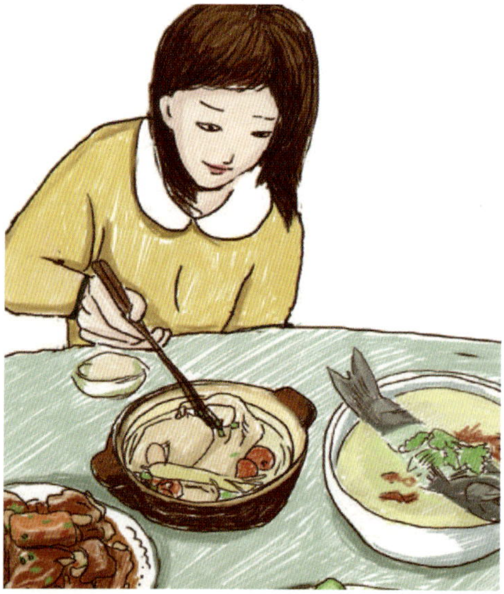

忌过早节食

通常新妈妈分娩后体重会增加，许多人为了恢复产前的苗条身材，产后便马上开始节食，这样做不但有损身体健康，而且会影响正常哺乳。新妈妈产后所增加的体重，主要为水分和脂肪。如果是给宝宝哺乳，势必要消耗体内大量的水分和脂肪，因此新妈妈不仅不能节食，还要多吃营养丰富的食物，每天必须保证摄入足够的热量。

忌久喝红糖水

产后适量喝红糖水，对新妈妈和宝宝都有好处。新妈妈分娩时，精力和体力消耗非常大，加之又失血，产后还要给宝宝哺乳，因此需要碳水化合物和大量的铁质。红糖不但能补血，又能提供热量，是新妈妈的补益佳品。

许多妈妈以为喝得越多越好，所以饮用很长时间，甚至长达1个月。但是，久喝红糖水对新妈妈子宫复原不利。在产后10天，恶露逐渐减少，子宫收缩也恢复正常，但若喝红糖水时间过长，会使恶露血量增多，造成新妈妈继续失血，因此引起贫血。新妈妈产后喝红糖水的时间，应以7～10天为宜。

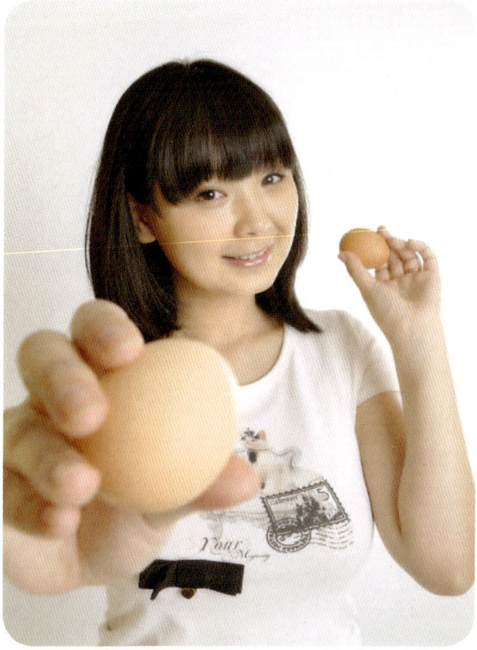

忌多喝浓汤

新妈妈产后多喝高脂肪浓汤，不但影响食欲，还使身体发胖，体态变形，并且使乳汁中的脂肪含量过高，使新生儿不能耐受和吸收，从而引起腹泻。新妈妈适宜喝脂肪适量的清汤，如蛋花汤、鲜鱼汤等。

忌多吃鸡蛋

有的新妈妈为了加强营养，分娩后和坐月子期间，常以多吃鸡蛋来滋补身体的亏损，甚至把鸡蛋当成主食来吃。吃鸡蛋并非越多越好，医学研究表明，分娩后数小时内，最好不要吃鸡蛋。因为在分娩过程中，体力消耗大，出汗多，体液不足，消化能力也随之下降。若分娩后立即吃鸡蛋，会难以消化，从而增加肠胃负担。

在整个产褥期间，根据对新妈妈的营养标准规定，每天需要蛋白质100克左右，因此，每天吃3～4个鸡蛋就足够了。研究还表明，新妈妈或普通人，每天吃十几个鸡蛋与每天吃3个鸡蛋，身体所吸收的营养是一样的，吃多了并没有好处，甚至容易引起胃病。

月子期护理之宜

宜知产后为什么要坐月子

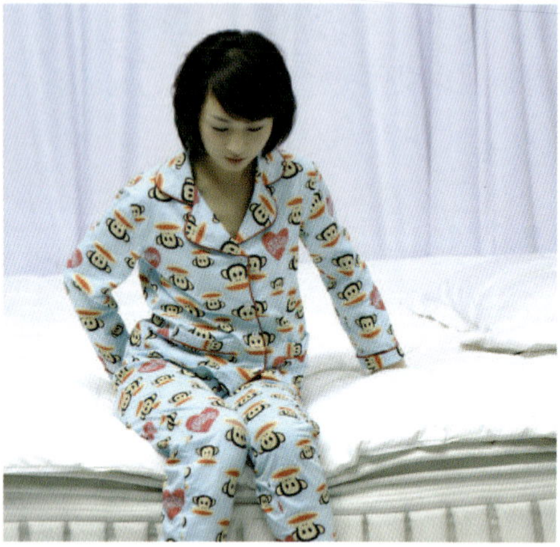

当你的孩子呱呱坠地、发出第一声啼哭的时候，你的身份才真正变成了妈妈，也就是从这时候开始，你进入了人生的一个重要阶段——月子期。这期间，不仅要哺育好可爱的孩子，还要调养好自己的身体。女人一生中有三个特别的时期，少女时的初次月经来潮时、刚做母亲的月子时以及年近半百时的更年期，如果善加利用，可以把体形和体质调养成你想要的样子。可见，坐月子是每一位妈妈的必修课，也是你人生健康的新起点。

所以说，月子期过得如何，关系到两代人的身体健康和生命质量。

宜知如何正确坐月子

从胎儿被分娩出到新妈妈身体的各个器官（除了乳腺之外）恢复到分娩前的状态的一段时期，被人们称为“产褥期”。正常情况需要6周的时间，在这6周当中，生殖器官和乳房有很大的变化，正像上面所提到的，全身的各个部位（内脏、神经、肌肉、骨骼等）都有很明显的改变，所以坐月子时期的保健非常重要。

坐月子是女性健康的一个重要转折点，可以说，如果将坐月子作为调养身体的最好时机，就可以彻底地去除身体上的一切坏毛病，使身体更加健康，让女性朋友们更加美丽、富有魅力。但是，如果在坐月子时使用错误的方法调养身体，会加快女性身心的老化速度，体形走样、骨质疏松、身体钙质大量地流失，更令人不敢想象的是更年期会提前到来。

宜知新妈妈身体出现的变化

宝宝出生之后，妈妈身体的各个器官也有了一定的变化，同时会出现一些临床疾病，比如疲劳、出汗增多、阴道排出大量的分泌物，同时伴有便秘、排泄异常等。此时，妈妈要接受自己产后身体的变化。

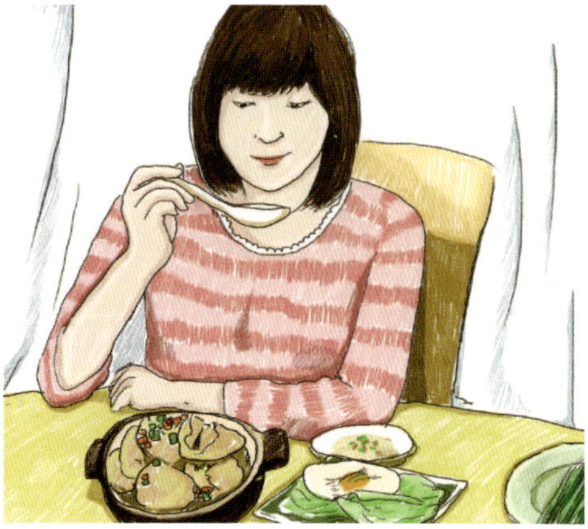

产后排泄会出现异常吗

妈妈产后的排便往往会干燥、不顺畅等，此时妈妈应该尽量多喝些汤、水，对排便会很有好处。

产后恶露

子宫组织破裂脱落时排出的分泌物被称为恶露，和日常生活中的月经非常相似，这种现象会在产后持续2～4周。因为在产后的一段时间内很容易引起感染，所以一定要留意自己身体出现的各种变化。如果出血量较大，停止后又出血，恶露气味不好、身体发热，这些很可能是阴道感染的迹象，所以要及时向医生、护士或有过分娩经验的人询问。

第一天	第七天	第十二天	三周后	五周后
鲜红色	暗红色	黄色	白色	透明
很多	产后专用卫生巾	生理期卫生巾	生理期卫生巾	若还继续，用普通卫生巾即可

腰腿痛

许多新妈妈在分娩后或多或少地都会感到腰腿酸痛。这是由于分娩的时候，新妈妈多采用仰卧位，大部分时间都是躺在产床上，并且不能自由活动，伴随分娩时消耗掉大量的体能和热量，腰部和腿部的酸痛感会加剧。所以新妈妈在产后感到腰腿酸痛一般属于生理性的变化。

子宫变化

子宫在产后4～6周时恢复到原有的状态。此过程中会出现不规则的收缩和松弛，妈妈会感觉到产后痛。产后扩张的子宫颈部慢慢恢复正常，1～2周后闭合。产后2～3天子宫颈部开始生长黏膜，大约需要1周的时间，黏膜完全再生，子宫功能开始恢复正常。

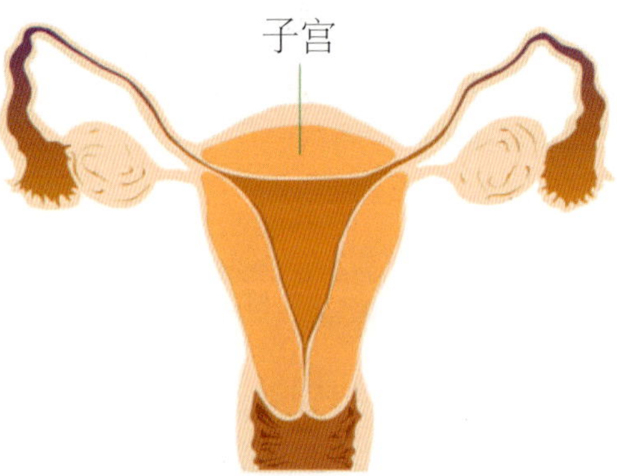

乳房变化

产后2～3天，妈妈的乳房在雌激素、孕激素、催乳素的刺激下，乳腺导管和乳腺腺泡会进一步发育，双侧乳房会充血而开始发胀、膨大，有胀痛感及触痛。分娩后，由于内分泌激素发生变化，垂体可分泌垂体催乳素，当宝宝吸吮乳头时，可经神经纤维将这种刺激传入中枢神经系统，使垂体催乳素分泌增加，从而使乳汁分泌增多，同时也可刺激垂体后叶释放催产素，使乳腺腺泡周围肌上皮细胞收缩将乳汁排出。初产新妈妈乳房胀痛明显，此时乳母应得到充分的休息和睡眠，避免受到精神刺激和乳房感染，才有利于乳房分泌乳量的逐渐增多。

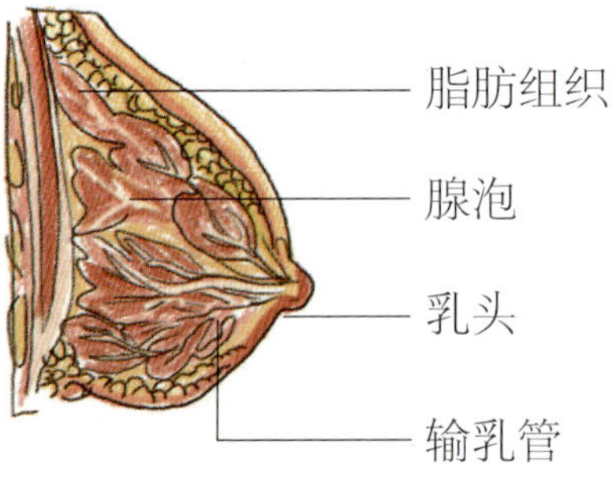

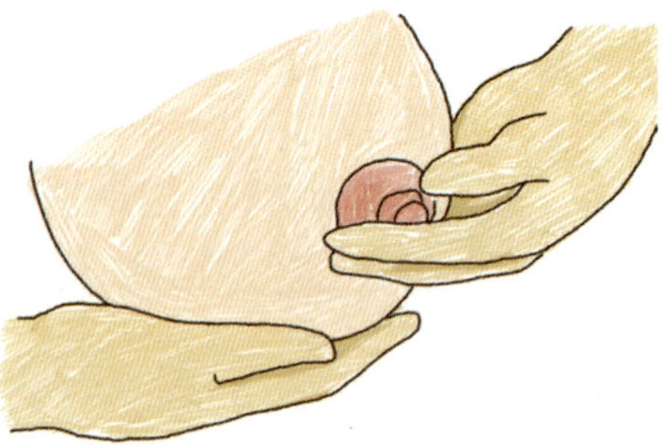

内分泌变化

随着宝宝的娩出，新妈妈身体内分泌的雌激素和孕激素水平下降，阴道皱襞减少。同时，各种腺体的功能，比如外阴腺体的分泌功能和抵抗力也开始减弱。内分泌疾病不仅会表现在女性面部长黄褐斑、乳房肿块和子宫肌瘤，还可能引起免疫系统疾病、骨质疏松症、高脂血症等病症。治疗时应着重从调理气血、化淤散结等方面着手。多吃新鲜蔬菜及高蛋白、低脂肪的食物；还应保持每天都吃一定量的水果，以补充体内水分和营养的代谢。

阴道松弛

产后阴道松弛有很多原因，如分娩过程中引产造成的阴道损伤；多次分娩；产后缺乏运动；产褥期盲目减肥；不注意营养或者过于劳累进而导致盆腔肌肉群恢复不良等。阴道本身有一定的修复功能，产后出现的扩张现象3个月后即可恢复。但经过挤压撕裂，阴道中的肌肉受到损伤，其恢复需要更长的时间。另外，产后需要及时通过一些锻炼来加强弹性的恢复，促进阴道紧实。

尿失禁

尿失禁是产后新妈妈的常见问题。导致尿失禁的原因首先是女性尿道相对比较短，其次是分娩时胎儿通过产道，使得膀胱、子宫等组织的肌膜受伤、弹性受损、尿道松弛而失去应有的控制功能。为了避免出现尿失禁的现象，新妈妈应避免过早劳动，注意预防便秘，还要有意识地经常做提肛运动，慢慢恢复盆底肌肉的收缩力，一段时间后尿失禁便会自行缓解消失。如果情况仍未好转，要及时去医院就诊。

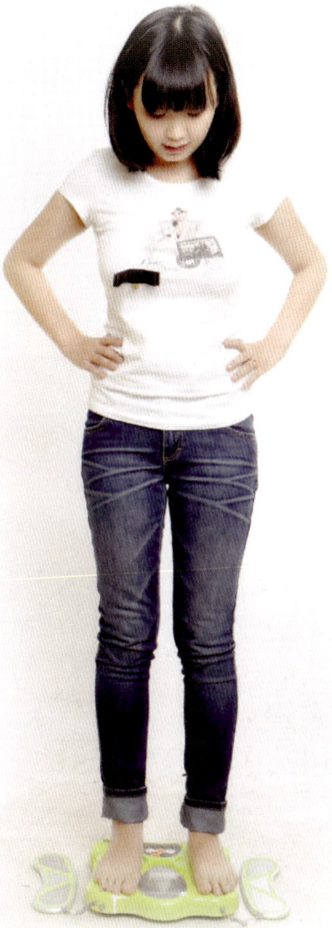

出 汗

其实，女性在产后，除了感到异常疲乏，还常有多汗现象，这完全是一种生理现象，和女性特有的新陈代谢活动有密切关系，并非“虚”。

众所周知，女性怀孕之后，为了满足胎儿生长及发育的需求，母体的循环血量较怀孕前增加了1/3左右。同时，激素水平的升高、物质及能量代谢的增快，使大量的水分和钠盐滞留下来，以适应妊娠后的母体状态。但是，分娩之后，如同一个包袱落地，新妈妈的负担大为减轻。因而代谢水平和内分泌活动显著降低，肌体不再需要过多的循环血量，潴留的钠盐和水分就成多余的了，必须及时排出体外，这样才能减轻心脏的负担，有利于机体全面恢复。

因此，在产褥期，新妈妈不仅尿多，而且管理汗腺的交感神经兴奋占优势，汗腺的分泌活动也增加，从而使新妈妈在产后出汗较多。由此可见，产后多汗是肌体在产后进行自我调整的表现，所以不需要任何特殊治疗，只是新妈妈应注意避免出汗后伤风受凉。

人体排泄水和盐分主要通过3个途径

1	经肾脏的过滤作用，形成尿液排出体外
2	经肺的呼吸活动，从呼出的气体中以水蒸气的形式带走一部分
3	通过汗腺由皮肤表面，以汗液的方式排出

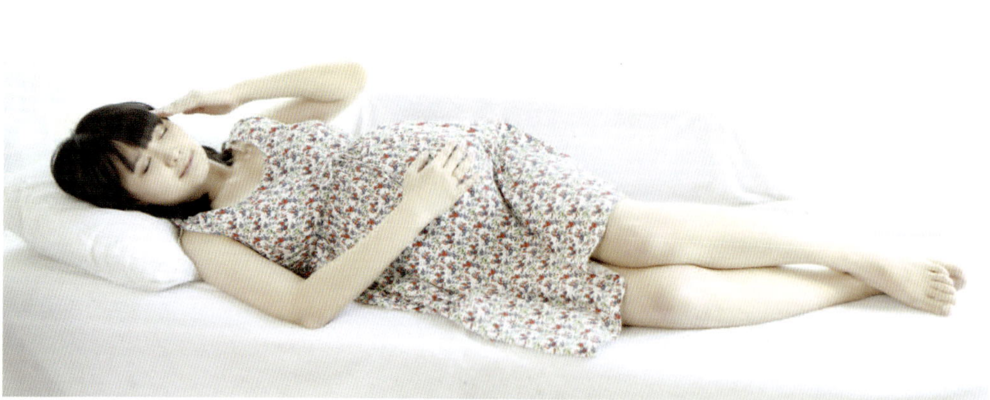

宜知采用哪种坐月子方式好

由家人照顾

这是中国最传统的坐月子方式。面对刚出世的孩子，初为父母的夫妻俩难免会手足无措，不知道该如何照顾好婴儿以及如何恢复产后的身体，这时家里有经验的老人非常重要。因此，由妈妈或婆婆照顾月子，是大部分新妈妈的选择。

由家人照顾月子的优劣

优　点	由家人照顾坐月子是最好的，其中最佳拍档是夫妻俩加上丈母娘。产妇在经历分娩后，整个内分泌处于一个大调整的阶段，这时保持心情愉快对于产妇身体恢复和婴儿健康成长都非常重要
缺　点	有些老人的思想非常传统，总认为坐月子有很多禁忌，因此伺候月子的方法不太科学。而长辈对禁忌的坚持，加上带孩子的观念不同，往往会在两代人之间造成矛盾和摩擦
费　用	除了日常开支，基本上不需要什么费用

请月嫂照顾

现在，越来越多的年轻父母选择花钱请个月嫂来照顾月子里的产妇。对新妈妈来说，月嫂可以为自己和宝宝提供24小时专业月子护理，解决了新妈妈的后顾之忧，让宝宝在月子里健康成长，而且养成良好的生活习惯。产妇也得到了充分的休息和心灵沟通，避免出现产后抑郁症。

请月嫂照顾月子的优劣

优　点	相比于家人照顾，月嫂的服务更专业。年轻的父母身边有一个专业人员为你提供指导，并分担护理工作，不仅可以帮助父母更快进入角色，而且对产妇身体恢复和婴儿健康成长都很有帮助
缺　点	价格有点贵
费　用	月嫂费用从2000多元到6000元不等，一般以28天为单位收费。月嫂级别越高，收费越高

去月子中心

一些白领在医院分娩后，选择直接住进月子中心，让月子中心的医护人员来打理。

去月子中心的优劣

优　点	在月子中心，产妇有更多时间练习体形恢复体操，而且在饮食、生理、精神等各方面都得到专业的护理，能够在最短的时间里恢复最佳状态，及时投入工作
缺　点	在月子中心，很多产妇会完全把婴儿交给护士照顾，这样容易忽略自己和孩子的情感交流
费　用	一个月的费用平均在8000～10000元，有些VIP病房的收费更在30000元以上，价格比较昂贵

宜知东西方坐月子的差别

在英国、美国，很多接待女性分娩的医院，在产妇生产之后的3个小时，护士就会抱着婴儿来让妈妈哺乳。同时，依照每个妈妈不同的饮食习惯，护士也会送来冰块、冰激凌、果汁等饮品，而中国产妇却只能喝小米粥和红糖水。

如果是顺产，欧美产妇会在24小时离开医院，如果是剖宫产会稍微延迟一些时候回家。而一回到家中，她们走亲访友，并不需要特别的护理。而在我国，有的家庭是请妈妈或者是婆婆照顾，有的家庭是请保姆或者是去“月子中心”。

不管东方人还是西方人，女性怀孕期身体的调节和变化是相同的，分娩后都必须休养。只不过，西方人平日饮食注重高蛋白、高脂肪的肉类，平时运动多，身体强壮。但是实际上，科学成果已经显示，很多西方女性步入中年之后，各种妇科疾病的患病概率明显比我国女性高得多，尤其是患乳腺癌的比例。所有这些都证明，女人产后恢复期的调理与保养，虽然在大多数人的意识中没有更年期来得多，但是它的重要性却已经很明显了，坐月子的确可以波及一个女人后半生的身心健康与寿命的长短。要想成就健康的身体，成就美满的家庭，成就高质量的人生，月子期在每个女人的生命中都是非常重要的环节。

宜创造产后良好的休养环境

室内环境安宁、整洁、舒适，有利于产妇休养。若环境杂乱无章，则对产妇休养不利。

要清洁卫生

产妇在月子里几乎整天都在居室内度过，故室内环境一定要打扫得非常干净。在产妇出院之前，家里最好用3％的来苏水湿擦或喷洒地板、家具及2米以下的墙壁，2小时后通风。卧具、家具也要消毒，阳光直射5小时可以达到消毒的目的。除此以外，保持卫生间的清洁卫生更不可忽视，要随时清除便池的污垢，排出臭气，以免污染室内空气。

要温度适宜

冬天温度宜为18℃～25℃，相对湿度30%～50%；夏天温度宜为23℃～28℃，湿度30%～60%。产妇不宜住在潮湿的寝室里，因为产妇的体质和抵抗力都较低下，所以居室更需要保温、舒适，卧室通风情况要根据四季气候和产妇的体质而定。

产妇居室采光要明暗适中，随时调节。要选择阳光辐射和朝向好的房间做寝室用，这样，夏季可以避免过热，冬天又能得到最大限度的阳光照射，使居室温暖。

要空气清新

空气清新有益于产妇精神愉快，有利于休息，不能为了庆贺而设宴摆酒，使室内烟雾弥漫，酒气熏人，空气污浊。但也要注意避风寒湿邪，因为产妇的身体比较虚弱，抗风寒能力较差，尤其是妊娠时骶髂韧带松弛，骶髂关节损伤，一旦受风、受寒、受湿，易患疾病。但平时并非紧闭门窗，特别是在盛夏季节，紧闭门窗往往会导致产妇中暑。其实，无论什么季节，产妇居住的房间都应保持空气流通和干燥，只是产妇不能直接吹风而已。有些人以为产妇怕风，风就是“产后风”（指产褥热）的祸首，因而将门窗紧闭，床头挂帘，产妇则裹头扎腿，严防风袭。其实，产褥热的原因乃是藏在产妇生殖器官里的致病菌，多源于消毒不严格的产前检查，或产妇不注意产褥卫生等。如果室内卫生环境差，空气混浊、憋闷，很容易造成产妇及婴儿呼吸道感染。

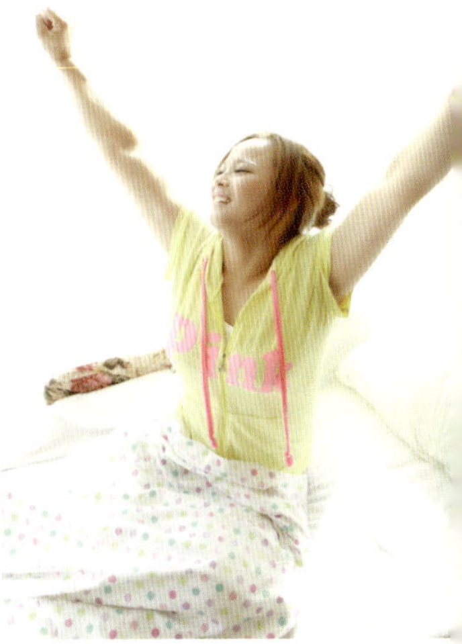

月子里宜勤绑腹带

坐月子期间必须特别注意防止“内脏下垂”，因内脏下垂可能为所有“妇科病”及“未老先衰”的根源，并会因此而产生小肚子，故在坐月子期间需勤绑腹带以收缩腹部并防止内脏下垂，如果原本即为“内脏下垂”体形者，亦可趁坐月子期间勤绑腹带来改善。

绑腹带时注意事项

腹带为一条很长的白纱带，长950厘米、宽14厘米，准备两条以便替换。因产后需热补，容易流汗，如果汗湿时应将腹带拆开，并将腹部擦干，再撒些不带凉性的痱子粉后重新绑紧。如果汗湿较严重，则需更换干净的腹带。如果使用一般的一片粘的束腹或束裤，不仅没有防止内脏下垂的效果，反而有可能压迫内脏令气血不通畅，使内脏变形或产生胀气而造成呼吸困难或下腹部突出的体形，请特别注意。

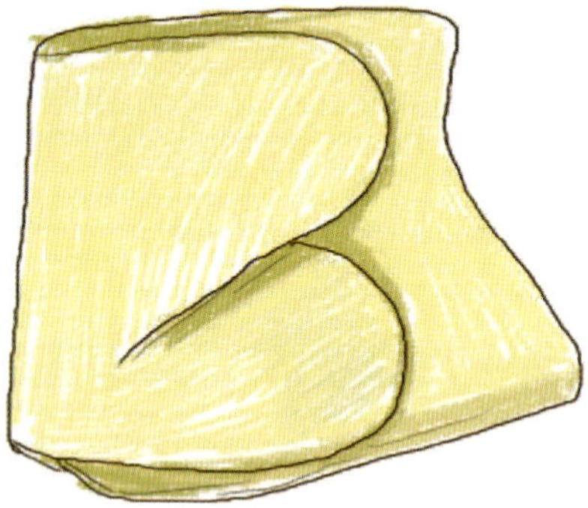

名称	绑腹带的注意事项
尺　寸	腹带一般为透气的白纱布，长950厘米、宽14厘米
用　量	因为不穿衣裤（先绑好腹带再将内裤穿上），腹带平贴皮肤，容易汗湿，需准备两条来替换
功　能	防止内脏下垂，可收缩腹部
开始绑的时间	顺产：产后第二天；剖宫产：第六天（5天内用束腹）
每日拆绑时间	三餐饭前须拆下，重新绑紧后再吃饭；擦澡前拆下，擦澡后再绑上；产后两周24小时绑着，松了就重绑；第三周后可白天绑，晚上拆下
清洗方式	用冷洗精清洗，再用清水过净后晾干即可，勿用洗衣机，易皱

腹带的绑法及拆法

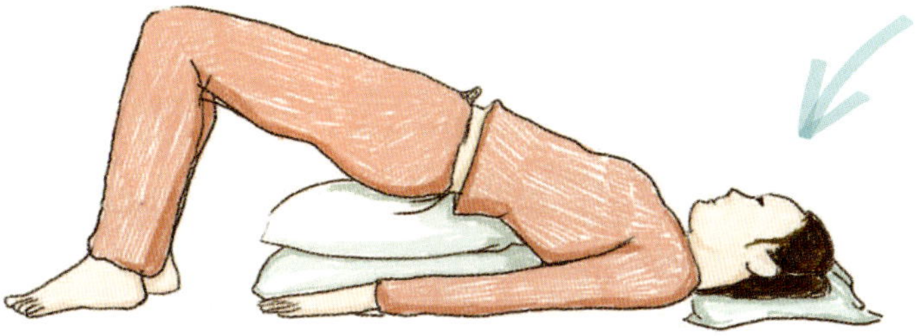

1.仰卧、平躺，把双膝竖起，脚底平放床上，膝盖以上的大腿部分尽量与腹部成直角；臀部抬高，并于臀部下垫两个垫子。

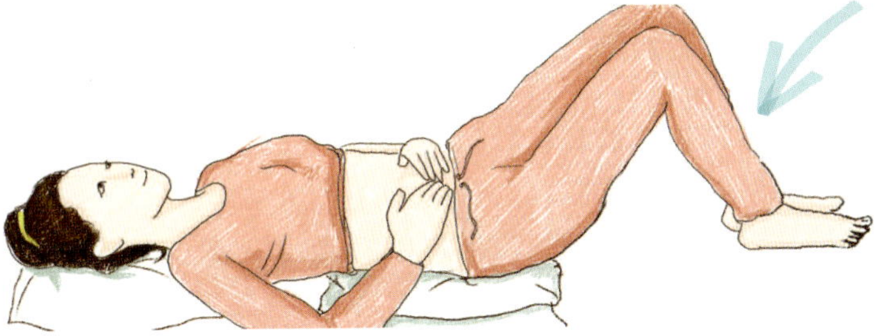

2.双手放在下腹部，手心向前，将内脏往心脏的方向按摩。

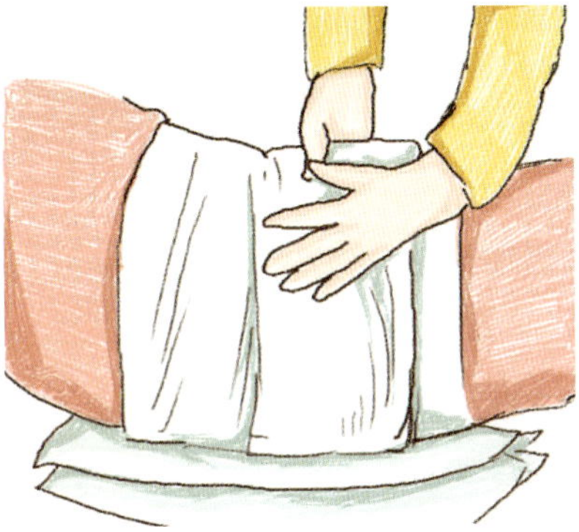

3.分两段式绑，从耻骨绑至肚脐，共绑12圈，前7圈重叠缠绕，每绕1圈半要“斜折”一次。后5圈每圈往上挪高2厘米，螺旋状地往上绑，盖过肚脐后用安全别针固定并将带头塞入即可，每次需绑足12圈，腹围较大者需用3条腹带接成两条来使用。

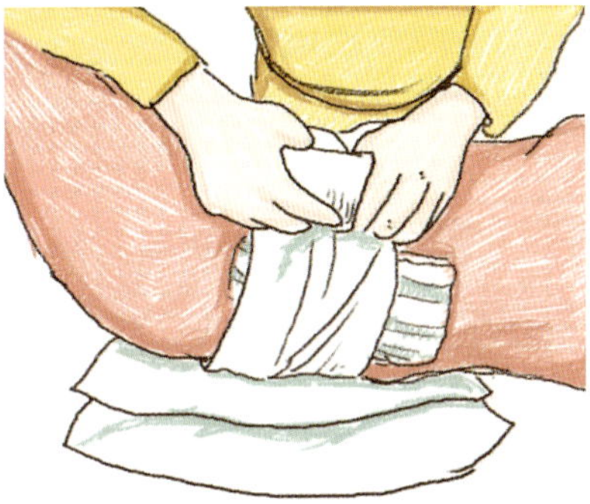

4.太瘦，髋骨突出，腹带无法贴住肚皮者，需先垫上毛巾后再绑腹带，拆下时需一边拆、一边卷回实心圆筒状备用。

宜知内衣的选择

在分娩之后，怀孕前纤瘦的身材已变成浓浓的“妈妈味道”，再加上怀孕期间体重上升的幅度大，如果想早日恢复往昔苗条的身材，必须要好好努力一番才行。另外，身体内脏经过分娩时剧烈的挤压，也必须好好休养，才能恢复原状。产后坐月子期间，身材还是大一号，可继续穿着准妈妈内裤，或暂时穿着纸裤；而要哺乳的新妈妈，则须事先购买哺乳胸罩，方便哺喂母乳。

再者，坐月子期间可以开始穿戴束腹带、腰夹，以帮助恢复腹部肌肉及子宫收缩，束腹裤、提臀裤、调整型塑身内衣可以在坐月子后期穿着，以帮助新妈妈尽快恢复窈窕多姿的身形。

哺乳胸罩

专为哺喂母乳的新妈妈所设计，减少喂母乳时必须穿脱的麻烦。目前有前开式设计（无钢丝）、全开式设计（软钢丝）、露出乳头及乳晕部分（软钢丝）。选购原则如下：

1.选择适合的尺寸：注意尺寸和穿戴的方式，如果穿着不合适，可能会有乳房下垂的情形发生。

2.建议选购数量：购买2～3件，以便换洗。

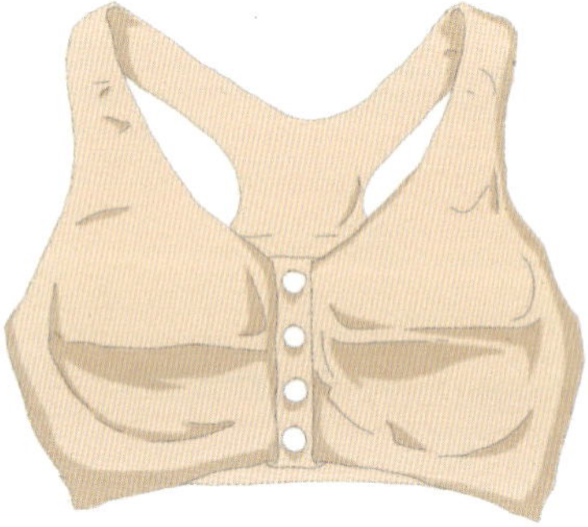

妈妈内裤

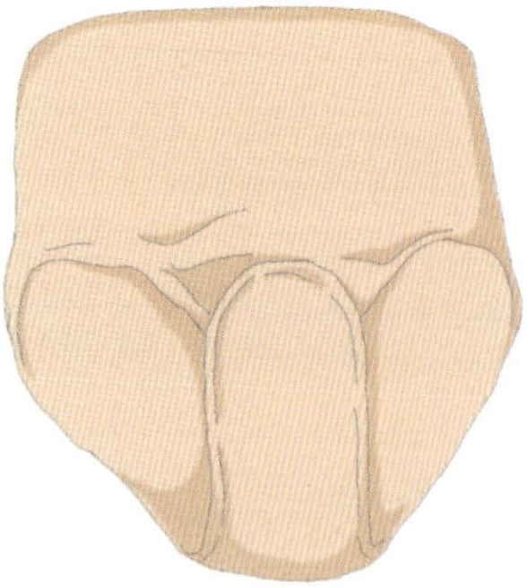

主要是在坐月子期间使用，可选择使用纸裤或依旧穿着准妈妈内裤来度过这段产后“尴尬期”。选购原则如下：

1.方便使用：纸裤用完即丢，是很方便的选择。

2.选购数量：先购买1包试用，如果恶露变少，可换穿一般内裤。

束腹带

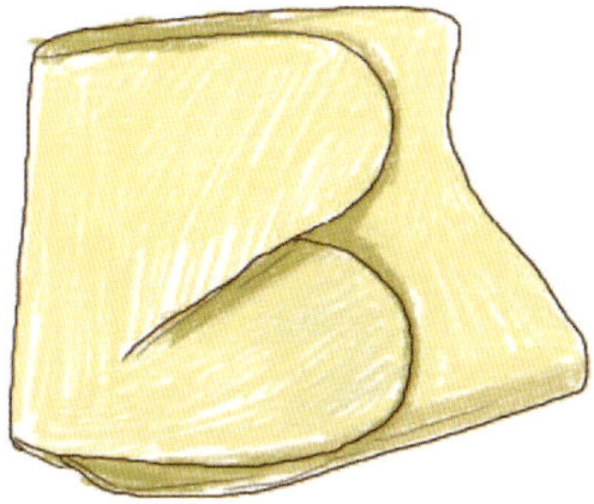

分娩之后使用，能加强产后腹部肌肉的恢复、子宫收缩及帮助剖宫产妈妈止痛、止血及固定伤口。腹带裙亦有相同的功效。最好选择舒适的材质，每天使用束腹带的时间很长，要注意材质的舒适感。

束腹裤

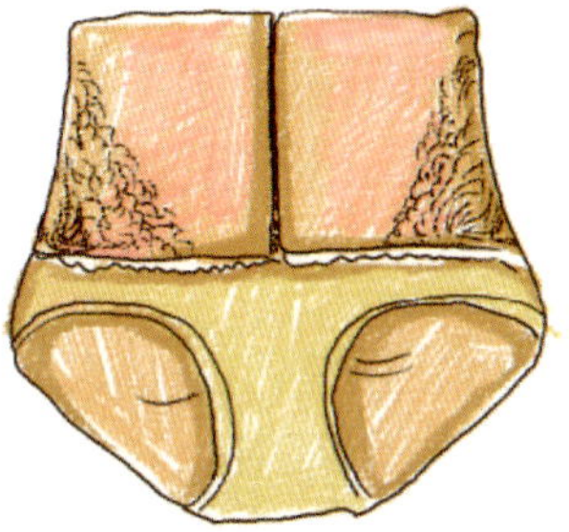

兼具束腹和内裤的双重功能，防止臀部下垂，加强腹部肌肉恢复，美化大腿。束腹裤有长短之分。剖宫产的妈妈因肚子有伤口，坐月子期间不适合使用。选购原则如下：

1.大小适中的尺寸：穿束腹裤要依据当时身材来选择，束腹的程度应采取渐进式，千万不要一开始就穿着太紧的尺寸，以免造成压迫，导致血液循环不良。

2.依个人需求选购：长束腹裤修饰面积大，包括：腹部、臀部、大腿；短束腹裤主要修饰腹部、臀部。依照个人的接受程度及需求而选择。

提臀裤

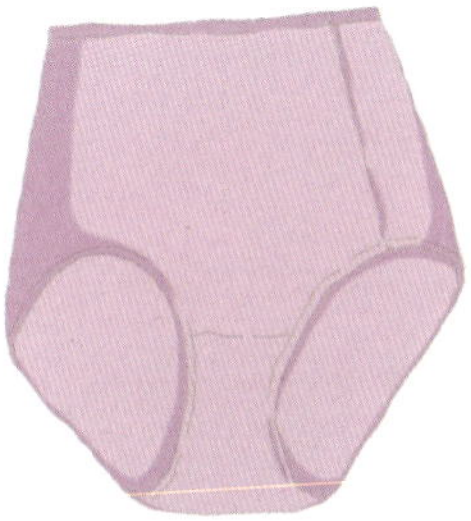

分娩后，新妈妈臀部肌肉会明显下垂，提臀裤具有强力的塑形功能，将臀部赘肉提高、缩紧，以恢复完美的身体曲线。最好选择开高衩、松紧适中的设计，且必须能包覆整个臀部。

新妈妈需要穿内衣吗

在新妈妈哺乳的时候，由于生理原因，胸部变得肿胀，如果这个时候不穿内衣，那么胸部的脂肪会流到其他的地方，等停止哺乳后也不可能再恢复原来的胸型了。

月子期护理之忌

忌不避风

妊娠和分娩对女性来说是一个巨大的体力消耗过程，产后虚弱，免疫力低，稍有不慎就会被传染上疾病。闭门不出，减少与公共场所的灰尘、细菌、病毒等接触的机会，有利于预防疾病。避风也要适当，新妈妈居室不能有过堂风，但适当的空气流通，对保持空气新鲜还是必要的。

忌不避客

新妈妈身体虚弱，加之夜间要频繁哺乳，照顾宝宝，需要抓紧时间适当多休息；宝宝神经功能也未发育完全，稍有响动就容易受到惊吓，所以月子里应尽量谢客，减少打扰、噪声和传播疾病的机会，这对母婴都是一种关心和爱护。

忌性生活

有一些女性坐月子时，常由妈妈或婆婆陪床睡觉，意在使其丈夫夜间回避。这样不仅可以对母婴进行较好的照顾，而且对那些缺乏卫生知识和经验的新妈妈很有必要。

洗发后忌马上扎头发

有的新妈妈洗澡后，头发还没有干就把湿发扎成了辫子，并且马上睡觉。这样很容易使湿邪侵袭体内，日后引起头痛、颈痛。

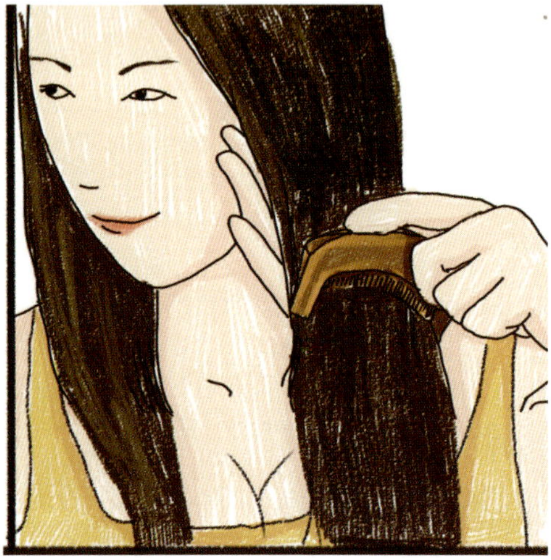

忌坐月子期间哭

这个说法是有道理的。女性产后雌激素水平急剧下降，伤口还未愈合，又可能有哺喂母乳遭遇挫折、身材改变、不知如何照顾新生儿等问题，容易感到抑郁，甚至哭泣。

中医认为，肝开窍于目，为精血所养，产后本已气血耗损，如果再哭泣则更伤于精血，可能会造成眼睛的伤害。因此，希望新妈妈尽量不要哭泣，看电视时也不要选那种容易被感动的节目，要好好地休养。丈夫及家人也要多多给予支持，帮助新妈妈渡过这个难关。

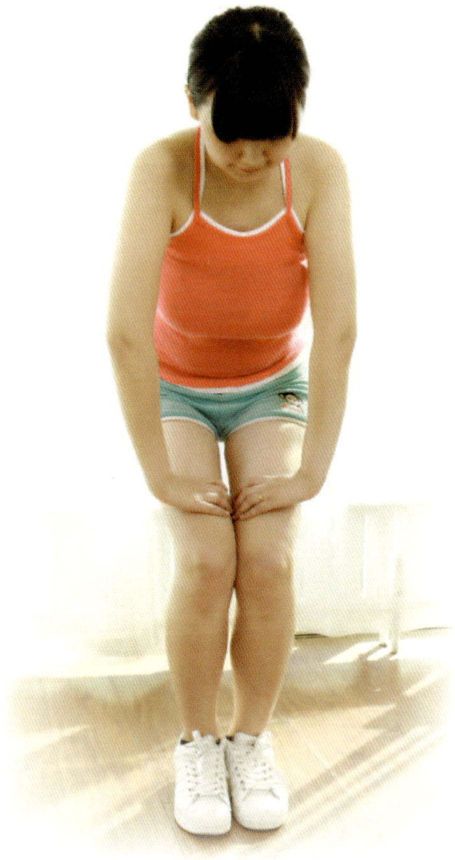

月子后忌久站、久蹲

有些新妈妈以为，只要出了月子就表明身体恢复得差不多了。于是，一出了月子就不在意久站、久蹲或剧烈运动了。其实，盆腔里的生殖器官在这时并没有完全复位，功能也没有完全恢复。如果不注意防护，仍然会影响生殖器官复位。

坐月子期间忌长久看书或上网

产后过早或长时间看书、上网，会使新妈妈，特别是孕期并发妊娠高血压综合征的新妈妈眼睛劳累，日后再长久看书或上网时容易发生眼痛。所以，在月子里不宜多看书或上网，应待身体康复后量力而行。

夏天坐月子忌“捂”

夏天气候潮湿炎热，务必保证室内凉爽通风，光线充足，以室内无穿堂风为好。若产妇感到烦躁闷热，也可用扇子，以感到有微风去热即可，切不可用电扇或空调直接吹。

若产妇感到闷热难忍，可将电扇置于窗口，开慢速度，以产妇不觉有风吹感为宜。当产妇熟睡时，应将电扇关掉。许多产妇为了避风，盛暑之季，仍将门窗紧闭，导致产后受热，出现尿黄、便结、热疮、痱子满身，甚至出现高热、烦闷等中暑现象。

夏天的衣着被褥皆不可过厚，以穿着棉布单衣、单裤、单袜避风即可。头部无须遮围，被褥须用纯棉制品，可吸汗去暑湿，以不寒不热为好。若汗湿衣衫，应及时更换，以防受湿寒。

夏天坐月子洗澡忌贪凉

有些在夏天坐月子的产妇，为了身体舒爽会用不太热的水冲凉。这种一时贪凉的举止，往往会带来许多后患。产后触冷会使气血凝滞，以至于恶露不能顺畅排出，导致日后身痛或月经不调。洗澡水的温度应该与体温接近，以37℃左右为宜。

产妇忌睡弹簧床

现在好多家庭都添置了弹簧床，弹簧床又称席梦思床，松软而又有弹性，睡在床上的确很舒服。但是，这种弹簧床对产妇并不是十分适宜的。尤其是那些特别松软的弹簧床，对产妇更会产生不利影响。曾经有过报道，一些产妇因产后睡太软的弹簧床，引起骶髂关节错缝、耻骨联合分离，造成骨盆损伤。这些产妇本来属于足月顺产，分娩时并没有造成骨性产道损伤，而且产后住在医院几天里身体皆正常，但出院后，在家里睡了几天席梦思床就出了问题。最后分析，损伤的原因是睡在弹簧床上，翻身坐起时造成了骨盆损伤。

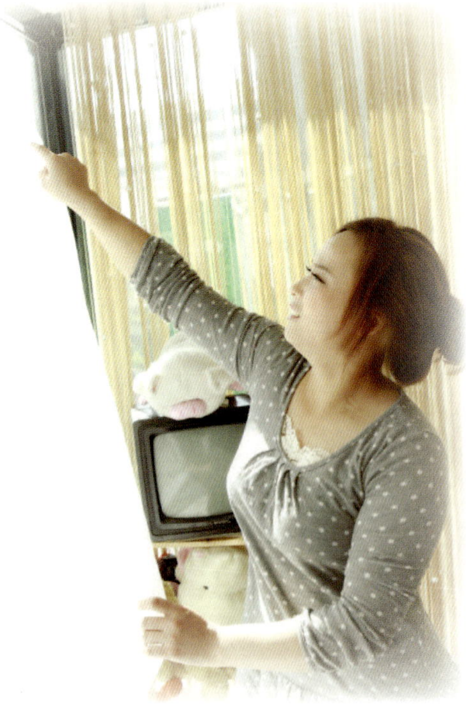

忌过早穿塑身内衣

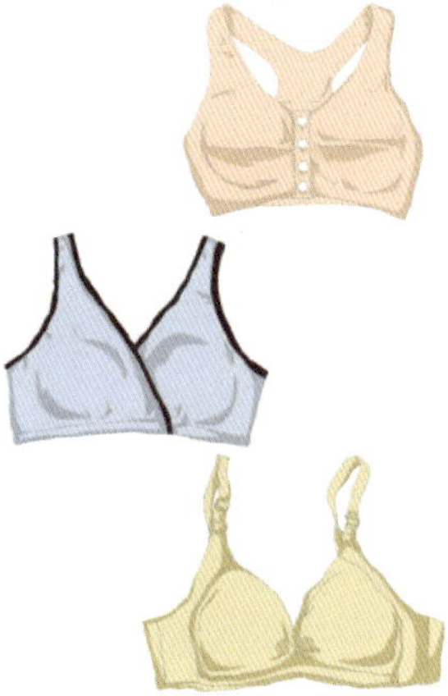

穿着紧身的塑身内衣会影响身体的健康，不利于产后恢复，特别是剖宫产者。专家建议：最好在产后1个月开始穿，不过，哺乳的产妇还是应坚持使用哺乳文胸。

胸罩应选择前开式的，这样在喂奶时比较方便。也可以选择有伸缩性的布料，从下向上戴的，以及肩带式或比较肥大的乳罩。

忌过早做剧烈运动

产后及早运动，对促进体力恢复和器官复位有很好的促进作用，但一定要根据自身情况适量运动。有些产妇急于恢复身材，月子里便开始进行大运动量或较剧烈的锻炼。这样，会影响尚未康复的器官恢复，还会影响剖宫产刀口或侧切伤口的愈合。

产妇忌用普通卫生巾

对于产妇来说，分娩后发生的生理变化要比经期更加复杂，在选择产后使用的卫生巾时，千万不能掉以轻心，不能随便使用普通卫生巾。原因如下。

分娩后，产妇外阴部位通常留有伤口。普通卫生巾是为普通女性设计，使用一般合成纤维制成，由于含化学成分，杂质多，容易起绒毛，摩擦系数大，易脱落和产生静电，极易对产妇敏感的伤口产生刺激，加大产妇的疼痛。此外，普通卫生巾吸水性一般，容易侧漏、回流，无法应对产后大量恶露；使用过程中，卫生巾表面潮湿、闷热，不仅使产妇产生湿湿黏黏不舒服的感觉，产妇排出的恶露还含有适宜细菌迅速滋生的营养物质，对于产妇伤口的愈合极为不利。很多卫生巾为提高防水性能，加大制品的压层厚度，但是防水性能过高，透气、透湿性则会变差，很容易对皮肤产生刺激，引起痱子和红痒等问题。特别值得注意的是，很多品牌的卫生巾并不专门消毒，无法达到完全无菌的卫生标准。对于处于敏感时期的产妇来说，显然存在安全隐患。

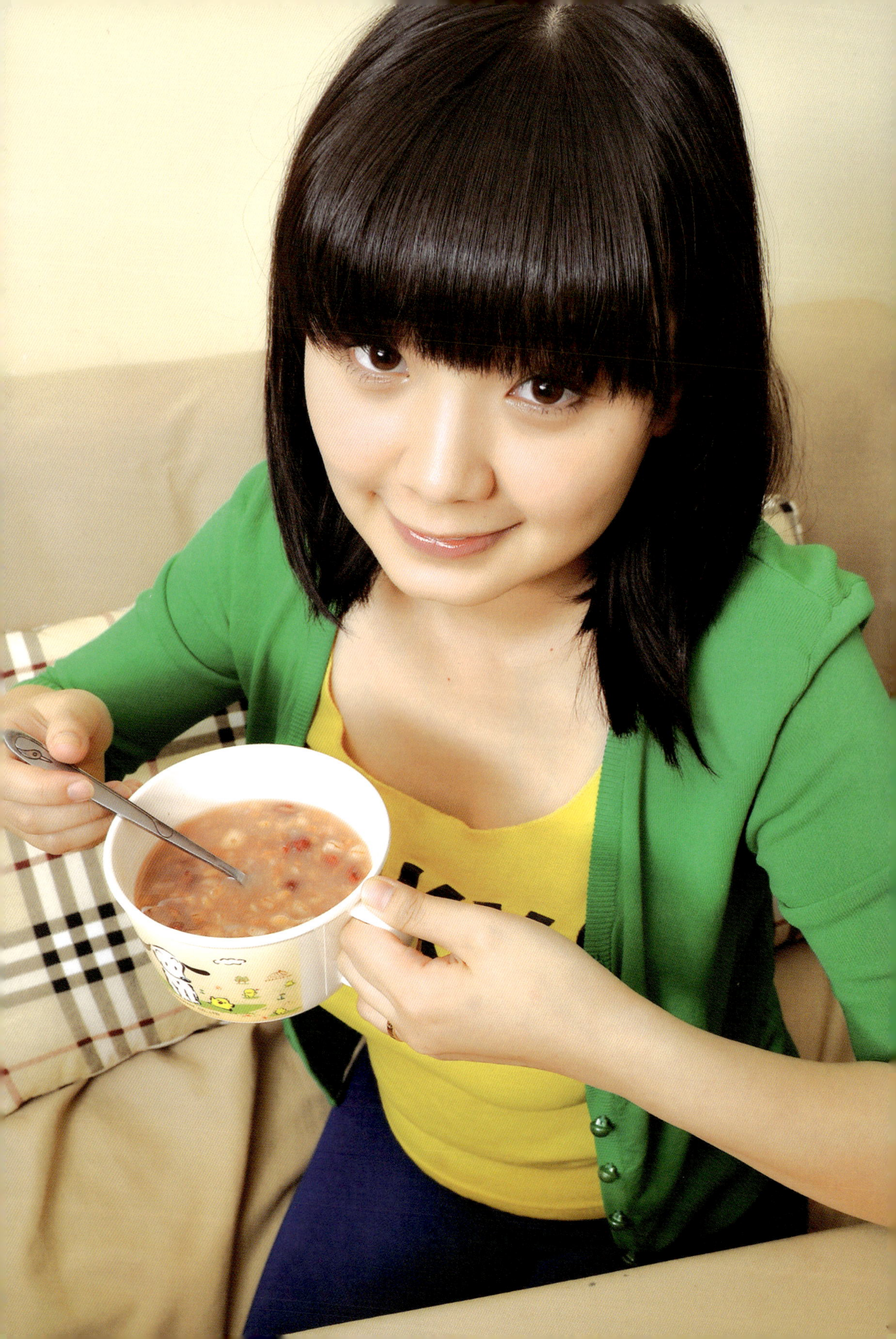

第四章

月子餐

第一周开胃为主

开　胃

无论是自然分娩还是剖宫产，产后的最初几天，新妈妈似乎对吃东西都提不起兴趣。因为身体虚弱，胃口会更差。所以，在产后第一周，新妈妈适宜吃比较清淡的饮食，如素汤、蔬菜炒肉末等，同时多吃一些橙子、柚子、猕猴桃等有开胃作用的水果。

本阶段的饮食重点是开胃而不是滋补，只有新妈妈的胃口好了，才能食之有味，吸收才会更好。

别着急进补

看着嗷嗷待哺的宝宝，再想想空空的乳房，大多数新妈妈的第一反应就是喝些滋补的补品和汤水。想要喂哺宝宝的心情可以理解，但产后立即下奶的方法却是大错特错的。

因为产后新妈妈身体非常虚弱，马上进补催奶的高汤，往往会“虚不受补”，反而会导致乳汁分泌不畅。另外，新生宝宝最初几天内吃得较少，如果过早服用催奶品，奶水太足还容易形成乳胀。新妈妈的乳腺管还没有完全通畅，产后不要急着喝催奶的汤，否则涨奶可能会导致乳房胀痛，也容易引发乳腺炎等疾病。

排恶露

产后第一周也称为新陈代谢周。新妈妈怀孕时体内潴留的身体毒素、多余的水分，以及废血、废水、废气等，都会在这一阶段排出。因此第一周的饮食要以排毒为先，如果太补了，恶露和毒素会排不干净。传统的“生化汤”即有加速恶露排出、调节子宫收缩的功效，对于分娩后的新妈妈来说，饮用生化汤对促使恶露排除干净是很有必要的。生化汤一般在产后2~3天开始饮用。

不宜吃生、冷、硬的食物

新妈妈产后体质较弱，抵抗力差，容易引起胃肠炎等消化道疾病，因此，产后第一周尽量不要食用寒性的水果，如西瓜、梨等。

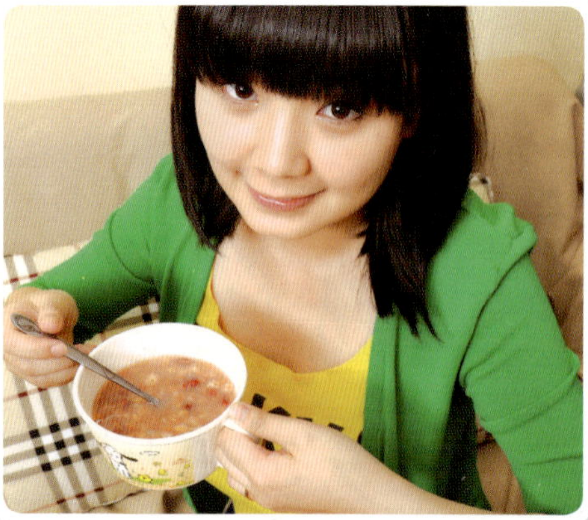

红糖粥

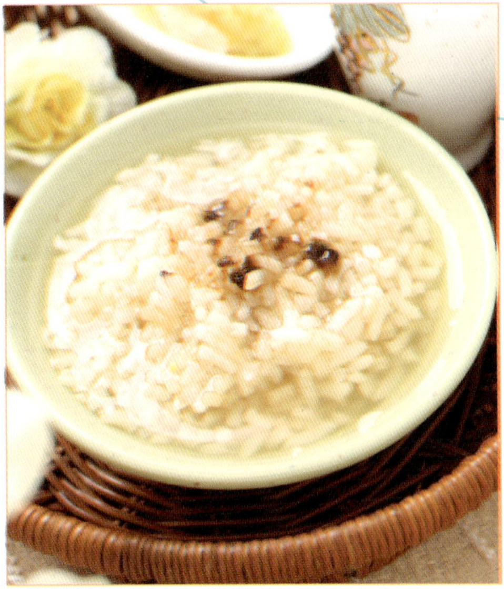

材料

大米100克，红糖适量。

做法

1.将大米淘洗干净，去除杂质，再放入清水中浸泡6个小时。

2.坐锅点火，加入适量清水，放入大米，用大火煮沸。

3.改用小火煮约60分钟至米烂粥熟，然后加入红糖煮至溶化，即可出锅装碗。

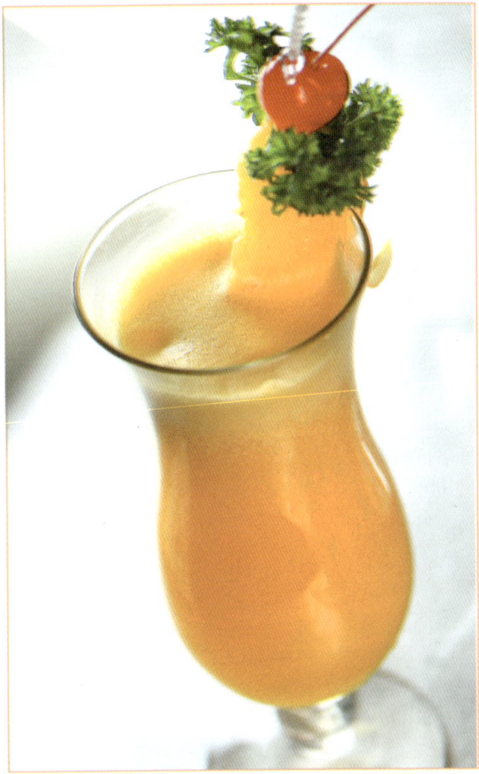

菠萝橙汁

材料

菠萝1/2个，橙子2个。蜂蜜30克。

做法

1.菠萝去皮切块；橙子去皮去膜，取橙肉备用。

2.将橙肉、菠萝、蜂蜜一同放入果汁机中搅打成汁。

3.倒入杯中，拌匀即可。

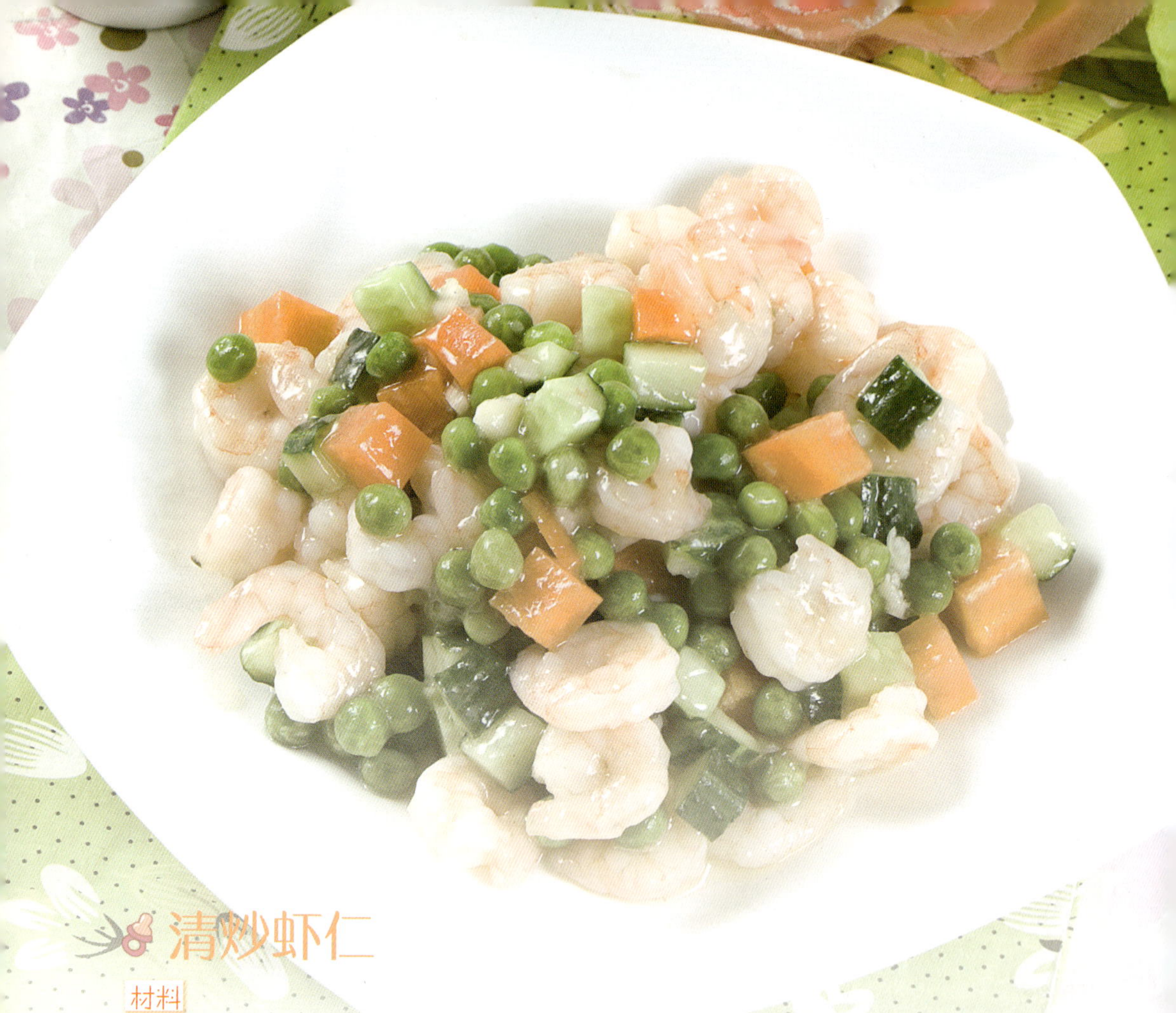

清炒虾仁

材料

虾仁200克，胡萝卜、黄瓜、豌豆各25克。葱末、姜末、蒜末各少许，精盐1/2小匙，料酒1大匙，白醋、花椒油各1小匙，淀粉适量，熟猪油500克（约耗50克）。

做法

1.胡萝卜去皮，洗净，切成1厘米大小的丁；黄瓜洗净，去皮，切成小丁；豌豆洗净，沥去水分。

2.将精盐、料酒、白醋、鲜汤放入碗中调匀成清汁；虾仁去虾线，放入淡盐水中浸泡、洗净，捞出挤净水分。

3.放入碗中，加入精盐、料酒调味，再放入淀粉上浆；锅中加油烧至四成热，放入虾仁滑散、滑透，倒出沥油。

4.锅留底油烧热，下入葱末、姜末、蒜末炒香；放入胡萝卜丁煸炒，下入黄瓜丁、豌豆炒熟，再放入虾仁；烹入清汁，用旺火快速炒匀，淋上花椒油，即可出锅装盘。

芥末甘蓝丝

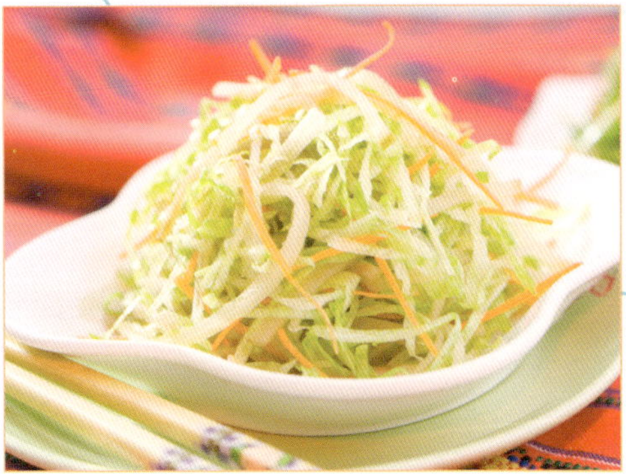

材料

甘蓝250克，芥菜100克。胡萝卜50克，花椒油、辣椒油各2小匙，精盐2小匙，白糖适量。

做法

1.把甘蓝洗净，沥去水，切成均匀的丝；芥菜择去根、叶，洗净，沥去水，切成3厘米长的段；胡萝卜洗净，削去外皮，先斜切成片，再切成丝。

2.锅里放入清水，加入精盐，烧开，放入萝卜丝、甘蓝丝、芥菜段，用大火焯约1分钟，至刚熟透立即捞出（焯制时间过长会失去脆嫩的口感），沥去水；把甘蓝丝、胡萝卜丝、芥菜段趁热放入容器中，加入精盐、白糖、花椒油、辣椒油，拌匀即可。

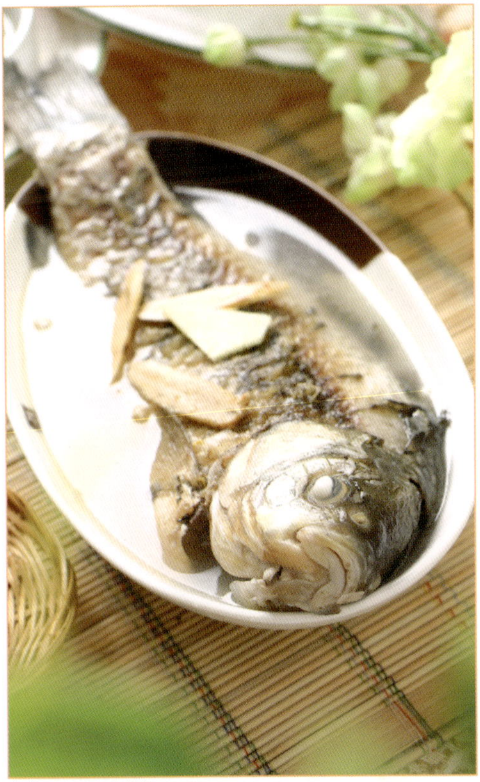

北芪鲫鱼汤

材料

鲫鱼500克，北芪20克。生姜3片，精盐、植物油各适量。

做法

1.将北芪用清水浸泡，洗净、沥水；鲫鱼去鳞、去鳃，剖腹除去内脏，洗净。

2.锅置火上，加入植物油烧沸，下入姜片略煎，再放入鲫鱼煎至金黄色。

3.加入适量清水煮沸，放入北芪，转小火煲约1小时，加入精盐调好口味，出锅装碗即可。

番茄面

材料

面条150克，番茄1个，猪瘦肉、鲜虾仁、水发香菇、鲜鱼肉各25克。猪油、白糖、精盐、料酒、清汤、水淀粉各适量。

做法

1.将猪瘦肉、鲜虾仁、水发香菇、鲜鱼肉分别洗涤整理干净，切成小丁；番茄去蒂、洗净，切丁备用。

2.坐锅点火，加入清水烧开，先下入面条煮熟，再捞出过凉，沥干装碗，然后加入猪油、料酒拌匀待用。

3.坐锅点火，加入猪油烧热，先放入番茄丁炒软，再加入精盐、白糖、猪肉丁、虾仁、香菇丁、鱼肉丁、清汤烧熟，用水淀粉勾芡，倒入碗中即可。

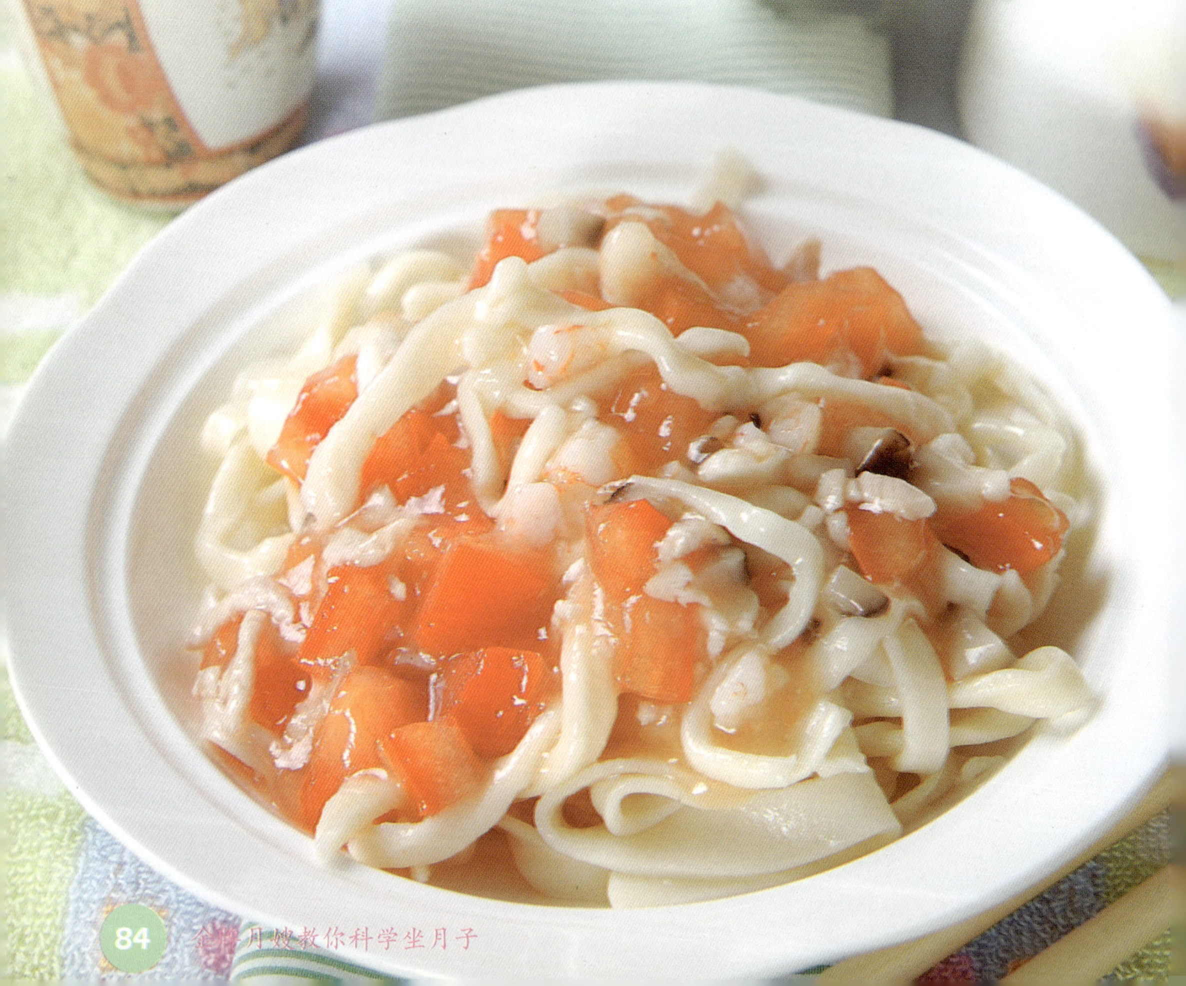

冬瓜排骨汤

材料

冬瓜600克，猪排骨500克，赤小豆60克。陈皮1小块，精盐适量。

做法

1.猪排骨洗净，剁成小段，放入清水锅中烧沸，焯烫5分钟，捞出洗净。

2.冬瓜去籽洗净，带皮切成厚块；赤小豆、陈皮分别洗净，用清水浸软。

3.煲锅置火上，加入适量清水烧沸，再放入冬瓜块、排骨段、赤小豆、陈皮煮开。转小火煲约2小时，再加入精盐调味，出锅装碗即可。

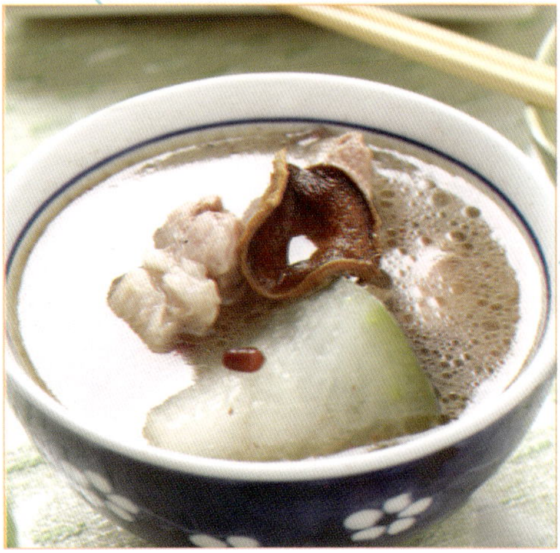

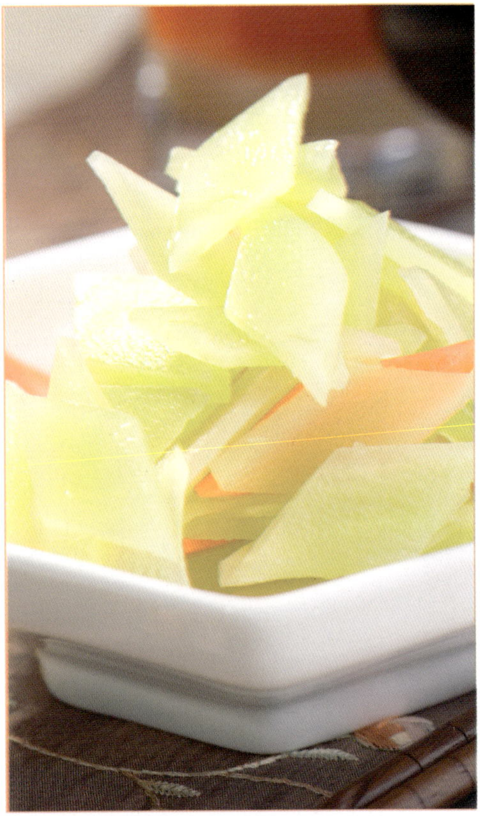

玻璃笋片

材料

青笋200克，胡萝卜100克。葱花10克，精盐1/2小匙，熟芝麻2小匙，白糖少许，酱油1小匙，辣椒油1大匙。

做法

1.将青笋、胡萝卜去皮，切成菱形片，放入沸水锅中焯烫一下，捞入清水中投凉，沥干水分，放入盘中。

2.取小碗，加入精盐、白糖、酱油、辣椒油调匀成味汁；再放入葱花，撒上熟芝麻，倒入装有青笋、胡萝卜片的盘中拌匀，即可上桌。

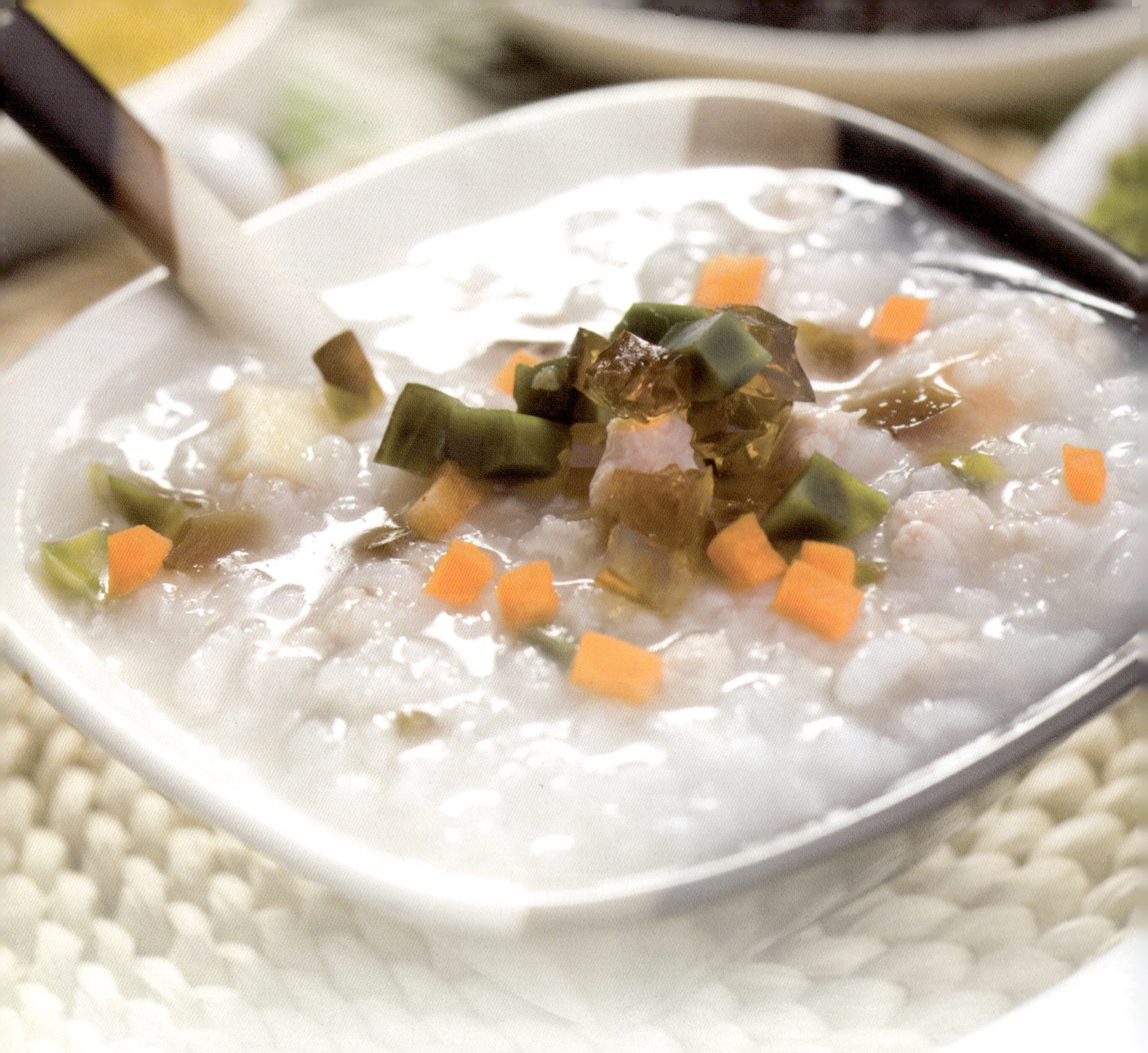

皮蛋虾球粥

材料

大米250克，虾仁100克，胡萝卜粒15克，松花蛋半个。大葱15克，精盐、胡椒粉各1小匙，香油2小匙。

做法

1.将松花蛋去壳，用清水冲净，切成小粒；大米淘洗干净，再放入清水中浸泡；大葱择洗干净，切成2厘米长的小段；虾仁去虾线，洗净，切成粒，放入开水中稍烫，捞出沥水。

2.将大米放入锅中，加入适量清水煮成米粥，再放入虾仁、胡萝卜粒、松花蛋粒、葱段煮约10分钟；然后加入精盐、香油、胡椒粉调好口味，即可出锅装碗。

豆芽海带豆腐汤

材料

豆腐2块，海带120克，绿豆芽100克，小鱼干60克。精盐1小匙，胡椒粉2小匙，香油少许。

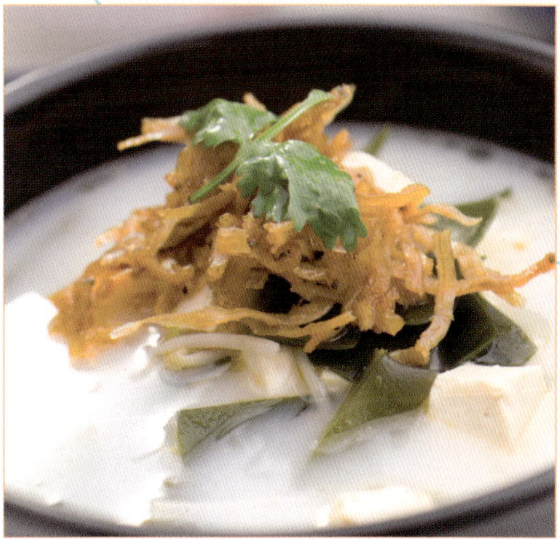

做法

1.豆腐洗净，切成小块；干海带用清水泡软，洗去杂质，捞出，切成小段；绿豆芽掐去头尾，清洗干净。

2.锅置火上，加入适量清水烧沸，先放入小鱼干、豆腐块、海带段煮熟。

3.放入绿豆芽稍煮，然后加入精盐、胡椒粉调味，淋入香油，出锅装碗即可。

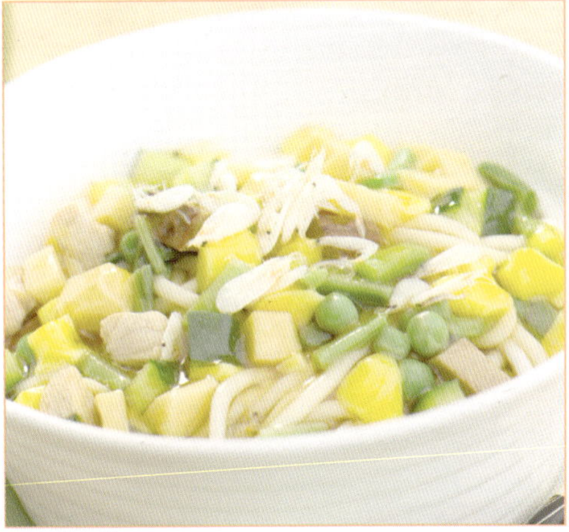

八鲜面

材料

面粉500克，黄瓜150克，猪瘦肉125克，蒲菜50克，水发海米、熟笋、青豆、熟鸡胸肉、熟鸡蛋羹各25克。精盐1大匙，猪肉汤适量。

做法

1.将面粉放入盆中，加入适量清水和好，擀成面皮，再切成面条，入锅煮熟，盛入碗中。熟鸡蛋羹、熟笋、熟鸡胸肉、黄瓜均切成小丁；蒲菜洗净，切成小段。

2.猪瘦肉洗净，切成小丁，放入沸水锅中焯透，捞出沥水。锅中加入肉汤、海米、青豆、熟笋、蛋羹、黄瓜、蒲菜、肉丁烧沸，加入精盐调味，出锅浇入面条碗中即成。

第二周补血为主

多吃补血食物

进入产后第二周，新妈妈的伤口基本上已经愈合了。经过上一周的精心调理，新妈妈的胃口应该有了明显的好转，这时可以开始尽量多吃补血食物，调理气血。

新妈妈日常应多吃些富含造血原料的优质蛋白质以及必需的微量元素如铁、铜、叶酸和维生素B_{12}等营养的食物，如动物肝脏、动物血、鱼、虾、蛋类、豆制品、黑木耳、黑芝麻、红枣以及新鲜的蔬菜、水果等。

食量不宜过多

绝对不可以暴饮暴食，要记得控制食量。产后过量的饮食除了能让新妈妈在孕期体重增加的基础上进一步肥胖外，对于产后的恢复也毫无益处。如果新妈妈采取母乳喂养宝宝，奶水很多，食量可以比孕期稍增，最多增加1/5的量；如果新妈妈的奶量正好够宝宝吃，与孕期等量就可以；如果没有奶水或是不准备进行母乳喂养，食量和非孕期差不多就行了。

催乳应循序渐进

新妈妈产后的食疗，也应该根据生理变化特点循序渐进，不宜操之过急。尤其是刚刚分娩后，胃肠功能尚未恢复，乳腺才开始分泌乳汁，乳腺管还不够通畅，不宜食用大量油腻催乳食品。在烹调中少用煎炸，多做易消化的带汤的炖菜。食物要以清淡为主，少食寒凉食物，避免进食影响乳汁分泌的麦芽等。

去水消肿

虽说每天的小便量也很多，但是总觉得身上还是肿肿的，因此，消水利肿也成为新妈妈产后初期保健的一个重要任务。应多补充些有助于消肿的食物，同时还要注意食物的属性。

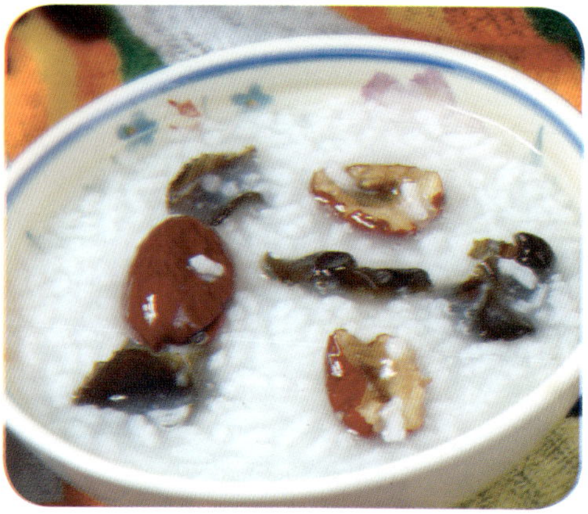

肉丝拌茭白

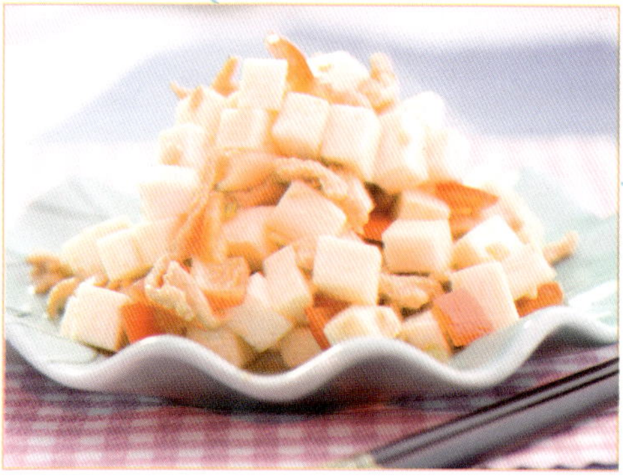

材料

茭白350克，炒熟肉丝125克。红辣椒50克，芥末油、香油各1/2小匙，精盐2小匙，白糖1/2小匙，醋1/3小匙。

做法

1.把茭白削去外皮洗净，切成1厘米见方的丁。红辣椒去蒂、籽，洗净，切成1厘米见方的丁；毛豆洗净；锅里放入清水，加入精盐，烧开，下入茭白丁，焯约5分钟，至熟透，下入红辣椒片略焯，捞出，沥去水。

2.把茭白丁、炒熟的肉丝、红辣椒丁均放入盛有冷水的容器内浸泡3分钟，至凉透捞出，沥去水，放入大瓷碗中，加入精盐、白糖、醋，淋入芥末油、香油，拌匀即可。

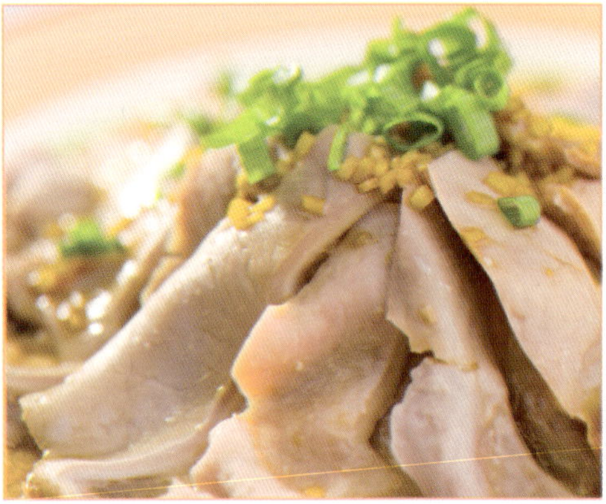

姜汁鲜笋肚片

材料

熟猪肚200克，青笋100克。酱油、精盐各1/3小匙，香油1小匙，姜末、醋各1大匙，凉鲜汤4大匙。

做法

1.将青笋中段切成菱形片，用少许精盐调味，滤干水分，装入盘内垫底；熟猪肚用斜刀法切成长5厘米、宽2.5厘米的片，装入盘内青笋上，摆成风车形。

2.将姜末、酱油、精盐、醋、鲜汤、香油装入碗内，调匀成味汁，淋入盘内肚片上即成。

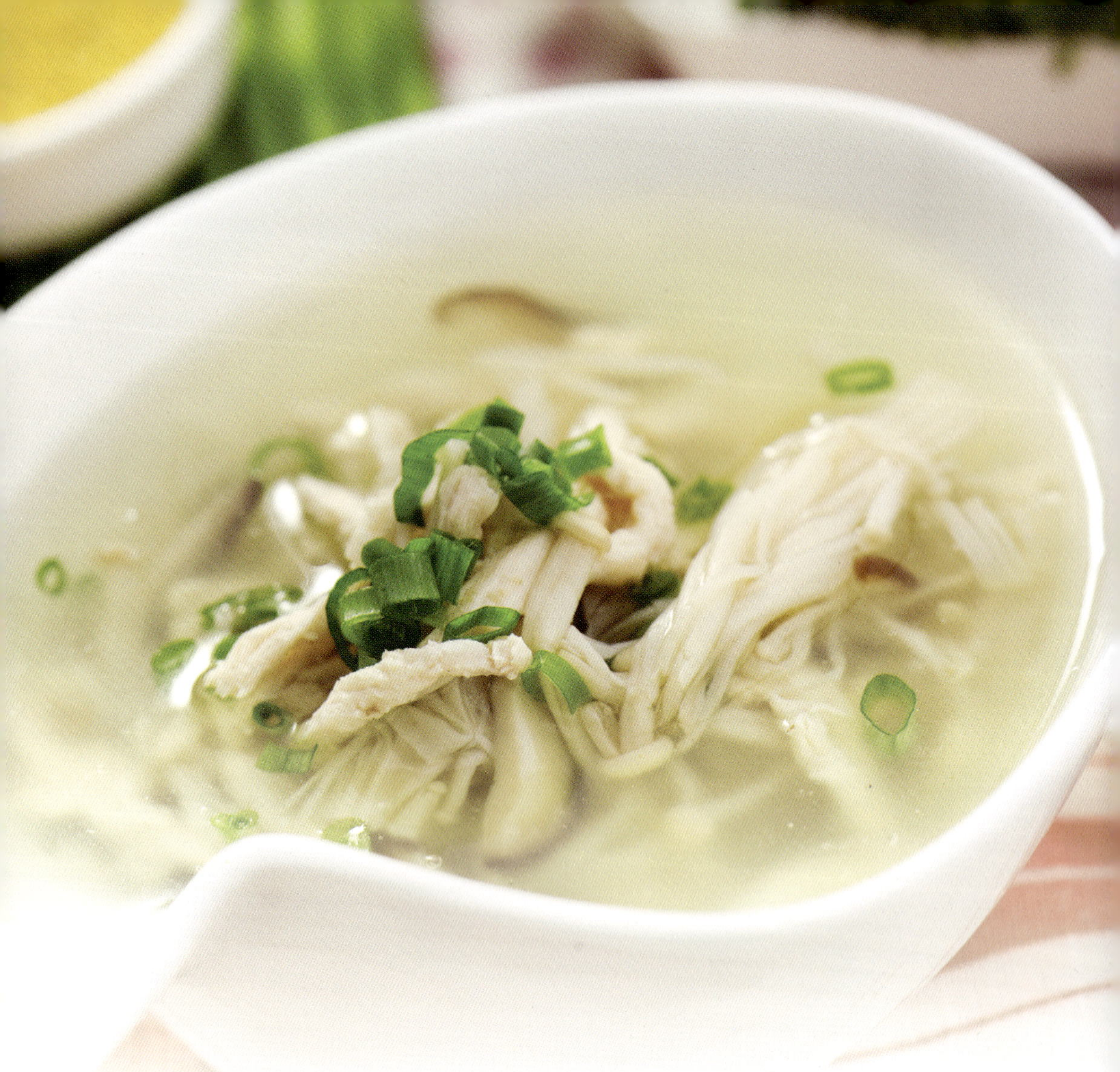

金针鸡肉汤

材料

鸡肉150克，干黄花菜(金针菜)60克，干冬菇3朵，干黑木耳20克。葱花15克，精盐1小匙。

做法

1.黄花菜、木耳、冬菇用清水泡发，择洗干净，冬菇切成丝，木耳撕成小朵；鸡肉洗净，切成细丝，加入少许精盐拌匀，腌渍片刻。

2.锅中加入适量清水，先下入黄花菜、冬菇丝、木耳，用旺火烧沸，再转小火煮约3分钟。

3.放入鸡肉丝煮至熟嫩，最后加入葱花、精盐煮匀，即可出锅装碗。

蓝花卤面

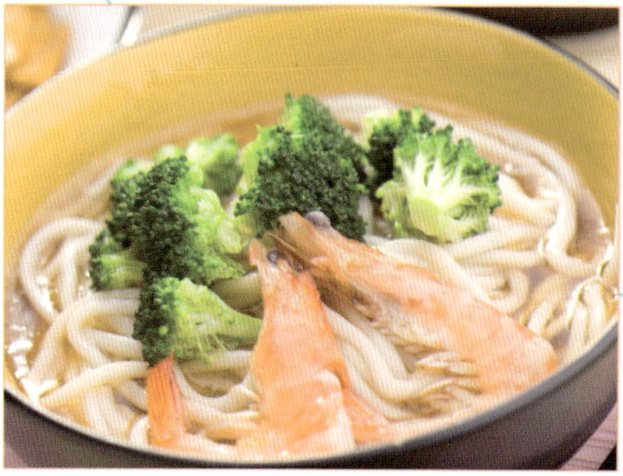

材料

荞麦挂面200克，大虾、西蓝花各50克。葱姜汁1大匙，精盐1/2小匙，淀粉2小匙，鲜鸡汤150克，香油2小匙。

做法

1.将西蓝花洗净，掰成小朵；大虾洗净，去掉虾须、虾足及虾线；锅中加水烧开，下入挂面，用筷子轻轻拨散，用中火烧开煮至软熟，捞出投凉，放入碗内。

2.锅中加入鲜鸡汤、葱姜汁、精盐，下入大虾、西蓝花烧开，用淀粉勾芡，淋入香油，出锅浇在煮熟的面条上即成。

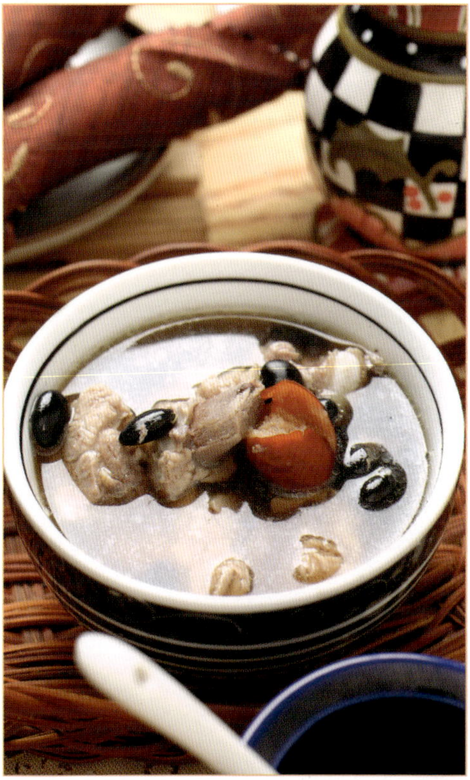

黑豆红枣排骨汤

材料

猪排骨500克，黑豆100克，红枣25克。生姜1片，精盐适量。

做法

1.将猪排骨冲洗干净，剁成大块，放入沸水中焯烫一下捞出沥水。

2.黑豆提前半天放入清水中浸泡，再洗净沥水；红枣洗净，去核。

3.汤煲内加入适量清水煮沸，放入猪排骨、黑豆、红枣、生姜，旺火烧沸后转小火煲约2小时，再加入精盐调好口味即可。

牛肉花卷

材料

面粉500克，牛肉300克，泡打粉10克。葱末、姜末各10克，精盐、十三香粉、酱油、料酒、香油、植物油各适量。

做法

1.牛肉洗净，剁成肉蓉，加入葱末、姜末、酱油、料酒、精盐、十三香粉、植物油、香油调成馅料；面粉放入泡打粉拌匀，再加入适量温水和成面团，稍饧后擀成大片。

2.馅料倒在面片上抹匀，相对折叠，切成小条，再抻长卷起，制成花卷生坯，然后放入蒸锅旺火蒸约15分钟至熟，即可出锅装盘。

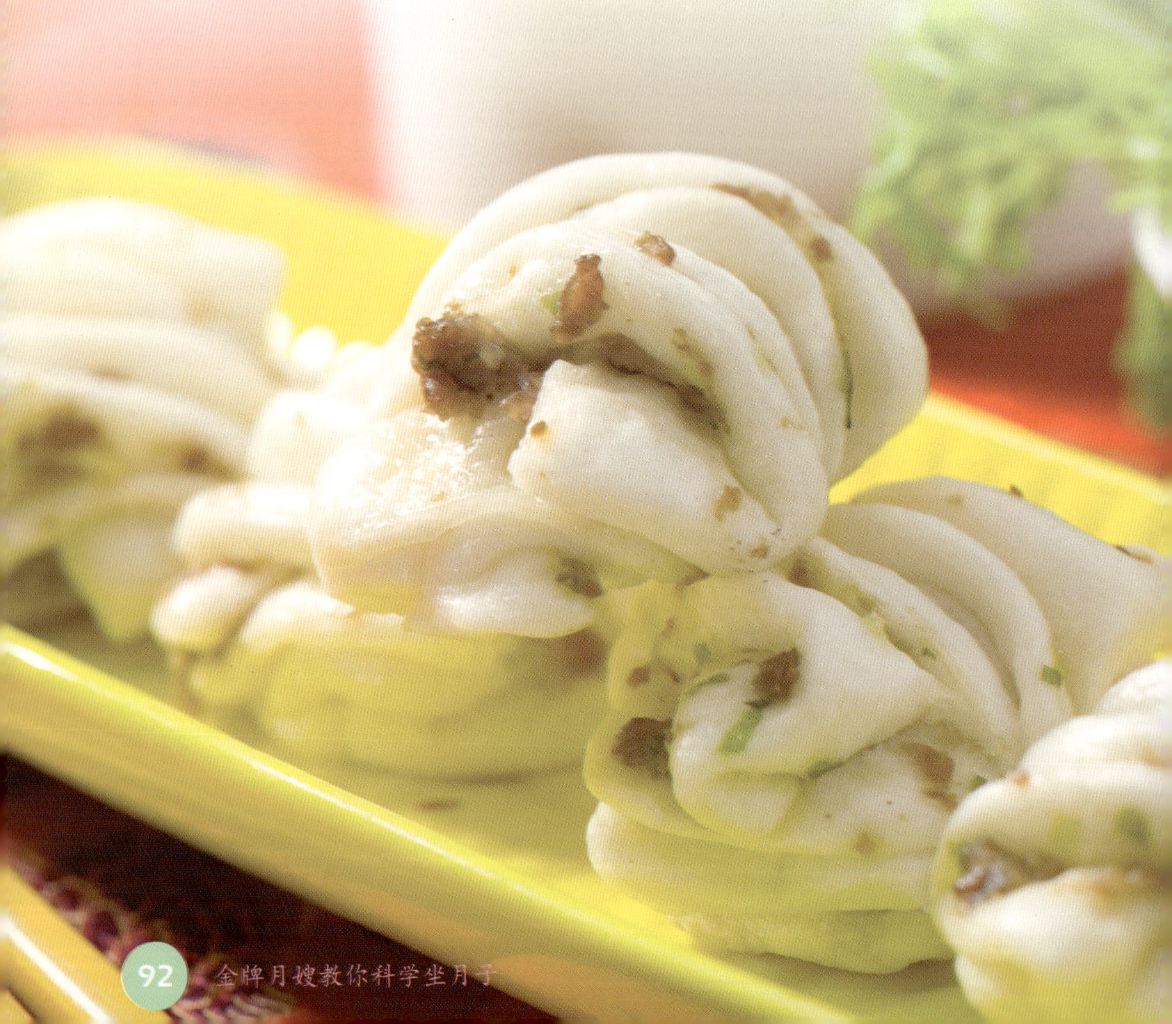

香葱炝木耳

材料

黑木耳60克，香葱100克，红辣椒20克。姜丝10克，精盐1/2小匙，香油、辣椒油各1大匙。

做法

1.黑木耳放入清水中浸泡，使其充分涨发，再去除根部，洗净沥干，撕成小朵。

2.香葱去根洗净，切成3厘米长的段；红辣椒洗净，去蒂及籽，切成细丝。

3.黑木耳、香葱段放入容器中，加入精盐拌匀，再装入盘中，撒上姜丝、红辣椒丝；锅中加入香油和辣椒油烧热，浇在姜丝、红辣椒丝上即可。

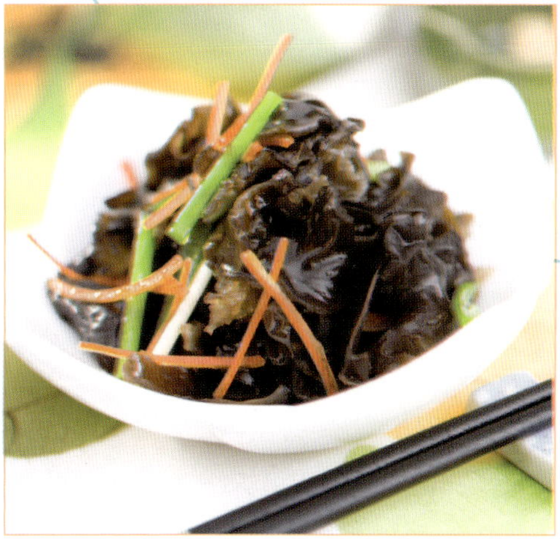

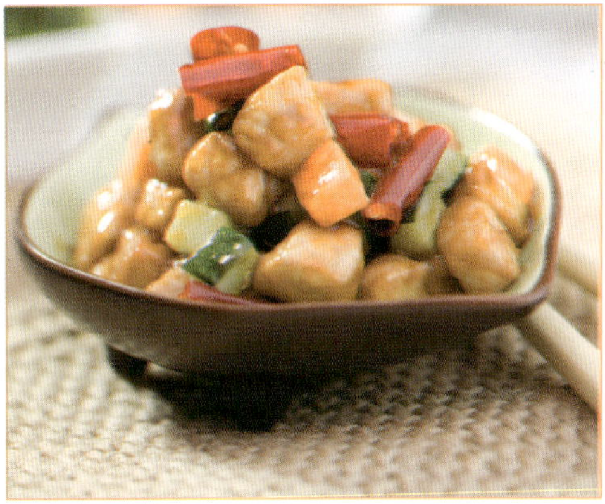

果仁肉丁

材料

猪瘦肉500克，黄瓜丁50克，胡萝卜丁30克，油炸花生米20克，红干椒10克，鸡蛋1个。葱末、蒜末各10克，姜末5克，精盐、白糖各1小匙，香油少许，酱油2小匙，淀粉4大匙，植物油1000克(约耗100克)。

做法

1.猪肉洗净、切丁，加入少许酱油、精盐、蛋液、淀粉、清水抓匀；红干椒去蒂、洗净，切成小段；取一小碗，加入少许清水、酱油、精盐、白糖、淀粉，调匀成味汁。

2.锅中加油烧热，放入肉丁略炸，捞出沥油；锅中留底油烧热，先下入葱、姜、蒜、红干椒炒香，再放入肉丁、胡萝卜丁、花生米、黄瓜丁略炒，然后烹入味汁炒至入味，淋入香油即可出锅。

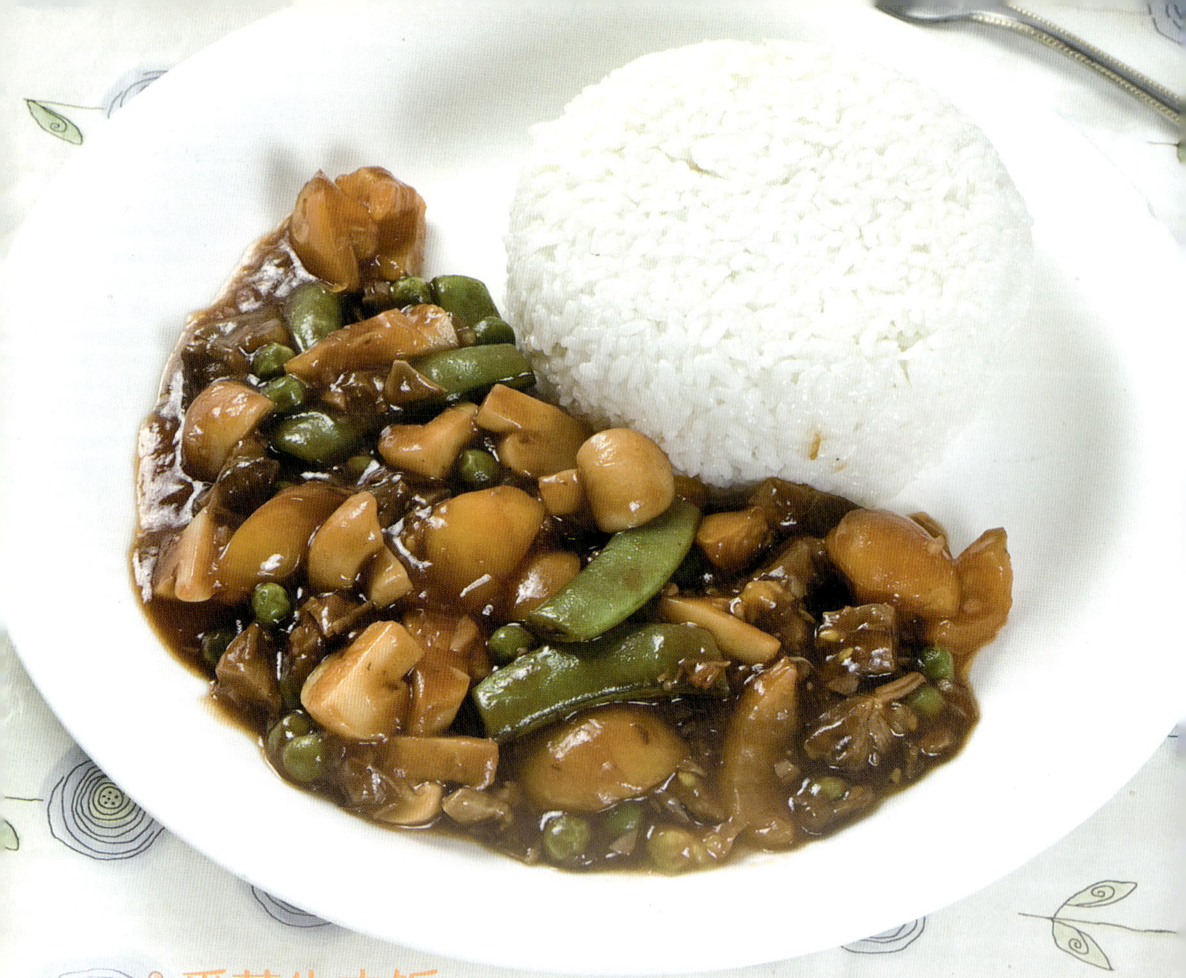

番茄牛肉饭

材料

牛腩块300克，白米饭150克，番茄块30克，青豆、口蘑、甜蜜豆各适量。卤料1小包，姜2片，辣椒、大葱各1/2根，蒜瓣2个，胡椒粉、白糖、冰糖各少许，番茄酱、料酒各1大匙，酱油2大匙，水淀粉、香油、植物油各适量。

做法

1.锅中加水烧沸，分别将牛腩块、口蘑、青豆、甜蜜豆略焯，捞出沥水。

2.锅中加入清水、卤料包、姜、葱、蒜、辣椒、料酒、酱油、冰糖、牛腩块焖煮40分钟至熟。

3.另锅加油烧热，下入葱末炒香，加入少许清水、卤牛腩味汁及牛腩块、番茄、口蘑、甜蜜豆。

4.烧沸后加入番茄酱、酱油、白糖、料酒、胡椒粉稍煮；再放入青豆，用水淀粉勾芡，淋入香油，盛入盘中一边；米饭盛入小碗中，翻扣入盘子另一边即可。

猪肝炒菠菜

材料

鲜猪肝300克，菠菜100克，水发黑木耳25克。葱丝、姜末、蒜片各5克，精盐、白醋各1小匙，料酒1/2小匙，酱油、水淀粉各1大匙，植物油500克(约耗30克)。

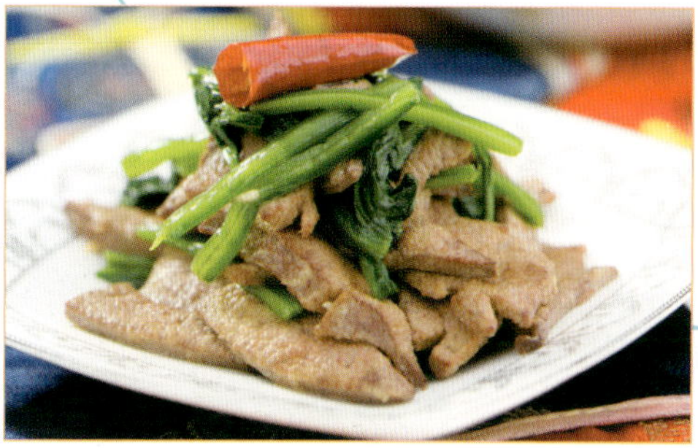

做法

1.猪肝放入清水中浸泡，洗净沥干，再切成薄片，用少许精盐、料酒、水淀粉拌匀，腌渍10分钟，然后下入七成热油中滑熟，捞出沥油。

2.菠菜择洗干净，切成小段；精盐、白醋、酱油、料酒、水淀粉及适量清水调匀成味汁；净锅上火，加少许底油烧热，先下入姜末、蒜片炒香，再放入猪肝片、菠菜段、黑木耳略炒，然后倒入味汁炒至入味，再撒入葱丝，即可出锅装盘。

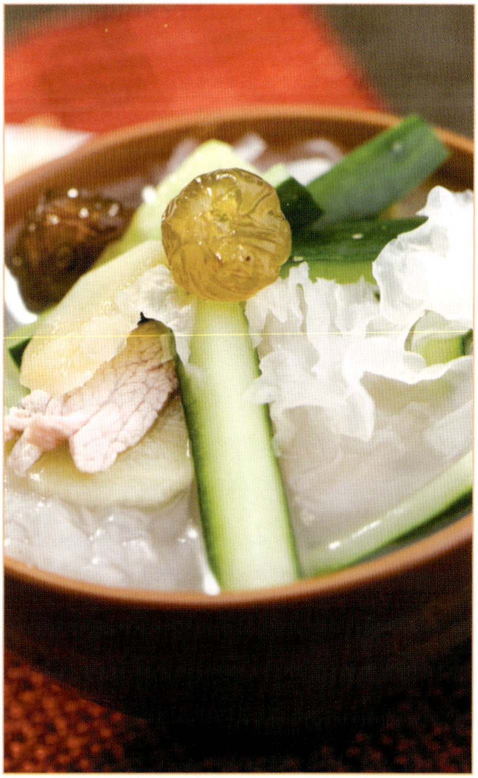

黄瓜雪耳蜜枣汤

材料

黄瓜2根，雪耳2朵，蜜枣6粒，瘦肉400克。姜2片，精盐1大匙，胡椒粉2小匙。

做法

1.洗干净黄瓜，切开两边，去瓤切成条；雪耳用清水浸约1小时，洗干净后剪碎；洗干净蜜枣；洗干净瘦肉，过水后再冲干净。

2.烧滚水，下黄瓜、雪耳、蜜枣、瘦肉和姜片，水滚后改用慢火煲约2小时，下精盐调味即成。

第三周催乳为主

多吃催乳食物

宝宝长到半个月以后，胃容量增长了不少，吃奶量与时间逐渐形成一定规律。新妈妈的产奶节律开始日益与宝宝的需求合拍，反而觉得奶不胀了。如果宝宝尿量、体重增长都正常，两餐奶之间很平静，就说明母乳是充足的。

有些新妈妈会担心母乳是否够宝宝吃，这时完全可以开始吃催奶食物了。鲫鱼、猪蹄、小母鸡、木瓜、莲藕、莴笋等食材都有很好的催乳作用，新妈妈乳汁不足时，可以用这些原料煮成汤或粥，不但能够下奶，还能很好地补充营养。

补血为辅

恶露虽然已经排得差不多了，但是经过这些天的大量失血，新妈妈的身体状况也发出了“警报”，总是感觉疲惫乏力，提不起精神。醒着时偶尔还会有眩晕的感觉，缺血使产后新妈妈的身体失去了活力。简单而方便的补血方法，随时都可以进行，红枣茶、红枣粥、蜜枣汤等都是方便易做的补血佳品。

补充水分

乳汁中几乎70%都是水分，可以说没有水分就没有乳汁。因此，新妈妈要注意多补充水分，各种汤、粥、自制饮料都是不错的选择。

趁热食用

有了宝宝之后，才发现时间过得非常快，一会儿宝宝拉便便了，一会儿又该给宝宝喂奶了，等处理完这些事情才发现，刚刚热气腾腾的饭菜都已经凉了。这时，新妈妈千万不要图省事，吃凉了的饭菜，一定要将饭菜重新加热后再吃。

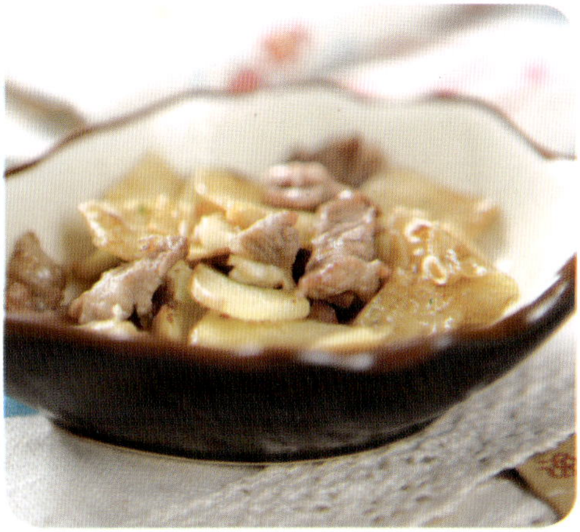

鲫鱼豆芽汤

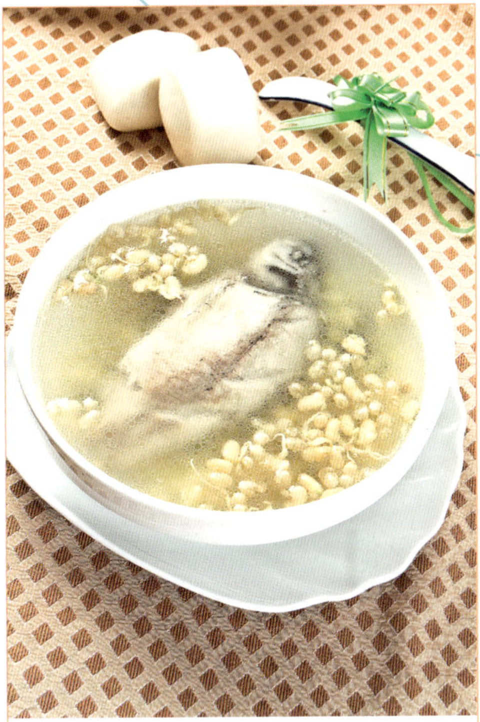

材料

鲜活鲫鱼1条(约500克)，黄豆芽60克。姜片15克，精盐、胡椒粉各1/3小匙，猪骨汤500克。

做法

1.将鲫鱼去鳞、去鳃，除去内脏，洗涤整理干净；黄豆芽漂洗干净，同鲫鱼分别放入沸水锅中焯烫一下，捞出沥干。

2.坐锅点火，加入猪骨汤，放入姜片、鲫鱼、黄豆芽，用大火煮开，再加入精盐、胡椒粉，转小火煮至鲫鱼熟烂即可。

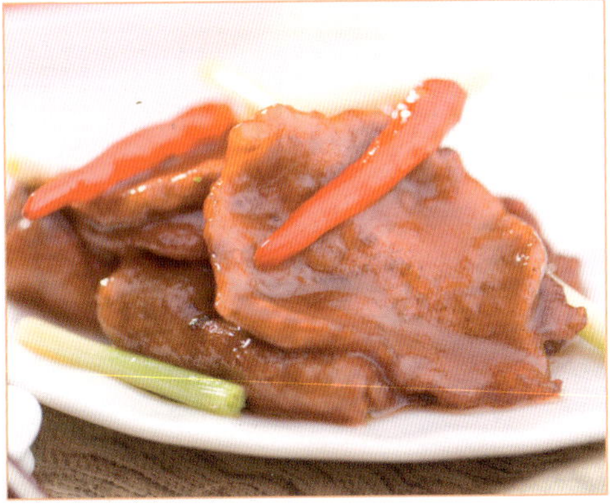

葱香牛扒

材料

牛里脊肉500克，香葱段150克，蛋清1个。姜末、蒜片各5克，精盐1小匙，淀粉1大匙，植物油750克（约耗30克）。

做法

1.牛里脊肉洗净，切成大薄片，加入少许精盐略腌，再加入蛋清、淀粉拌匀上浆；香葱切小段。

2.锅中加入植物油烧至四成热，放入牛肉片滑散，炸至略干时捞出，沥净油分。

3.锅留底油烧热，先下入香葱段、姜末、蒜片炒出香味，再加入精盐、牛里脊肉片翻炒均匀，出锅装盘即可。

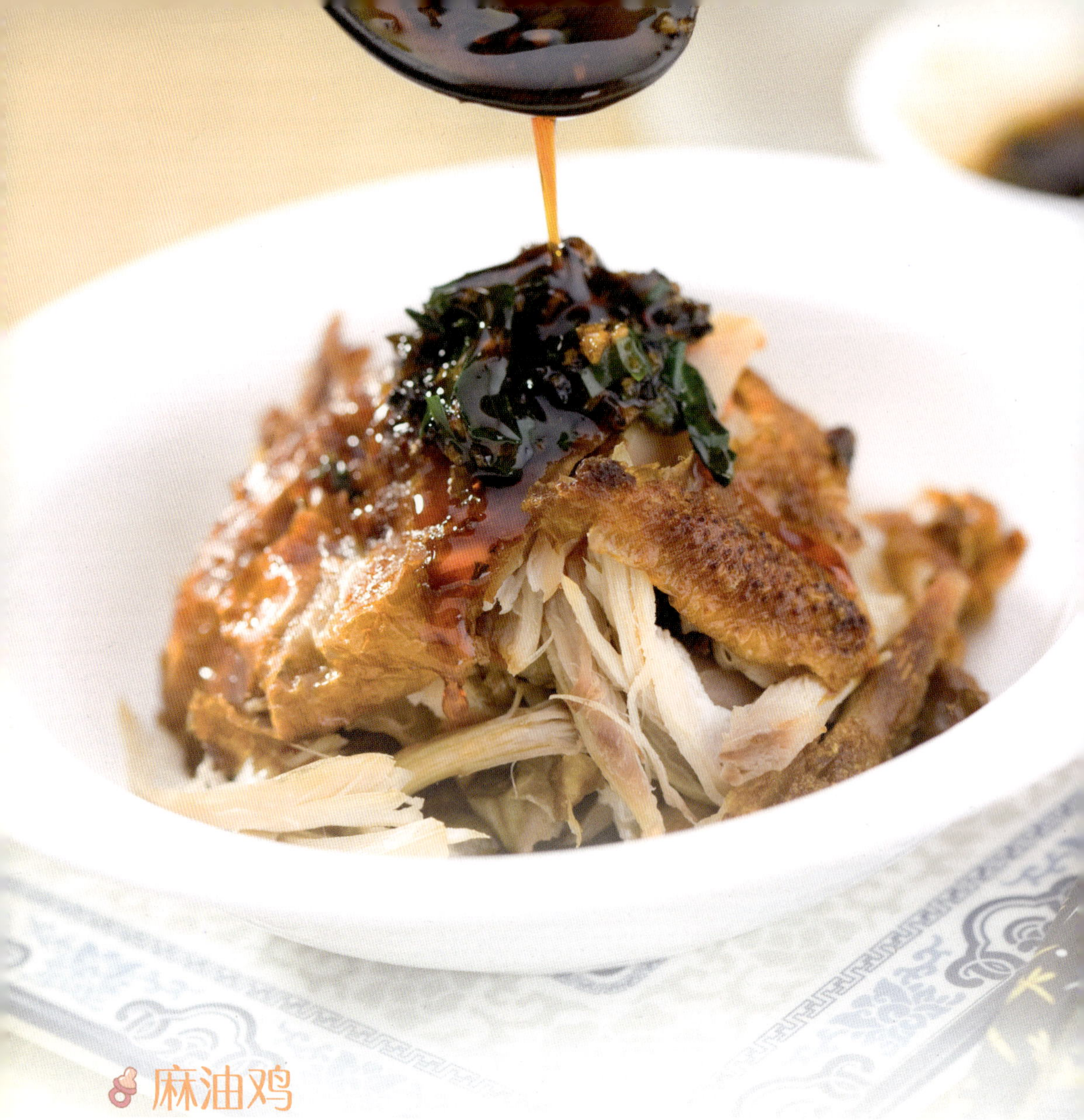

麻油鸡

材料

熟鸡1只，什件50克，菠菜、水发木耳各25克。葱花、蒜片各5克，精盐、香油各2小匙，料酒、白糖各2大匙，酱油、醋各3大匙，水淀粉50克，植物油1500克。

做法

1.什件切片，用开水焯一下；菠菜切段；用碗把酱油、醋、糖、精盐、淀粉、葱、蒜、料酒及什件、菠菜、木耳调成汁。

2.坐锅点火，加植物油烧至七成热，鸡下入油中，炸透捞出，去大骨撕成条，码放盘里；坐锅倒上汁炒熟，淋香油在鸡肉上即成。

鱼香荷包蛋

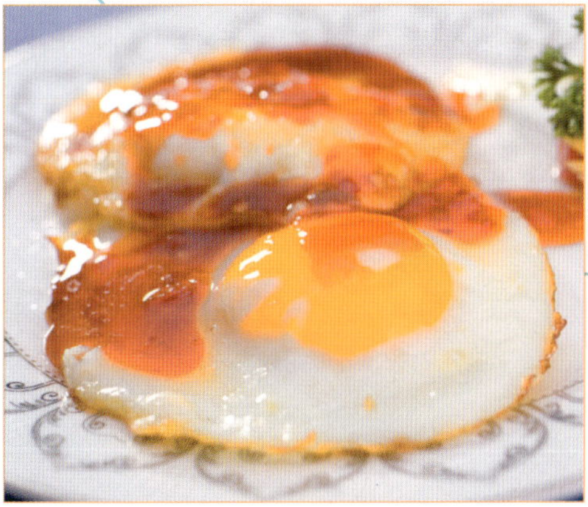

材料

鸡蛋500克，泡辣椒10克。葱末、姜末、蒜末各10克，酱油4小匙，白糖2小匙，白醋1/2小匙，料酒2大匙，水淀粉1/2大匙，高汤50克，植物油5大匙。

做法

1.将酱油、白糖、白醋、料酒、水淀粉、高汤调匀成汁；锅中加油烧热，打入鸡蛋煎熟，出锅装盘。

2.锅中留底油烧热，放入泡辣椒略炒，再倒入调好的味汁，出锅浇在鸡蛋上即成。

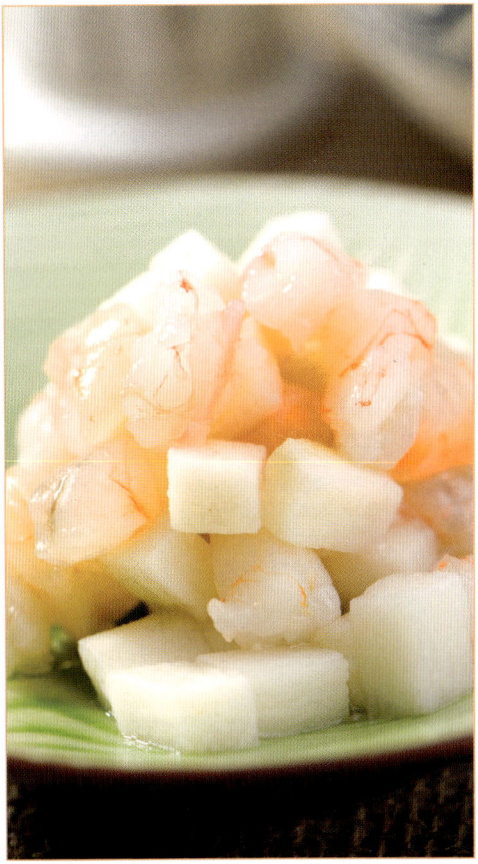

荸荠虾仁

材料

鲜虾仁200克，荸荠100克，蛋清1个。精盐、香油各1小匙，水淀粉2小匙，植物油500克。

做法

1.鲜虾仁洗净，沥干水分，切成方粒，加入少许精盐、蛋清、水淀粉拌匀上浆，静置10分钟；荸荠去皮、洗净，切成小方丁，放入沸水锅中焯至熟透，捞出晾凉。

2.锅中加入植物油烧至四成热，再下入虾仁粒滑散至熟，捞出晾凉，放入盆中，然后加入荸荠粒、精盐、香油拌匀，装盘上桌即可。

河虾时蔬汤

材料

大虾200克，油菜心1棵，水发木耳1朵。精盐、酱油、料酒各1大匙，植物油2大匙，鸡油3大匙。

做法

1.将大虾洗净，剪去须刺，去除虾线；木耳洗净，切成两半；油菜心洗净，用开水略烫一下，捞出过凉，沥干水分，切成小段。

2.锅中加油烧热，放入大虾略炒，加酱油、料酒、精盐，放入油菜心、木耳炒匀。

3.加入适量清水烧开，出锅装碗，淋入鸡油即成。

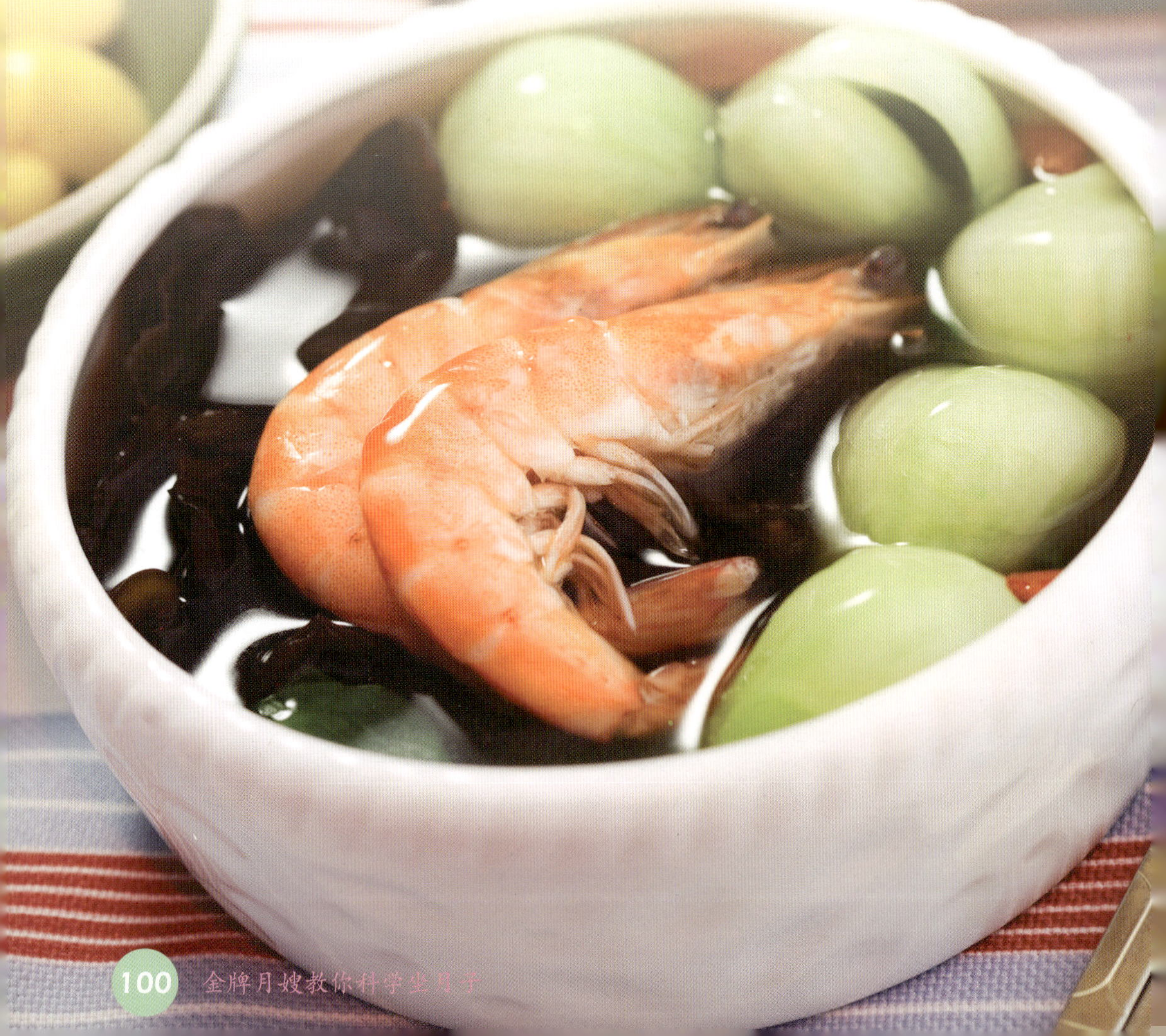

飞蟹粉丝煲

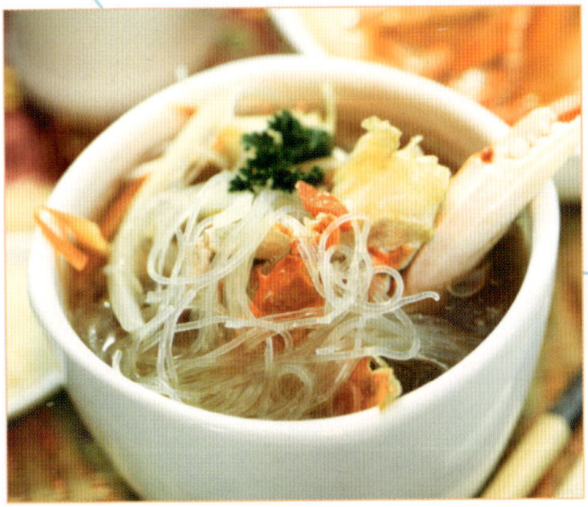

材料

活飞蟹1只(约200克)，水发粉丝100克，洋葱丝、红椒丝各20克。姜丝、黑胡椒汁、蚝油、鲜露、浓缩鸡汁、料酒、淀粉各少许，清汤、植物油各适量。

做法

1.将飞蟹开壳去内脏，洗净，沥干水分，剁成大块，再拍匀淀粉。

2.锅置火上，加入植物油烧热，下入拍匀淀粉的飞蟹块炸透，捞出沥油。

3.砂锅加入底油烧热，先爆香洋葱丝、姜丝、红椒丝，再放入粉丝、飞蟹略炒，然后加入清汤、黑胡椒汁、蚝油、鲜露、鸡汁、料酒略炖，上桌即可。

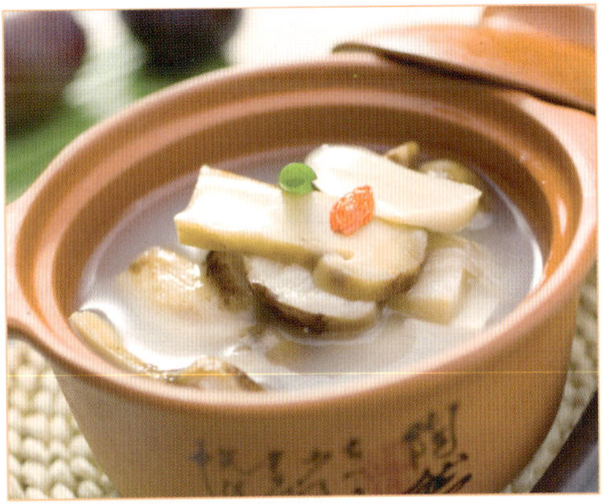

豆腐松茸汤

材料

豆腐1块，鲜松茸3朵。精盐1大匙，酱油2小匙，清汤适量。

做法

1.鲜松茸用刀削去根部，放入淡盐水中轻轻洗净，再放入沸水锅中煮约30秒钟，捞出过凉；豆腐用刀从中部横切一刀，再切成小方丁，放入沸水锅中煮约1分钟，捞出晾凉。

2.砂锅置火上，加入清汤、精盐、酱油煮沸，再放入煮好的松茸和豆腐块稍煮，离火上桌即成。

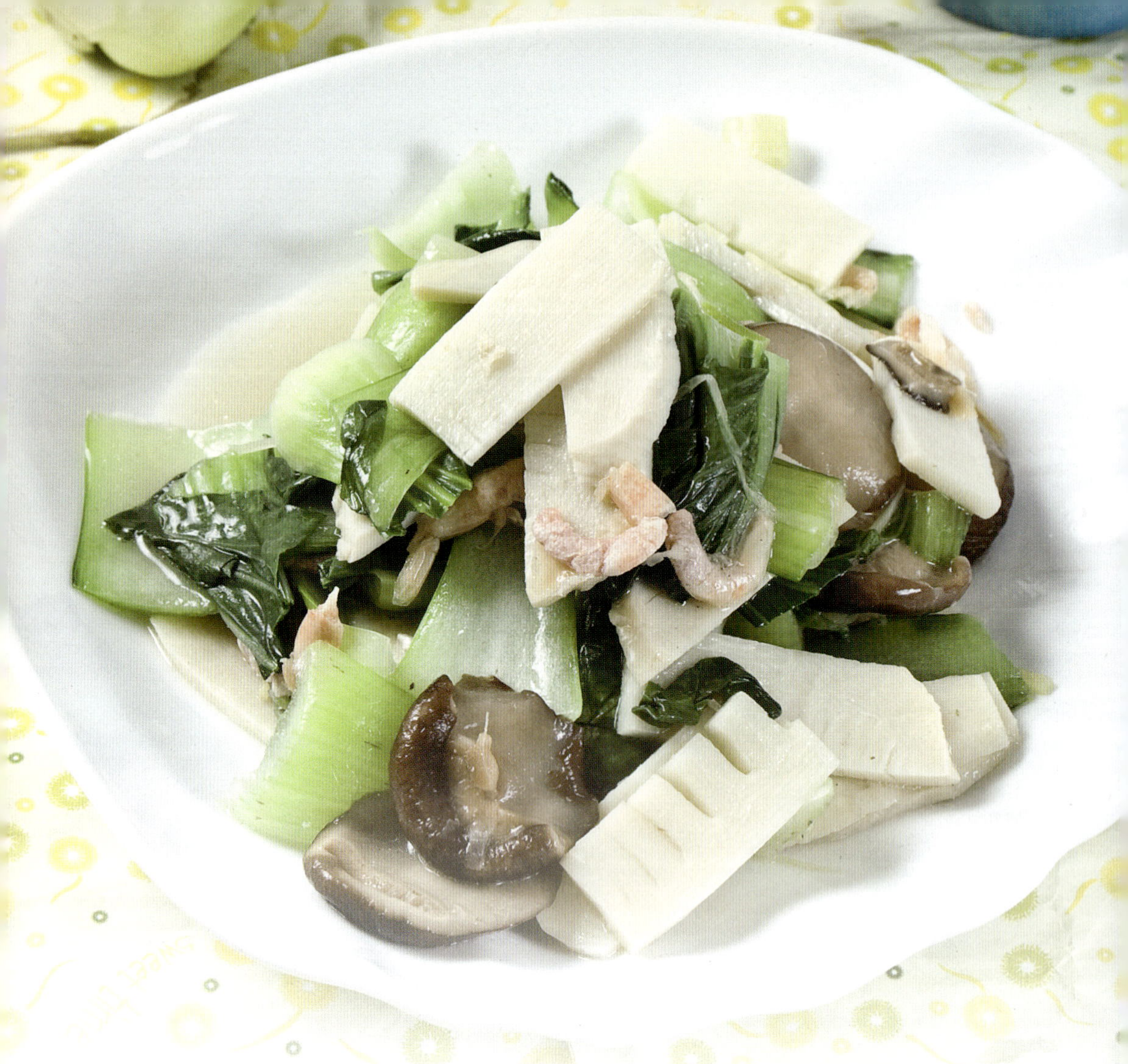

虾干炒油菜

材料

油菜心300克，大虾干50克，水发香菇、冬笋各20克。葱丝5克，姜丝3克，精盐1小匙，料酒2小匙，香油1/2小匙，植物油2大匙。

做法

1.油菜心洗净，切成段；虾干用温水发透；冬笋去壳，洗净，切成3厘米长、2厘米宽的片；香菇洗净，切片，用沸水略焯，捞出沥干。

2.锅中加油烧至五成热，先下入葱丝、姜丝炒香，再烹入料酒，放入虾干略炒，然后加入油菜心、冬笋、香菇煸炒片刻，再放入精盐翻炒至入味，淋入香油，即可出锅装盘。

爆炒面

材料

面粉150克，羊肉75克，青椒、菠菜各30克。蒜片10克，精盐、五香粉各1/2小匙，料酒、酱油各2小匙，米醋1小匙，植物油40克。

做法

1.面粉加入少许精盐及适量清水和成面团，饧约10分钟，再擀成面片，切成面条，下入沸水锅中煮至熟，捞出投凉，沥干水分；羊肉洗净，切成丝；青椒去蒂及籽，洗净，切成丝；菠菜择洗干净，切成小段。

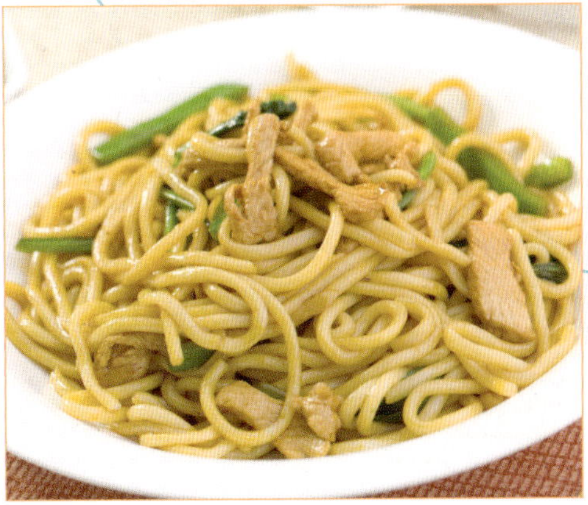

2.锅中加油烧热，下入羊肉丝煸炒，再放入蒜片、五香粉、料酒、酱油、青椒丝、菠菜段、面条煸炒，然后加入精盐、米醋炒匀，出锅装盘即成。

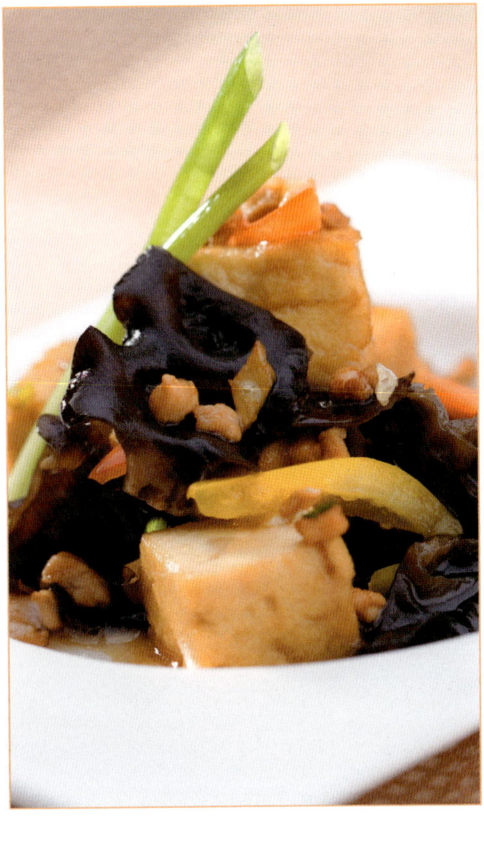

肉末木耳炒豆腐

材料

南豆腐350克，水发木耳50克，肉末50克。植物油2大匙，葱、姜、蒜末共12克，精盐1/2小匙，酱油1小匙。

做法

1.将豆腐上笼蒸透，用刀改成2厘米见方的块，木耳撕小片备用。

2.炒锅烧热，倒入植物油，升温至六成热时，将豆腐块下入煎制，待两面煎黄时，放肉末、葱末、姜末、蒜末煸炒。

3.下入木耳、鲜汤、酱油、精盐，调好口味出锅即可。

第四周增强体质

吃温补性食物

到了产后第四周，新妈妈就要着重开始进行体力的恢复了。如果是在冬天，新妈妈可以吃一些温补的食物，如羊肉；还可以喝鱼汤，鱼汤能够很好地补充能量以及帮助催乳。

减少油脂摄入

到了产后第四周，新妈妈应减少油脂的摄取以利恢复产后的身材。比如麻油鸡汤不要全部喝完或是将浮油撇去，鸡肉去皮后再食用；或是改用以汤取代部分麻油鸡等方式，不但可以摄取到足够量的蛋白质，也可以明显地减少脂肪的摄取。

中药煲汤需留意

如果需要，在产后第四周的时候，可以用一些中药来煲汤给新妈妈进补。不同的中药特点也各不相同，用中药煲汤之前，必须了解中药的寒、热、温、凉等特性。选材时，最好选择无不良反应的枸杞子、当归、黄芪等。

增强体质

无论是哺乳的新妈妈，还是不哺乳的新妈妈，产后第四周的进补都不要掉以轻心，本周可是恢复产后健康的关键时期。身体各个器官都逐渐恢复到产前的状态，正常而良好地“工作”着，它们此时需要有更多的营养来帮助运转，以尽快恢复元气。

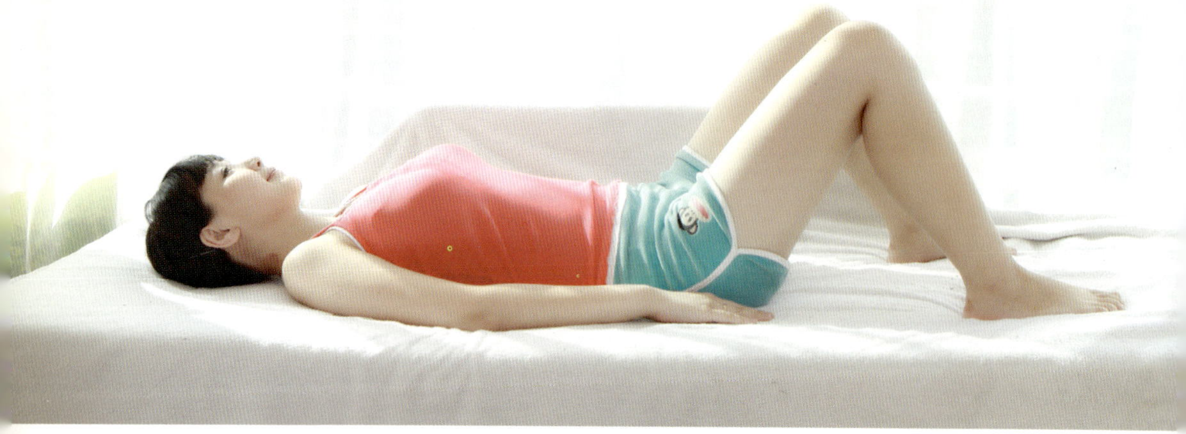

羊肉冬瓜汤

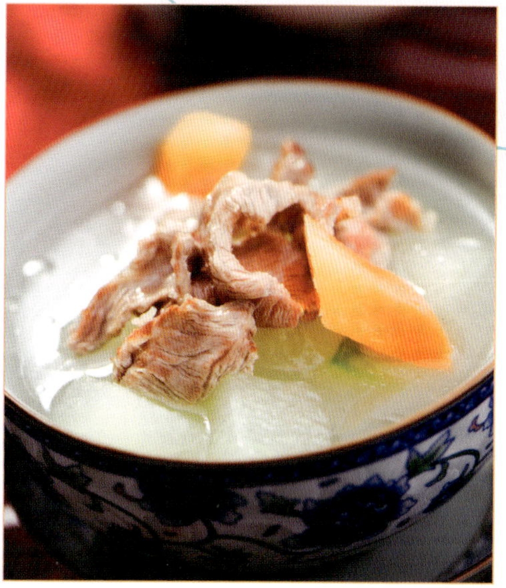

材料

羊肉300克，冬瓜200克，香菜末25克。葱段、姜片各少许，精盐1小匙、胡椒粉、香油各1/2小匙。

做法

1.将羊肉洗净，切成大块放入清水锅中烧沸，焯烫一下，捞出沥干；冬瓜去皮及瓤，洗净，切成菱形块，放入沸水锅中焯一下，捞出沥干。

2.锅中加水烧沸，先放入羊肉块、葱段、姜片、精盐炖至八分熟，再放入冬瓜块煮至熟烂。

3.拣去葱段、姜片，然后加入胡椒粉、香菜末煮匀，淋入香油，即可出锅。

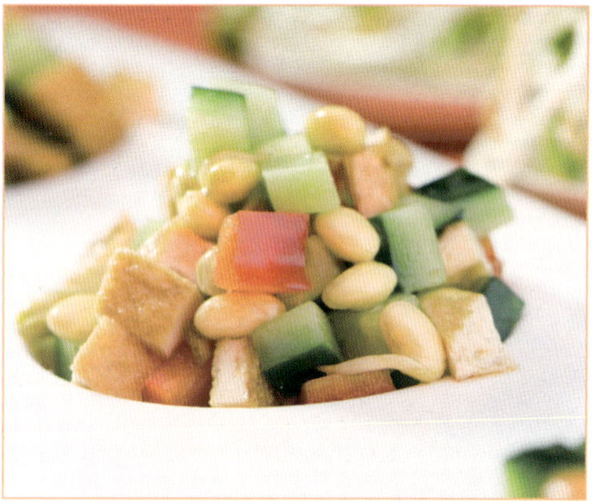

黄瓜拌豆干

材料

黄瓜250克，豆干10块，黄豆50克，红辣椒1根。花椒粒3克，辣椒油、香油各1/3小匙，白糖、米醋各1大匙，植物油2大匙，精盐1/2小匙。

做法

1.豆干用热水烫过，切成小丁；黄瓜、红辣椒去蒂，洗净，切丁待用；将黄豆洗净，泡水2小时，再放入蒸锅中蒸熟，取出备用。

2.将花椒粒放入碗中，冲入烧热的植物油，制成花椒油备用；将黄豆、红辣椒丁、豆干丁、黄瓜丁放入碗中，加入辣椒油、香油、精盐、白糖、米醋及花椒油拌匀，盛入盘中，即可上桌。

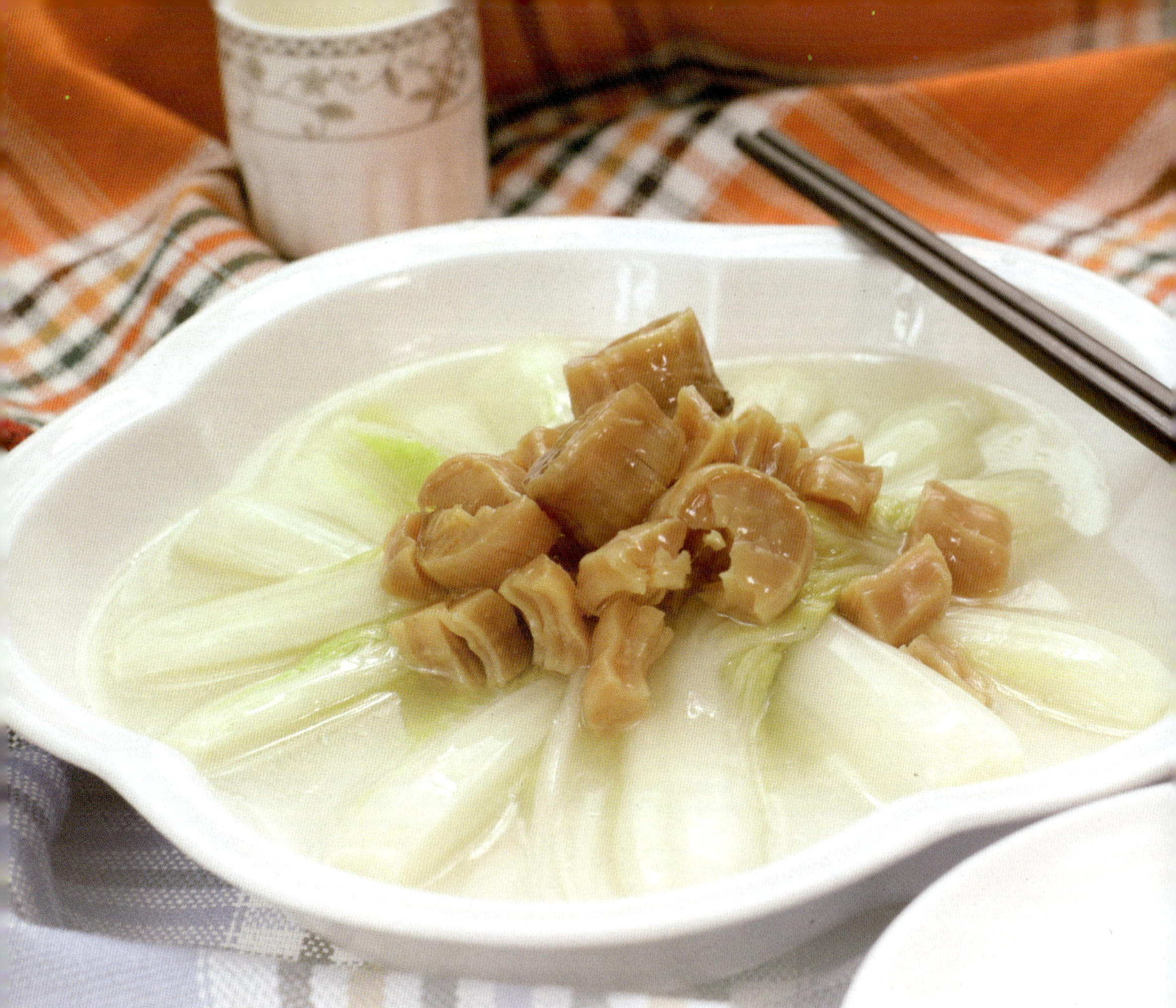

干贝菜心

材料

嫩菜心500克，干贝25克。姜块、葱段各10克，精盐1小匙，清汤250克，料酒、水淀粉、熟猪油各1大匙，熟鸡油2小匙。

做法

1.嫩菜心用清水洗净，切成小条，放入加有少许精盐的沸水锅内焯至断生，取出放清水中过凉，捞起沥干水分。

2.干贝用热水洗净，放在碗里，加上少许清汤和料酒，上屉蒸至熟，取出。

3.锅置旺火上，放入熟猪油烧至四成热，放入姜块（拍破）和葱段炒出香味；加入清汤烧沸，捞出姜葱，把蒸好的干贝连汁倒入锅内。

4.放入嫩菜心、料酒和精盐，用中小火烧至入味，用水淀粉勾薄芡，淋上熟鸡油，起锅装盘即成。

豆豉蒸排骨

材料

猪排骨500克，小油菜30克。葱花10克，精盐、蚝油、豆豉、料酒各1小匙，植物油2大匙。

做法

1.将猪排骨洗净，剁成小段，放入盆中，加入蚝油、豆豉、精盐、料酒拌匀，腌渍5分钟至入味；油菜择洗干净，放入沸水中焯烫一下，捞出沥干，摆入盘中。

2.将腌好的排骨放入蒸锅中，用旺火蒸约25分钟至熟，取出摆在小油菜上，撒上葱花；坐锅点火，加油烧热，出锅浇淋在猪排骨上即可。

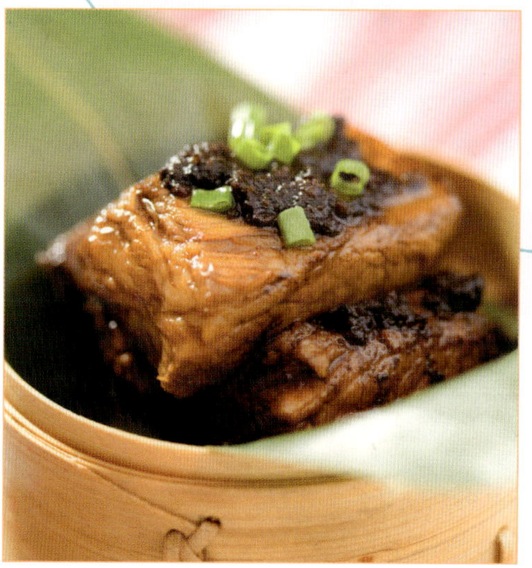

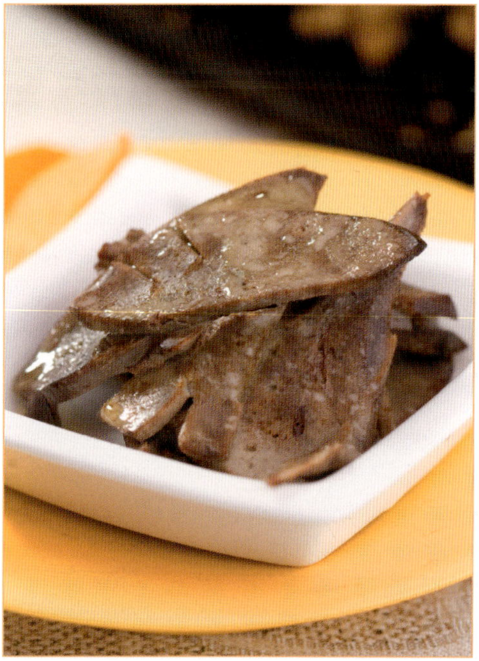

小炒猪肝

材料

猪肝500克。葱花5克，精盐1小匙，花椒粉2小匙，酱油适量，辣椒油2大匙，香油1大匙。

做法

1.将猪肝洗净，放入沸水锅中焯去血水，捞出沥干；锅中加入适量清水烧沸，放入猪肝煮熟，捞出晾凉，切成薄片。

2.辣椒油、酱油、花椒面、精盐、葱花、香油调匀成汁，浇在猪肝上拌匀即成。

豆瓣茄子

材料

茄子300克。葱段10克，姜片、蒜片各5克，白糖、豆瓣酱各2小匙，植物油1000克(约耗50克）。

做法

1.茄子去蒂，洗净，切成小条，放入清水中浸泡5分钟，捞出沥水；锅置火上，加入植物油烧热，放入茄条炸软，捞出沥油。

2.锅内留底油烧热，先下入葱段、姜片爆香，再加入豆瓣酱炒香，然后放入炸好的茄条烧至入味，再加入蒜片和白糖炒匀，出锅装盘即可。

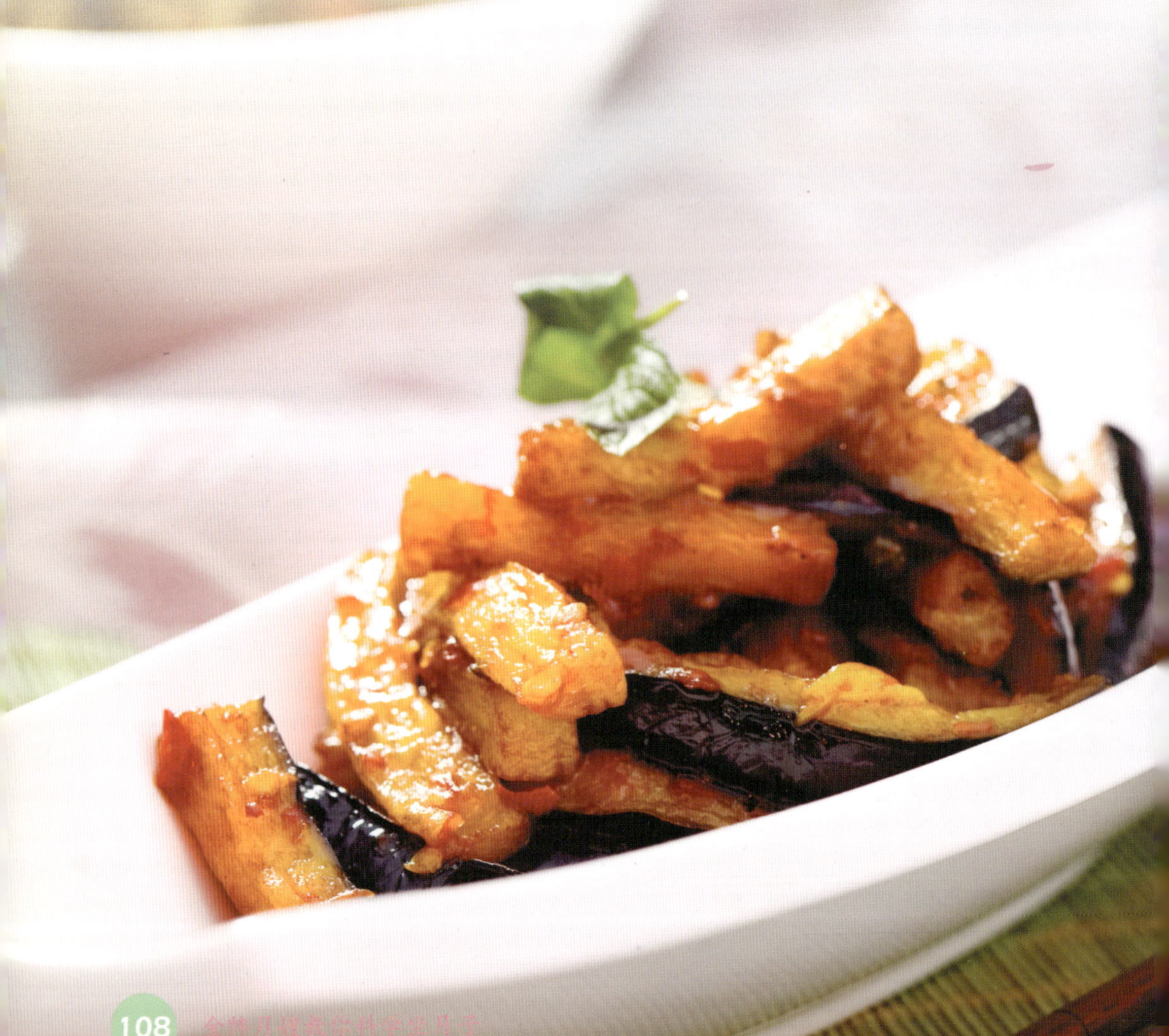

白蘑肉丝面

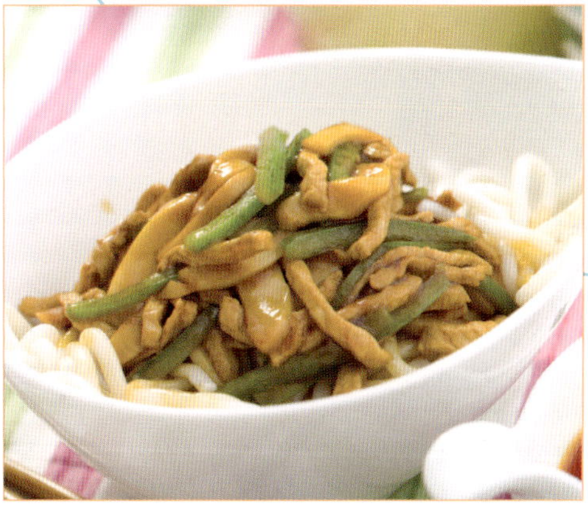

材料

面粉500克，水发白蘑、猪瘦肉各50克，青椒25克。葱丝、姜丝各10克，精盐1小匙，酱油、料酒各2小匙，鸡汤300克，花椒油3大匙，淀粉、辣椒油各2大匙。

做法

1.面粉放入容器，加水和成面团，稍饧，擀成大片，切成面条，再放入沸水中煮熟，捞出装碗；猪肉、白蘑、青椒分别洗净，切成丝；猪肉丝用淀粉抓匀。

2.锅中加入花椒油烧热，放入肉丝炒熟，再放入葱丝、姜丝、料酒、酱油炒香，然后下入白蘑丝、鸡汤、精盐烧开，再下入青椒，用水淀粉勾芡成卤汁，出锅浇入面条碗中，配辣椒油一同上桌即成。

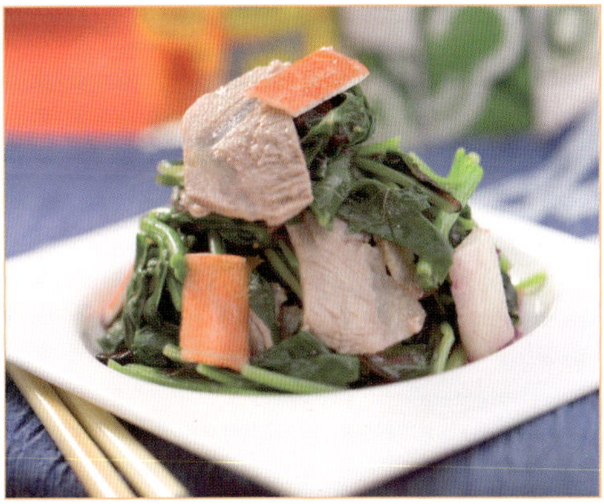

牛肉炒苋菜

材料

苋菜300克，牛肉150克，蟹柳50克。葱段15克，姜末、蒜片各10克，精盐、香醋各1小匙，料酒、香油、花椒油各1/2小匙，水淀粉2小匙，植物油2大匙。

做法

1.将苋菜择洗干净，切成小段；牛肉洗净，切成薄片，再放入碗中，加入料酒、水淀粉拌匀上浆；蟹柳洗净，切成小段。

2.坐锅点火，加油烧热，先下入葱段、姜末、蒜片炒香，再放入牛肉片炒至变色，然后加入苋菜、蟹柳略炒，放入精盐、香醋翻炒均匀，再淋入花椒油、香油调匀，即可装盘。

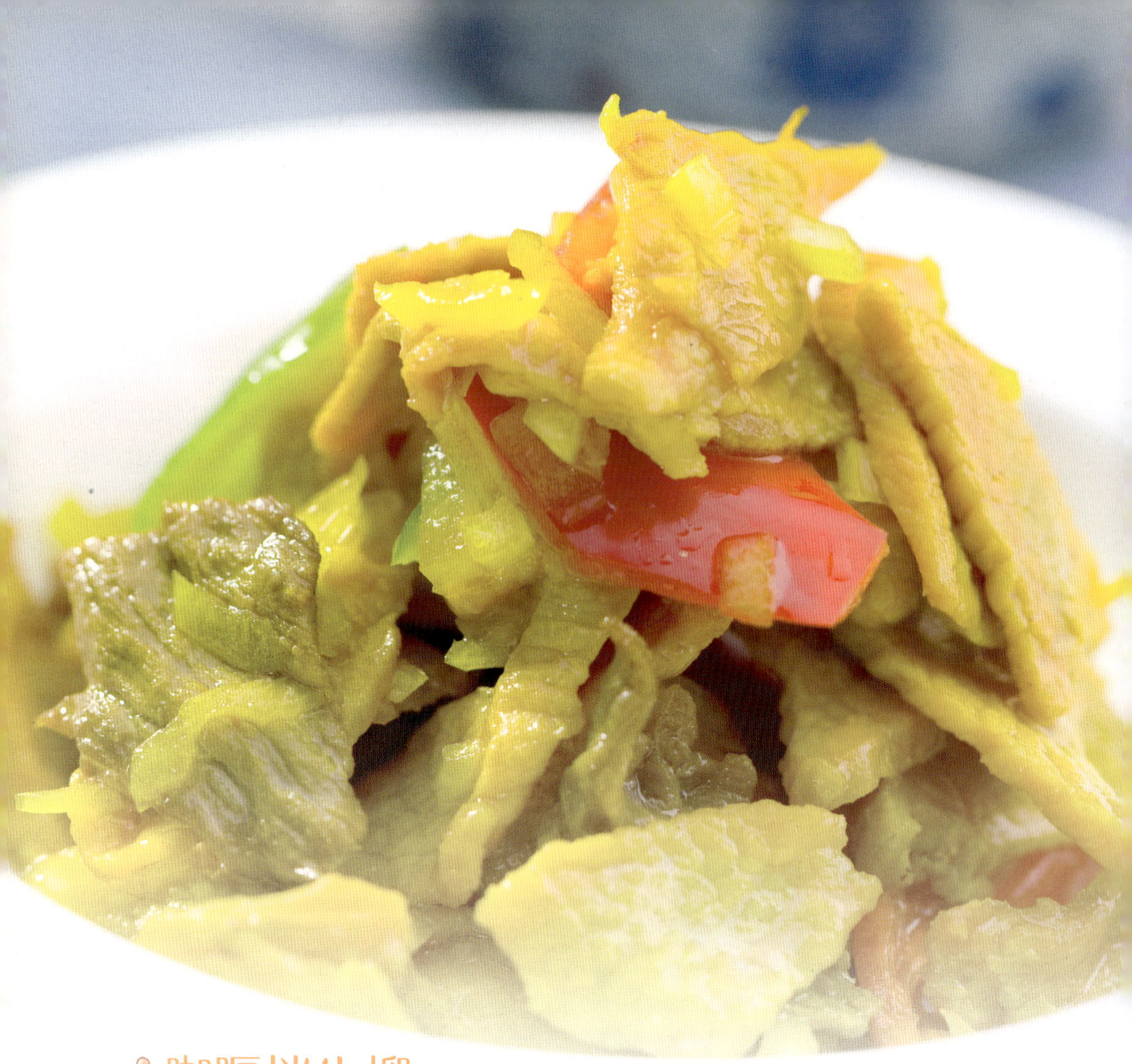

咖喱拌牛柳

材料

牛柳肉250克，洋葱块30克，青椒、红椒各15克。咖喱粉、蒜泥各2小匙，姜末、香油各1小匙，植物油适量。

做法

1.牛柳肉洗净，沥干水分，切成片。

2.锅置火上烧热，加入植物油烧热，下入牛肉片滑熟，捞出沥油。

3.将青椒、红椒分别洗净，切去两头，去籽及筋膜，再片成薄片，下入沸水锅中焯熟，捞出。

4.锅中加油烧热，下入姜末、蒜泥炒香，再加入咖喱粉及清水熬煮一会儿，过滤成咖喱油。盆中放入所有原料和调料拌匀即成。

花生莲藕牛肉煲

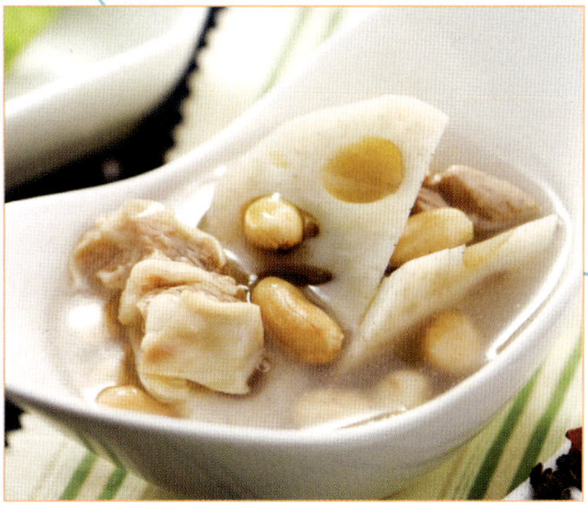

材料

牛肉400克，花生100克，莲藕75克。葱段、姜片各15克，八角3粒，陈皮2片，花椒2克，精盐、胡椒粉各适量。

做法

1.牛肉洗净，切成块；莲藕削去外皮，去藕节，洗净，切成厚片；花生用温水泡涨，捞出沥水。

2.净锅置火上，加入清水，放入牛肉块烧沸，焯烫一下，捞出用冷水过凉，沥去水分；将牛肉块、花生和莲藕片放入砂锅中，加入葱段、姜片、八角、陈皮、花椒、精盐、胡椒粉和适量清水，炖2小时至牛肉熟烂，出锅装碗即可。

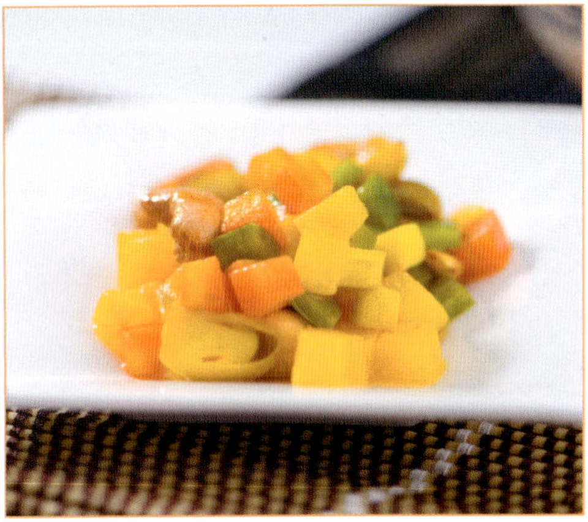

菠萝腰果炒草菇

材料

菠萝1个，腰果10克，鲜芦笋200克，草菇1/2罐，甘笋30克，青椒丁5克，西红柿丁50克。精盐1/2小匙，咖喱粉、白糖各1小匙，淀粉1大匙，茄汁2大匙，植物油4小匙。

做法

1.草菇洗净，切成块；甘笋去皮洗净，切成粒，用开水略烫，捞出；芦笋洗净切成段，放入沸水中略煮，捞出过凉，沥干水分。

2.菠萝去皮，取肉，切成小粒，用淡盐水浸泡一下，捞出沥干。

3.锅中加油烧热，放入草菇略炒，再加入咖喱粉、茄汁炒匀。然后放入西红柿丁、甘笋、青椒、芦笋炒香，再加入菠萝粒、腰果翻匀，即可出锅装盘。

第五周恢复体力

注意胃肠保健

与前几周相比，滋补的高汤都比较油腻，此时要注意对胃肠的保健，不要让胃肠受到过多的刺激，以免出现腹痛或是腹泻。

注意三餐营养合理地搭配，让胃肠舒服最关键。早餐可多摄取五谷杂粮类食物，中餐可以多喝些滋补的高汤，晚餐要加强蛋白质的补充，加餐则可以选择桂圆粥、牛奶等。

适量摄取纤维质

纤维质可以增加人体粪便的体积，促进排便的顺畅。怀孕末期因为胎儿的长大会压迫到新妈妈的下腔静脉血管，使得血液循环受阻，所以多数新妈妈会伴随有痔疮发生，造成排便困难，因此，摄取纤维质对新妈妈而言是很重要的。

需要注意的是，新妈妈在分娩后，身体需要大量的营养素来帮助身体器官的修复，如果此时摄取过量的纤维质，反而会干扰到许多其他营养素的吸收，因此对产后新妈妈而言，纤维质的摄取量适量即可。

选择应季的食物

新妈妈应根据产后所处的季节，相应地选择进补的食物，少吃反季节食物。比如春季可以适当吃些野菜，夏季可以多补充些水果，秋季食山药，冬季补羊肉等。要根据季节和新妈妈的自身情况，选择合适的食物进补，吃得对才能吃得好。

保证水分的摄取

母乳喂养会使新妈妈每天流失约1000毫升的水分。如果新妈妈体内的水分不足，会使母乳量减少。另外，水喝得是否充足，也是决定塑身效果的关键。因为人体所有的生化反应都必须溶解在水中才能进行，废物也必须通过水溶液才能有效排出。所以新妈妈要保证水分的摄取，每天喝水最好不要少于3000毫升。

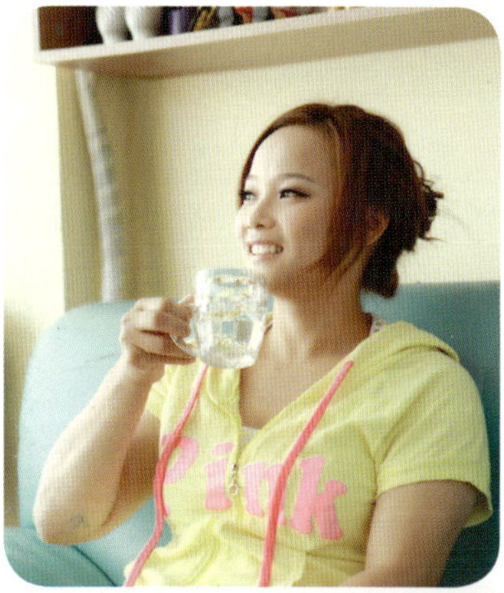

莼菜鱼片汤

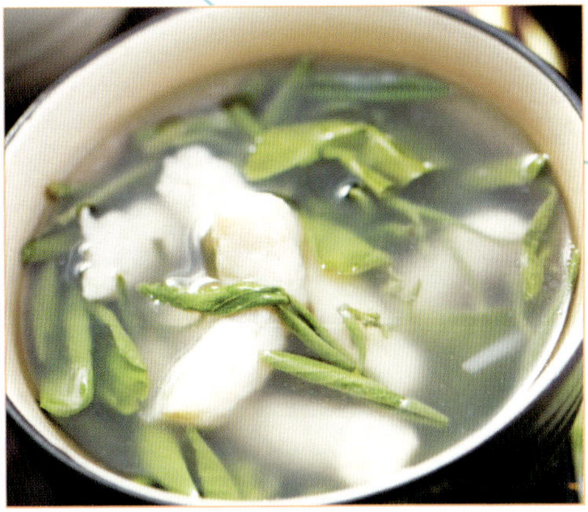

材料

鱼肉300克，莼菜1罐，猪肥肉馅75克，鸡蛋1个。精盐1小匙，胡椒粉少许，淀粉适量，高汤250克。

做法

1.将鱼肉去骨、去刺，洗净，剁成蓉，再加入猪肥肉馅、蛋清、精盐、淀粉拌匀成鱼浆。

2.锅中加入高汤烧开，将搅匀的鱼浆装入塑料袋内，剪开一角，挤成条状，滑入汤中煮沸；再放入莼菜略煮，然后加入精盐调味，用水淀粉勾芡，撒上胡椒粉，即可出锅装碗。

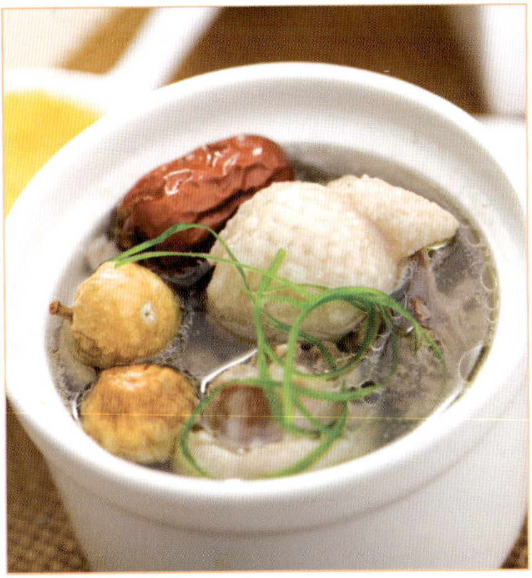

桂花鸭煲

材料

活肥鸭1只（约1500克），毛芋头3个，桂花1克。精盐1小匙，料酒3大匙。

做法

1.将活鸭宰杀，用开水烫一下，迅速翻滚，去毛后洗净，在翅膀下开口，取出内脏，洗净，剁成24块，入锅焯烫一下，捞出沥水；毛芋头剥去外皮，洗净，放入清水锅中煮3分钟，捞出过凉，沥去水分。

2.砂锅置火上，加入适量清水，放入鸭块烧沸，撇去浮沫，转小火炖至八分熟；再放入毛芋头炖煨30分钟，待鸭块和芋头炖至熟烂时，加入精盐、料酒、桂花，用旺火烧沸，出锅装碗即成。

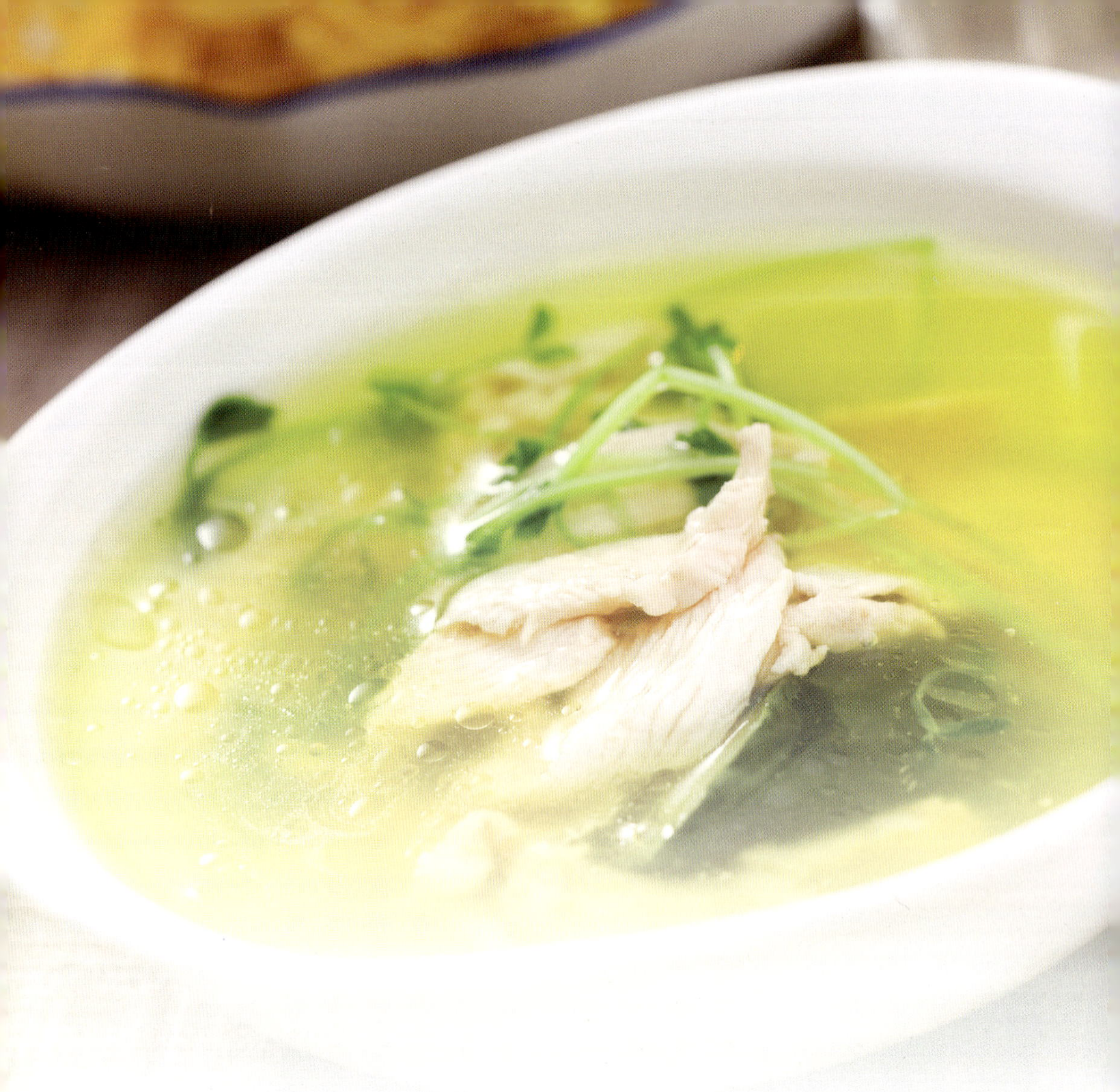

风味鸡片汤

材料

鸡胸肉150克，龙井茶叶15克，豌豆苗10克，鸡蛋清1个。精盐2小匙，料酒1大匙，胡椒粉、淀粉各1小匙，鸡汤750克。

做法

1.将鸡胸肉切成薄片，加入料酒、精盐、鸡蛋清和淀粉拌匀，放入沸水锅中烫熟，捞出沥水。

2.龙井茶叶放入杯中，加入少许开水浸泡一下，滗去水分，再加入开水泡约3分钟；锅置火上，加入鸡汤、茶水、精盐、胡椒粉烧沸，放入豌豆苗、鸡片煮匀，装碗即成。

草菇拌双花

材料

西蓝花、椰菜花各200克，鲜草菇300克。葱段、姜片、生抽、蚝油、白糖、米酒、胡椒粉、水淀粉、香油、素上汤各适量，植物油100克。

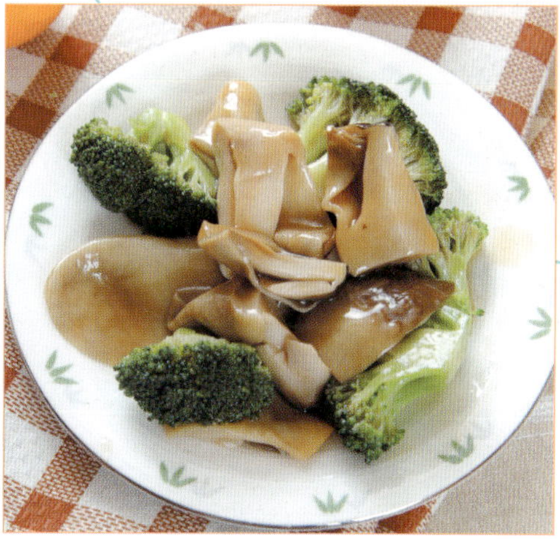

做法

1.将西蓝花、椰菜花洗净、切朵，焯熟；草菇洗净，放入加有姜片、葱段的沸水中焯烫一下，捞出沥干；西蓝花、椰菜花用上汤煨过，排入盘中。

2.锅中加油烧热，先爆香姜片后捞出，再放入草菇，烹入米酒，加入蚝油、生抽、白糖、素上汤调匀，然后用水淀粉勾芡，撒上胡椒粉，淋入香油拌匀，盛放在双花中间即可。

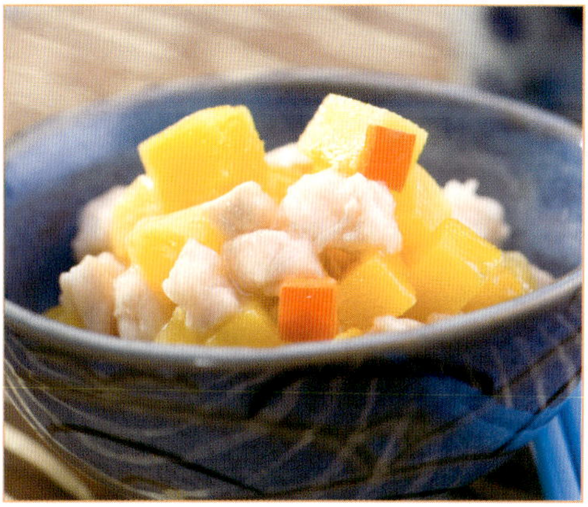

菠萝鸡丁

材料

鸡腿肉300克，菠萝200克，红椒50克。葱段15克，姜片5克，精油1小匙，白糖1/2小匙，料酒、淀粉各1大匙，植物油适量。

做法

1.菠萝去皮，切成小丁，放入淡盐水中浸泡；红椒洗净，去蒂及籽，切成小丁。

2.鸡肉洗净，切成小丁，加入精盐、料酒、淀粉拌匀上浆，再下入五成热油中滑至八分熟，捞出沥油。

3.锅中留底油烧热，先下入葱段、姜片、红椒炒香，再放入鸡肉炒匀，然后加入精盐、白糖、菠萝丁翻炒至入味，再淋入明油，即可出锅装盘。

香葱拌鸡胗

材料

鸡胗350克，香葱60克，红辣椒20克。精盐、香油各1小匙。

做法

1.将鸡胗去除内部杂质和表面油脂，洗净。

2.锅中加入适量清水烧开，放入鸡胗煮约25分钟，捞出冲凉，切成薄片。

3.将香葱洗净，切成3厘米长的段；红辣椒洗净去籽，切成细丝。

4.将鸡胗片、香葱段、红辣椒丝放入盆中，加入精盐搅拌均匀，再淋入香油，出锅装盘即可。

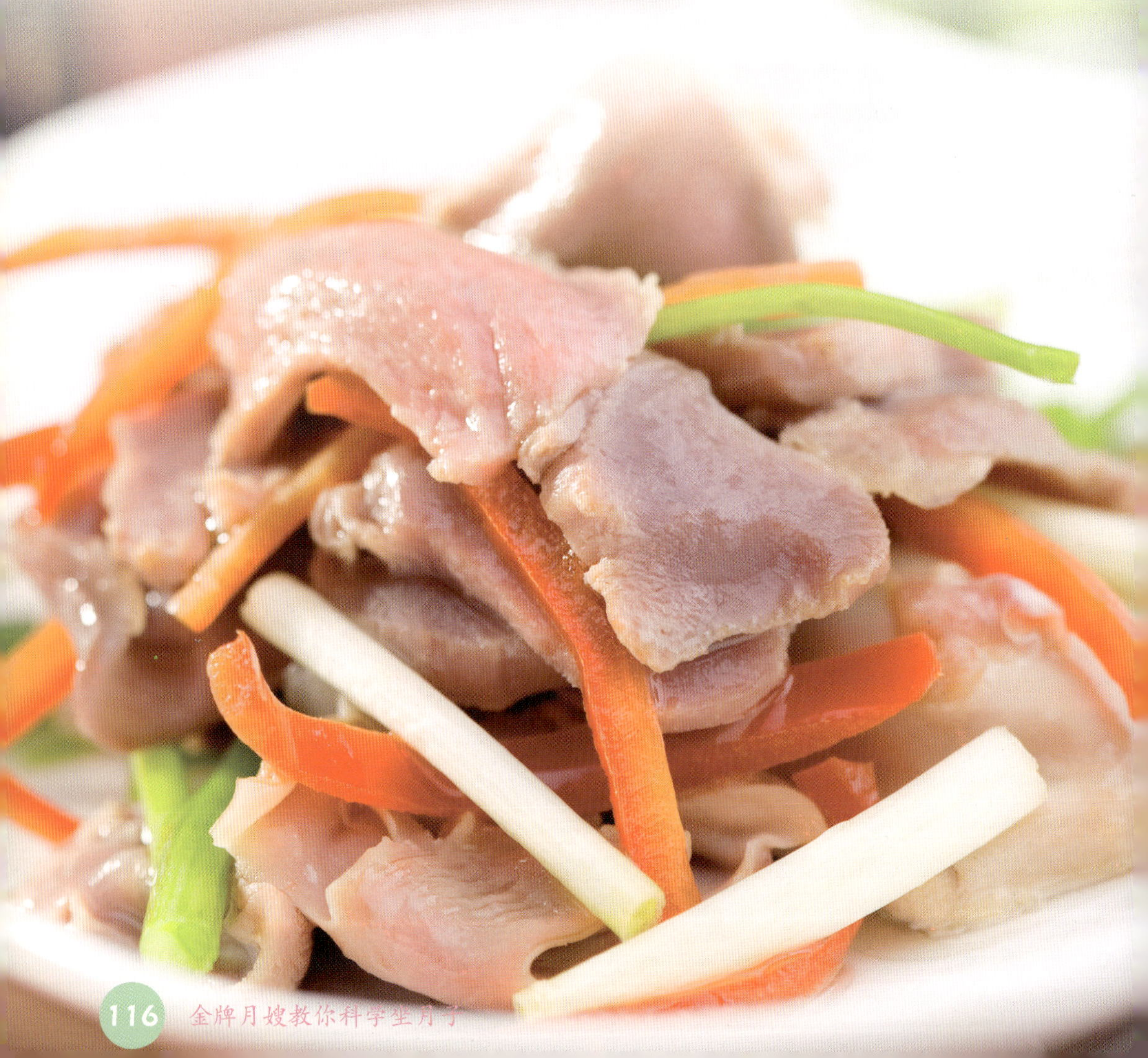

肉丝黄豆汤

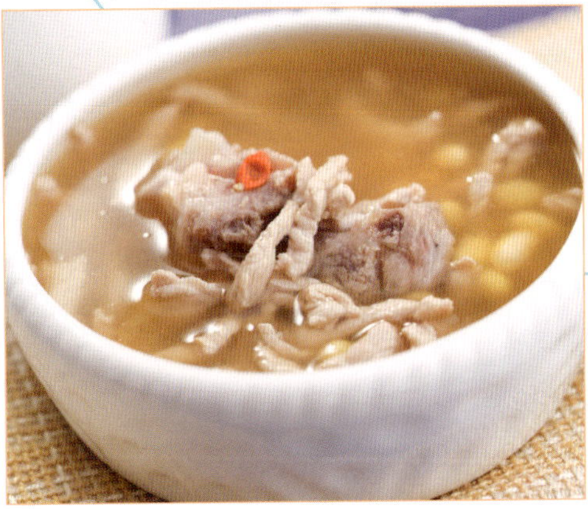

材料

猪骨头、黄豆各500克，猪腿肉250克。葱花5克，精盐2小匙，酱油1大匙，料酒2大匙，鲜汤1500克，熟猪油3大匙。

做法

1.将黄豆洗净，放入清水中浸泡12小时；猪骨头洗净、敲碎；猪肉洗净，切成3厘米长的丝；锅中加入适量清水，放入猪骨头、黄豆旺火烧沸，再转小火煨至熟烂，捞出黄豆。

2.锅中加油烧热，下入猪肉丝炒至变色，再烹入料酒，加入精盐、酱油炒匀，然后添入鲜汤，放入黄豆煮沸，撒入葱花即可。

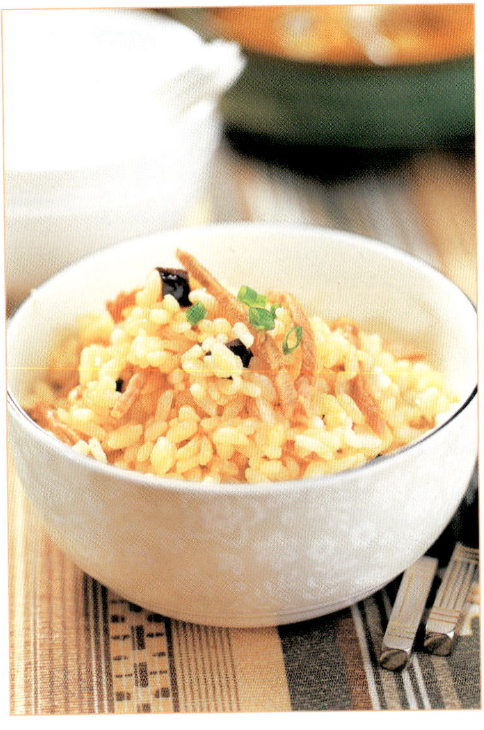

蘑菇焖饭

材料

大米饭250克，瘦牛肉100克，新鲜蘑菇150克，熟芝麻30克。葱末、黑胡椒粉各少许，精盐、酱油、香油各1小匙，植物油1大匙。

做法

1.瘦牛肉洗净，切成丝；新鲜蘑菇洗净，去根，也切成丝。

2.锅中加油烧热，先下入葱末、牛肉丝、蘑菇丝略炒，再放入大米饭炒匀。加入精盐、酱油、黑胡椒粉炒至入味，撒上熟芝麻，出锅装碗即成。

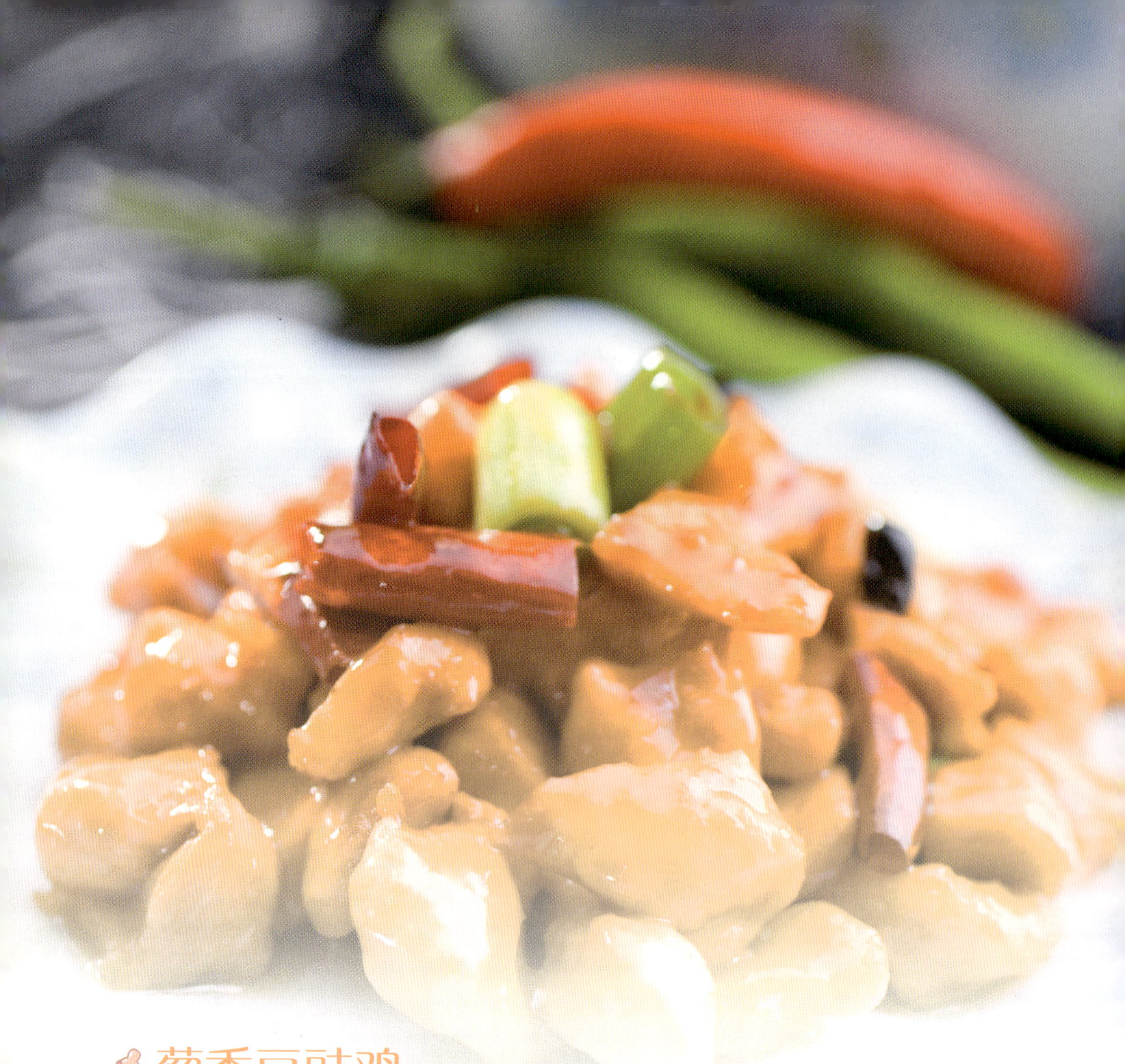

葱香豆豉鸡

材料

鸡胸肉300克，香葱50克。姜末、蒜末各10克，豆豉15克，精盐、酱油、香油各1小匙，白糖、淀粉各少许，料酒、水淀粉各2大匙，植物油适量。

做法

1.将鸡肉洗净，切成小丁，再用精盐、淀粉腌渍10分钟；香葱择洗干净，切成小段；坐锅点火，加油烧至四成热，放入鸡丁滑散、滑透，捞出沥油。

2.锅中留底油烧热，先下入姜、蒜、豆豉炒香，再放入鸡肉、香葱、酱油、白糖炒匀，然后用水淀粉勾芡，淋入香油，即可出锅。

花椒鱼片

材料

净草鱼1条(约1000克)，金针菇200克，鸡蛋清1个。葱段50克，花椒30克，老姜片20克，精盐1小匙，胡椒粉1/2小匙，淀粉4小匙，料酒2大匙，植物油100克，清汤200克。

做法

1.草鱼取净肉，片成大片，放入容器中，加入料酒、鸡蛋清、淀粉拌匀上浆。

2.金针菇去根，洗净，放入沸水锅中略煮，捞出沥水，放入大碗内垫底。

3.锅中加油烧热，下入姜、葱爆锅，加入清汤、调料烧沸，再放入鱼片汆熟，倒入金针菇的碗中即可。

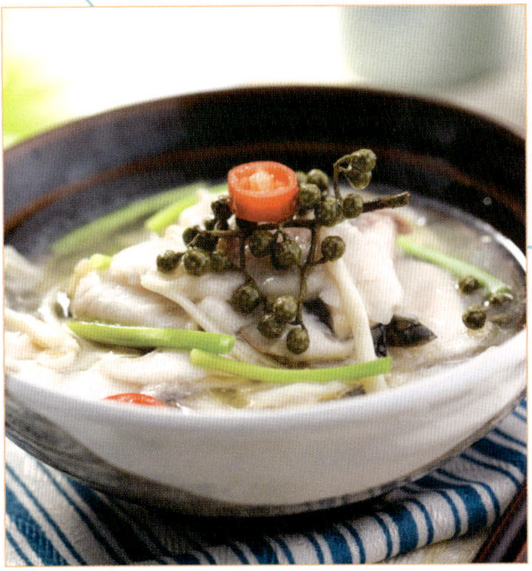

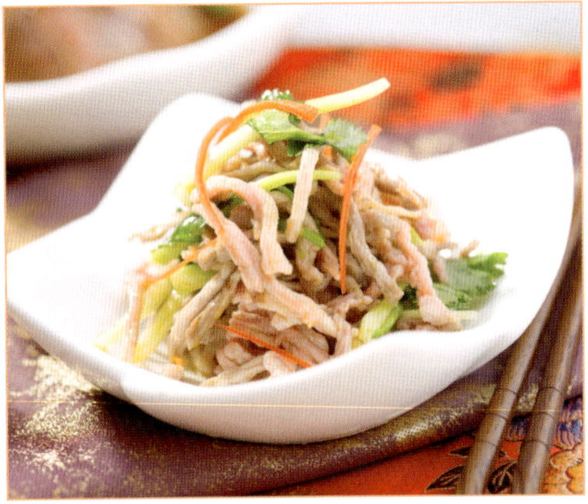

芹黄拌牛肉

材料

牛柳肉250克，芹黄50克。精盐、香油、松肉粉各1/2小匙，姜丝1小匙，湿淀粉20克，植物油4大匙。

做法

1.顺着牛肉纤维切成6厘米长、0.3厘米见方的丝，加入精盐、松肉粉、少许清水拌匀，再加入水淀粉拌匀，装入碗内，表面加入植物油封面，放置约1小时至牛肉变嫩；芹菜洗净，切成约4厘米长的段，入沸水锅中焯至断生。

2.锅中烧油至四成热，下入牛肉丝滑至成熟，捞出晾凉，与芹菜段放入盆内，加入精盐、香油、姜丝，充分拌匀即成。

第六周饮食重质不重量

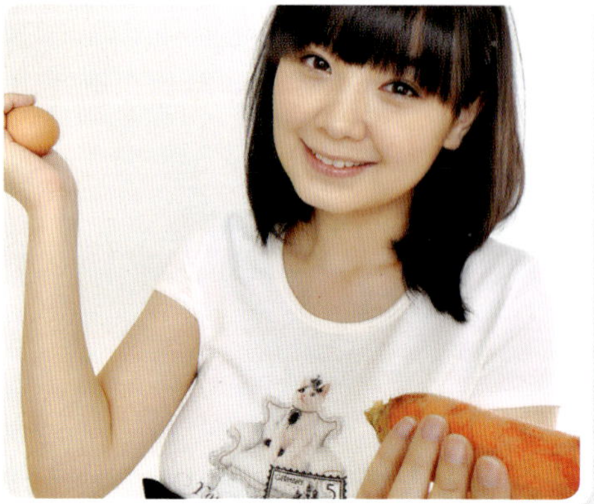

重质不重量

对于摄入热量或营养所需量不是很了解的新妈妈，一定要遵循控制食量、提高品质的原则，尽量做到不偏食、不挑食。为了达到产后瘦身的目的，按需进补，积极运动。

加强B族维生素的摄取

五谷类和鱼、肉、蛋、奶类含有较丰富的B族维生素，可以帮助身体的能量代谢，也具有帮助神经系统作用和加速血液循环的功效，对于产后器官功能恢复很有帮助。

外出用餐要控制

宝宝满月了，亲朋好友都要来祝贺一番，新妈妈经过一个月的休养也可以外出就餐了，但一定要注意控制外出用餐的次数。

严控脂肪摄取

怀孕期间，新妈妈为了准备分娩及哺乳储存了不少的脂肪，再经过产后几周的滋补，又给身体增加了不少负荷，此时若吃过多含油脂的食物，乳汁会变得浓稠，乳腺也容易堵塞，对于产后瘦身也非常不利。

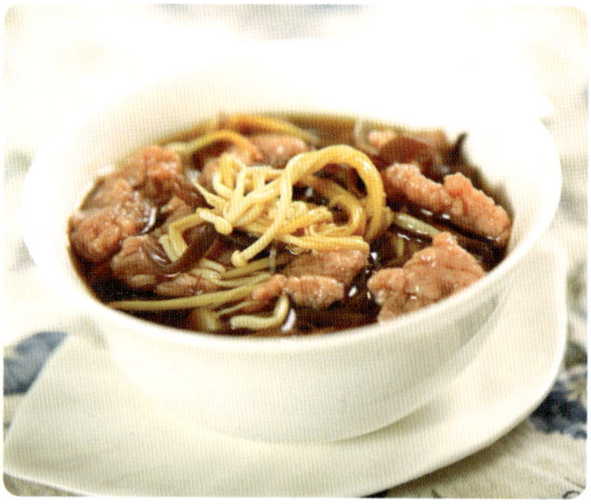

产后42天内，不能盲目节食减肥。因为身体还未完全恢复到孕前的程度，加之还担负喂养宝宝的任务，此时，正是需要补充营养的时候。产后强制节食，不仅会导致新妈妈身体恢复慢，严重的还有可能引发多种产后并发症。

葱油海螺

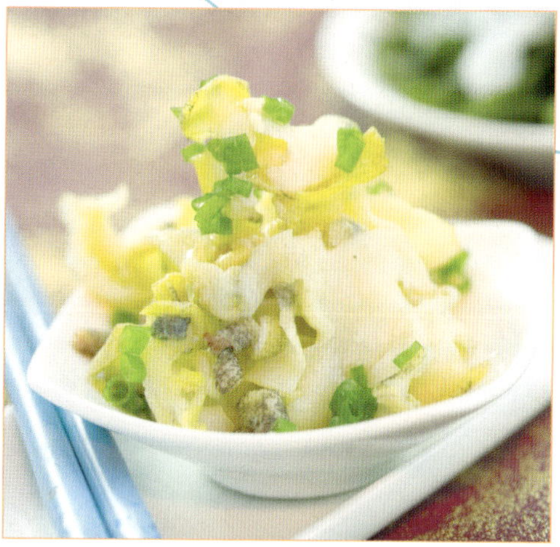

材料

鲜海螺肉300克，葱叶40克。精盐1/2小匙，白糖少许，食用碱、香油各1小匙，植物油1大匙。

做法

1.海螺肉洗净，片成薄片，再放入盆中，加入适量清水和食用碱，浸泡10分钟，然后下入沸水锅中焯熟，捞出晾凉，装入盘中。

2.葱叶洗净，切成葱花，放入四成热油中炸香出味儿，滗出葱油；将精盐、白糖、香油、葱油放入碗中调匀，浇在海螺肉上，拌匀即可。

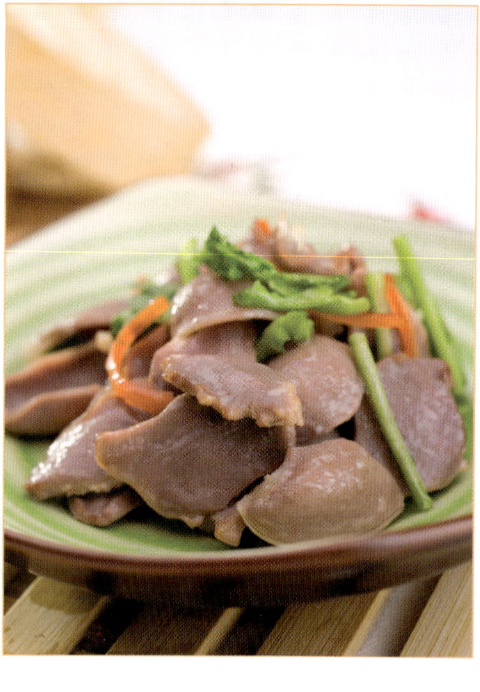

香菜拌鹅肫

材料

鹅肫250克，香菜50克。红卤水适量，精盐1/2小匙，香油2小匙。

做法

1.鹅肫去除污物，反复冲洗干净，放入沸水锅中焯一下，然后投入卤水锅中卤至软熟，捞出切成0.3厘米厚的片。

2.香菜择洗干净，切成6厘米长的段。取一拌盆，放入鹅肫、香菜段、精盐、香油，充分拌匀后装盘即成。

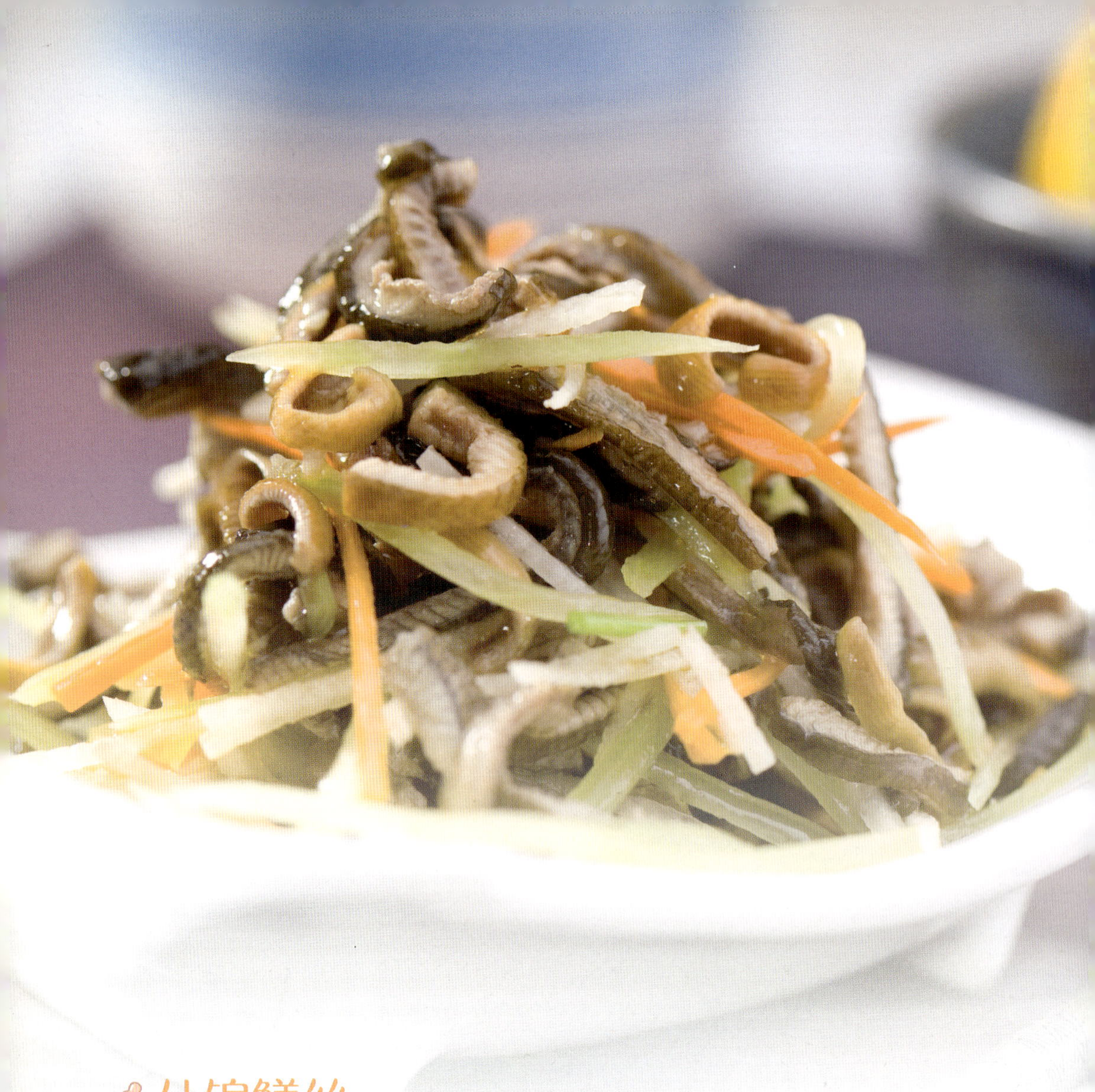

什锦鳝丝

材料

净鳝鱼肉150克，胡萝卜丝、白萝卜丝、青笋丝各50克。葱段15克，姜片10克，精盐1小匙，白糖少许，料酒4小匙，香油2小匙。

做法

1.鳝鱼肉洗净，放入沸水锅中，加入姜、葱、料酒焯熟，捞出冲凉，切成8厘米长的丝。

2.胡萝卜丝、白萝卜丝、青笋丝放入碗中，加入少许精盐拌匀，使之质地回软，冲净沥干；盆中加入精盐、白糖、香油调匀，放入鳝鱼丝、胡萝卜、青笋、白萝卜拌匀，即可装盘上桌。

番茄烧牛肉

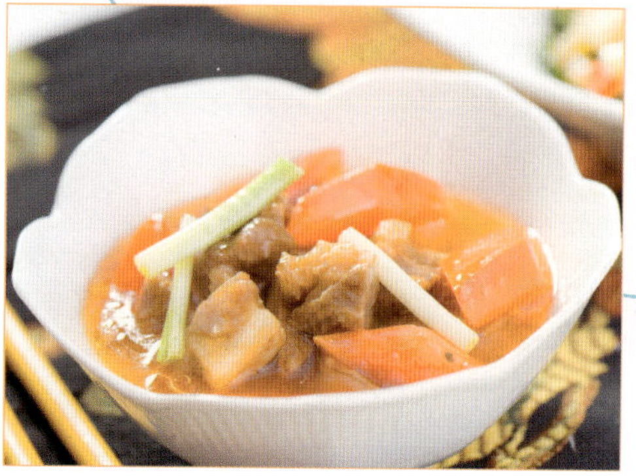

材料

牛肉块400克，番茄150克。葱、姜末各1小匙，白糖、酱油各3小匙，精盐1小匙，料酒4小匙，大料2粒，水淀粉5小匙，香油5小匙。

做法

1.牛肉块洗净，用开水焯烫；番茄洗净，切块。

2.炒锅上火，加油烧热，放入八角、葱姜末炒香，添入料酒、酱油、清汤、牛肉块、番茄、白糖，煨至牛肉熟烂，加水淀粉、香油即可。

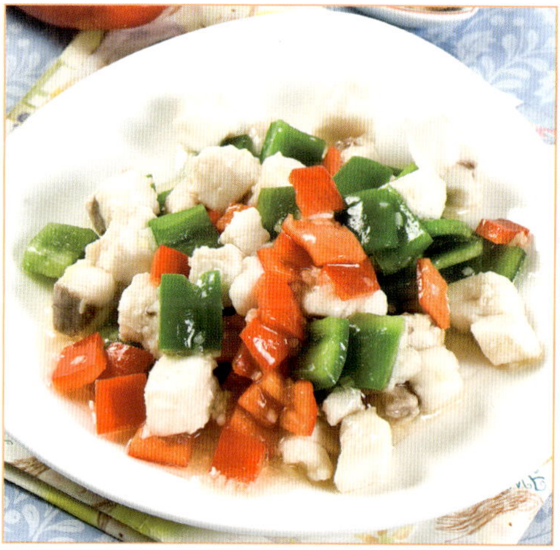

清炒鱼丁

材料

净鱼肉350克，青椒、红椒各50克，鸡蛋清2个。葱花15克，姜末5克，蒜片10克，精盐、白糖、米醋各1小匙，胡椒粉1/2小匙，料酒2大匙，淀粉2小匙，香油少许，鲜汤3大匙，熟猪油适量。

做法

1.青椒、红椒洗净，去蒂及籽，切成小丁；取一小碗，放入少许精盐、白糖、米醋、鲜汤调匀，制成味汁。

2.鱼肉洗净，片去鱼皮，在表面剞上浅十字花刀，再切成小丁，用少许精盐、料酒、胡椒粉、鸡蛋清、淀粉拌匀上浆，下入五成热油中滑散、滑透，捞出沥油。

3.锅中留底油烧热，先下入葱花、姜末、蒜片炒香，再烹入料酒，放入青椒丁、红椒丁略炒。

4.泼入味汁，下入滑好的鱼丁快速炒匀，再淋入香油，即可装盘。

上汤芥蓝

材料

芥蓝250克，冬笋、火腿丝各25克，香菇15克。葱段、姜片、精盐、高汤、熟猪油各适量。

做法

1.香菇用温水泡软，去蒂，洗净，沥干水分切成丝。

2.冬笋去根，用清水洗净，沥去水分，切成丝。火腿丝、香菇丝、冬菇丝放入碗内，上笼蒸熟，取出。

3.芥蓝清洗干净，削去老皮，切成段，放入加有少许熟猪油的沸水中快速焯烫一下，捞出沥水，码放在盛有三丝的容器内。

4.净锅置火上，加入熟猪油烧热，下入葱段和姜片炝锅，捞出葱姜不用，添入高汤烧沸，加入精盐。出锅浇在盛有芥蓝的容器内，入笼蒸至芥蓝熟透，取出；扣入盘中，汤汁滗入锅中烧沸，勾薄芡，浇在芥蓝上即成。

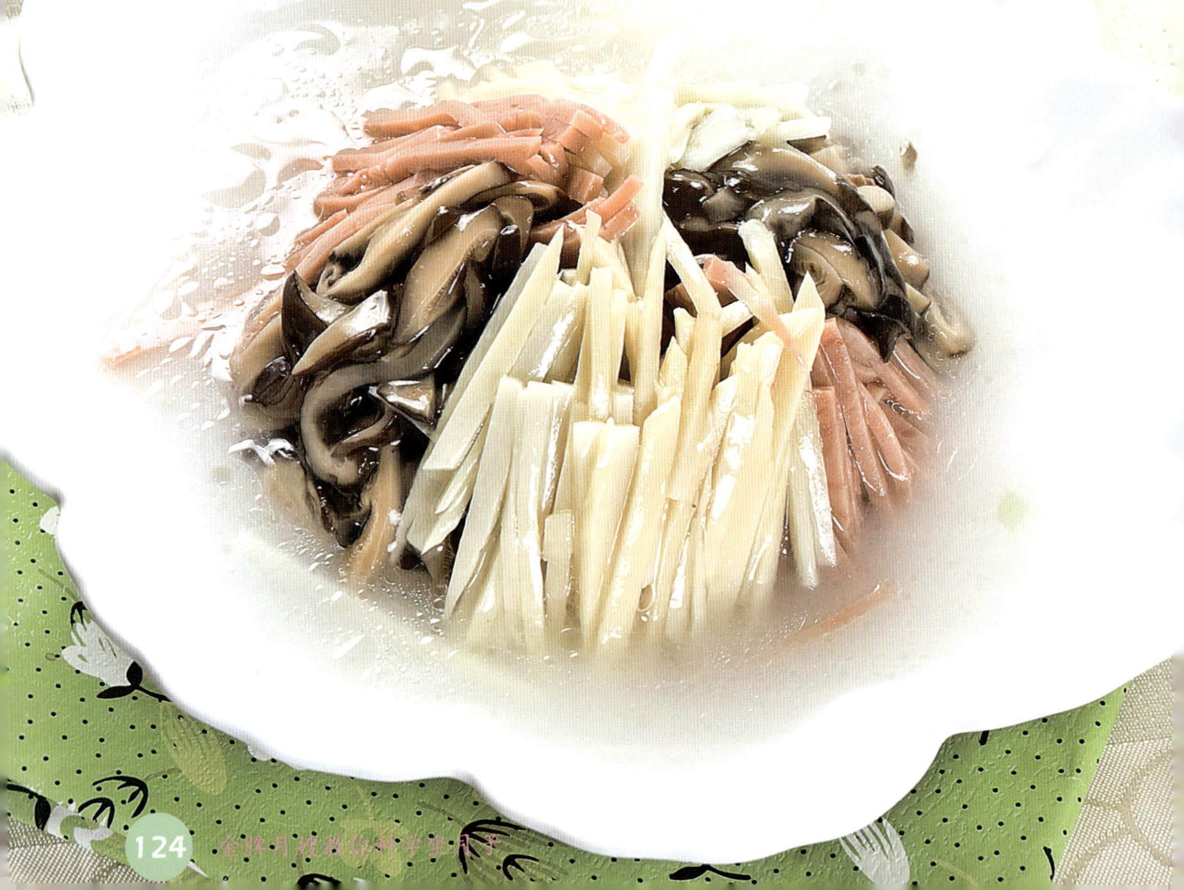

香酥鲜菇

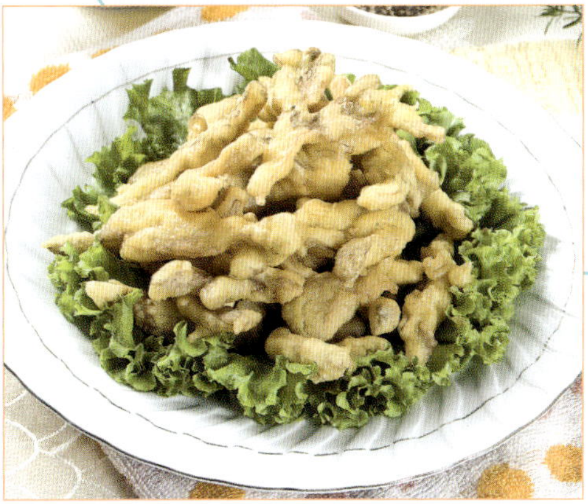

材料

鲜平菇条300克，鸡蛋2个，净生菜叶少许。精盐1/2小匙，花椒盐1大匙，淀粉75克，植物油适量。

做法

1.鸡蛋磕入碗中，加入少许精盐、淀粉及植物油搅匀成软炸糊；平菇去蒂，洗净，撕成小条。

2.平菇放入沸水锅中焯烫，捞出过凉，加精盐腌渍，取出攥干，放入软炸糊内拌匀。

3.锅中加油烧热，放入平菇条炸至浅黄色捞出，再次放入九成热油锅中炸至酥脆，捞出沥油，放在垫有生菜的盘中即可。

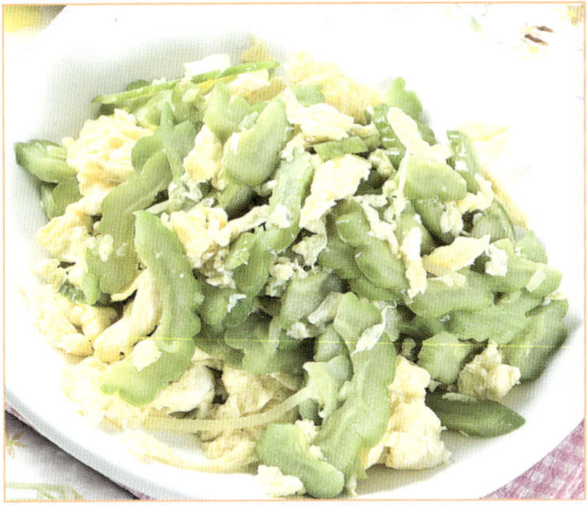

鸡蛋炒苦瓜

材料

鸡蛋5个，苦瓜300克。葱花、姜丝各15克，精盐2小匙，白糖少许，植物油5大匙。

做法

1.鸡蛋磕入碗中搅散；苦瓜去皮及瓤，洗净，切成片，再下入加有精盐、植物油的沸水中略焯。

2.锅中加适量油烧热，倒入蛋液炒成蛋花，出锅待用。

3.锅中留底油烧热，放入葱花、姜丝炒香，再放入苦瓜，加入精盐、白糖调味，然后放入蛋花翻炒均匀，即可出锅装盘。

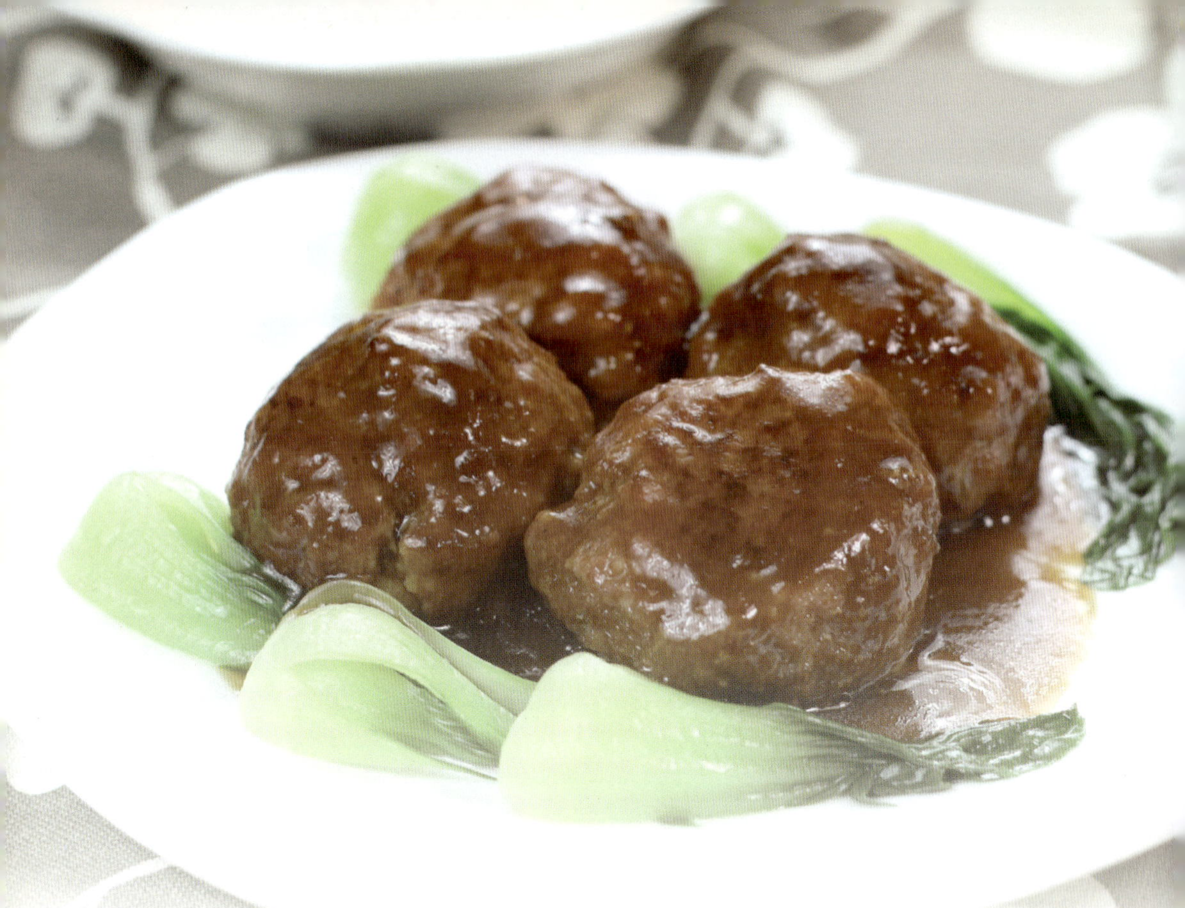

菜心狮子头

材料

五花肉400克，菜心100克，火腿、净荸荠、水发金钩、青豆各25克，鸡蛋1个。葱末、姜汁、葱段、姜片、精盐、料酒、清汤、酱油、淀粉、植物油、水淀粉、熟鸡油各适量。

做法

1.五花肉去掉杂质，洗净，剁成蓉；火腿、净荸荠、金钩、青豆切成碎粒，全部放入容器内，再加上葱末、姜汁、鸡蛋、精盐、酱油、淀粉调拌均匀成馅料。

2.将馅料团成4个重约150克的扁形圆子成狮子头生坯；菜心洗净，放入净锅内，加上少许精盐炒至熟，出锅放在盘内垫底。

3.净锅置火上，下入狮子头生坯炸上颜色，捞出沥油，放在大碗内，加入葱段、姜片、清汤、料酒和精盐，放入蒸锅内，旺火蒸1小时。

4.取出丸子，放在盛有油菜的盘内；将蒸丸子的汤汁放入热锅内，去掉葱姜和杂质，用水淀粉勾薄芡，淋上熟鸡油，出锅淋在丸子上即可。

紫茄子炒青椒丝

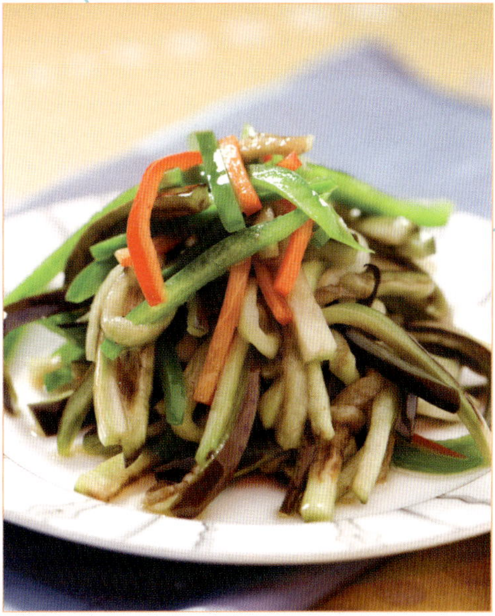

材料

茄子400克，青椒100克。葱末、姜末各5克，蒜末10克，精盐1/2小匙，植物油3大匙。

做法

1.将茄子去蒂，洗净，切成粗丝，再放入清水中浸泡3分钟，捞出挤干水分。青椒洗净，去蒂及籽，切成细丝。

2.炒锅置火上，加油烧至七成热，先下入葱末、姜末、蒜末炒出香味，再放入茄子丝炒软，然后加入青椒丝略炒，再放入精盐翻炒至入味，即可出锅装盘。

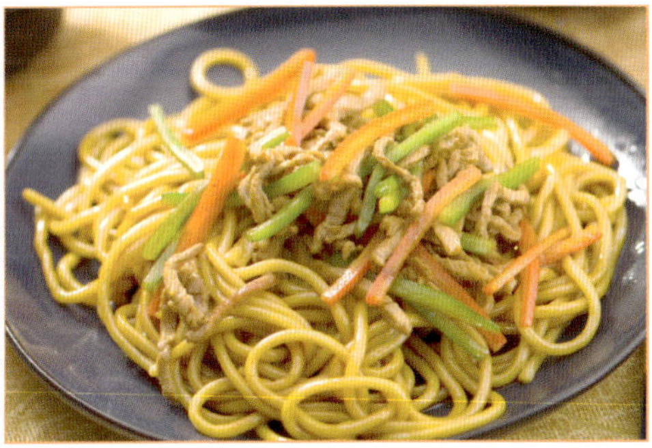

牛肉炒面

材料

面粉300克，牛肉100克，青、红椒丝25克。葱丝、姜丝各10克，精盐1小匙，料酒、酱油各2小匙，肉汤、植物油各适量。

做法

1.牛肉洗净，切成细丝；面粉用凉水加精盐1克和成面团揉匀，擀成大片，折叠后切成面条。锅内加入适量清水烧开，下入面条煮熟，捞出投凉，沥去水分。

2.锅中加入植物油烧热，放入葱丝、姜丝炒香，再下入牛肉丝略炒，然后加入料酒炒熟。再加入肉汤、精盐和酱油，最后放入面条、青、红椒丝炒匀即可。

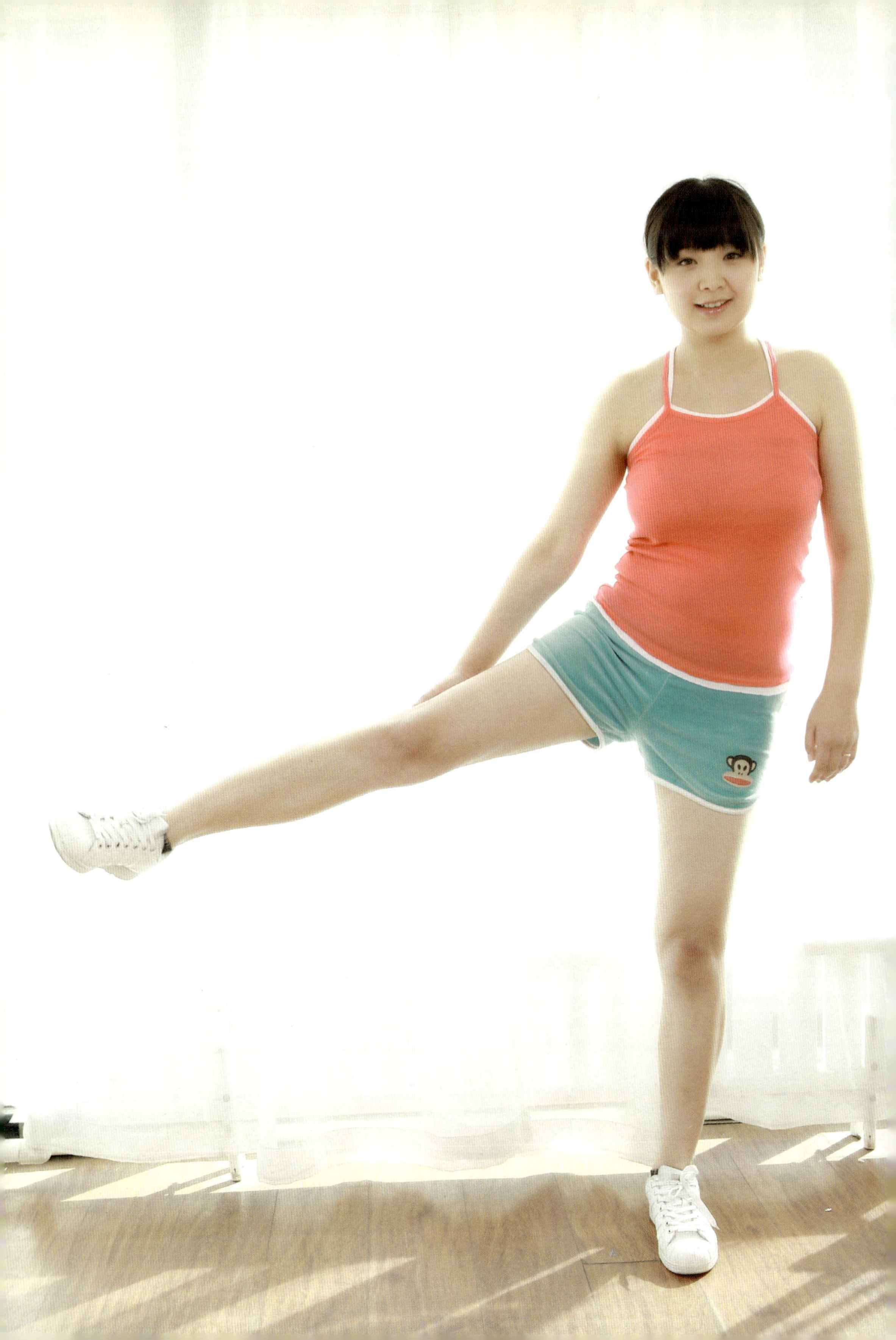

第五章

产后康复与瘦身

子宫恢复是关键

日常生活要护“宫”

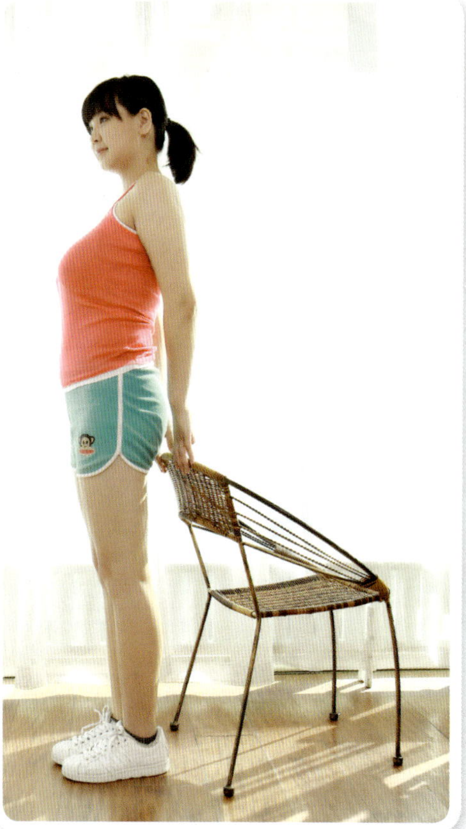

及时排尿

膀胱过胀或经常处于膨胀状态会压迫子宫，不利于子宫的恢复。在分娩后及时排空膀胱对预防生殖炎症也有一定的作用。

适量下床活动

产后6～8小时，新妈妈在疲劳消除后可以坐起来，第二天应下床活动，这样有利于身体生理功能和体力的恢复，帮助子宫复原和恶露排出。

卧床姿势要注意

新妈妈卧床休息时尽量采取左卧或右卧的姿势，避免仰卧，以防子宫后倾；如果子宫已经向后倾曲，应改变姿势，做胸膝卧位来纠正。

产后子宫会出现脱垂吗

女性分娩后，在子宫未复原之前，因为盆底肌肉和支持子宫的筋膜均松弛无弹性，所以不要过早干重活，否则可致子宫脱垂。新妈妈要卧床多休息，不要过早下床活动，更不要参加重体力劳动、走远路或跑步。

坚持母乳喂养

宝宝的吮吸刺激会反射性地引起子宫收缩，加强雌激素分泌，从而促进子宫复原。

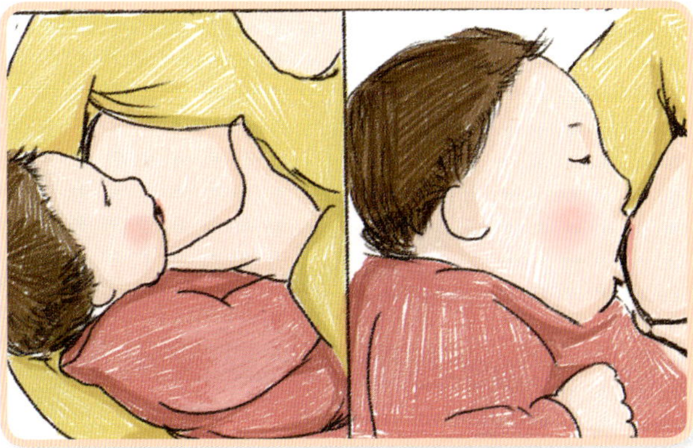

注意会阴部卫生

要注意会阴部卫生，以免引起生殖道炎症，进而影响到子宫。

产后会阴如何恢复

在休息的时候，尽量平躺，以减轻肌肉负担。在使用卫生纸的时候，擦拭的方向由前向后，以避免先前接触过肛门的卫生纸碰到阴道。

名称	产褥期子宫、骨盆的恢复时间	
子宫	大小	产后6周
	重量	产后8周
子宫内膜	壁蜕膜	产后7～10日
	下层蜕膜	产后6～8周
子宫肌	长度	产后2周
	肌细胞	产后6周
	结缔组织	产后6周
子宫下部	颈管	产后4～6周
	子宫阴道部	产后3周
	内子宫口	产后10～12周
	外子宫口	产后3周
骨盆	盆底肌群	产后2～3周
	结缔组织	产后2～3周

子宫恢复训练运动

腹式呼吸

↓面朝上仰卧，双手放在腹部，双膝上屈，吸气至下腹部，使下腹部凸起；然后呼气，做深呼吸。每次10下，每日2～3次。

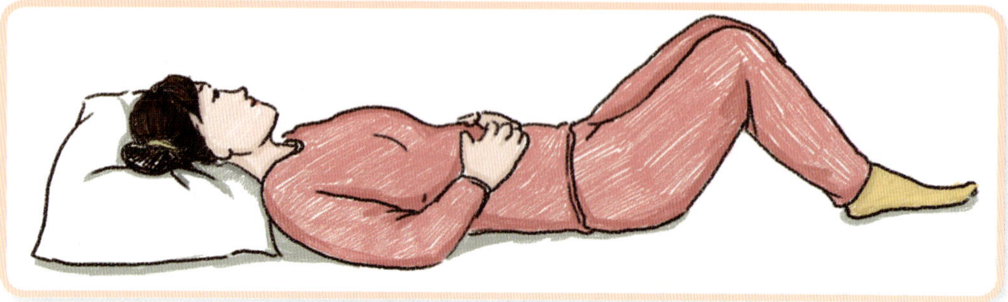

腰部用力转身

→背部挺直坐立，右腿弯曲前放，左腿自然弯曲向后放平；双臂弯曲，掌心向前上举，然后腰部用力向左后方转身，转到最大限度后再转回还原。交换左右腿位重复上述动作。

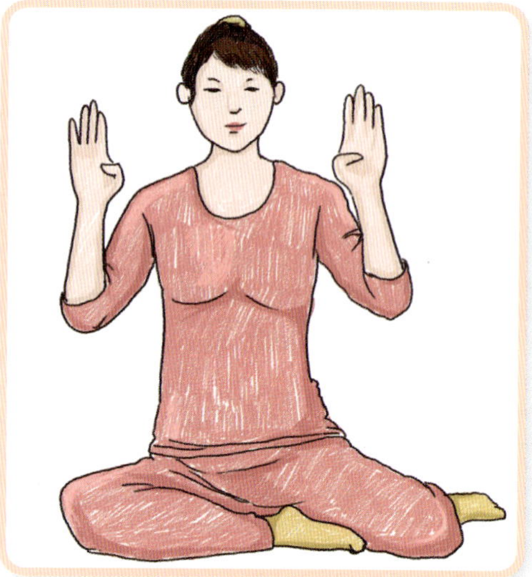

产后为何出汗多

在怀孕时，体内潴留水分较多，到产褥期，多余水分将通过皮肤排出，皮肤排泄功能旺盛。所以产后出汗多是正常的生理现象，不必过于担心。出汗多时要勤换衣被，身体可用毛巾擦干或用温水擦身，这样可以防止感冒。

胸膝卧位

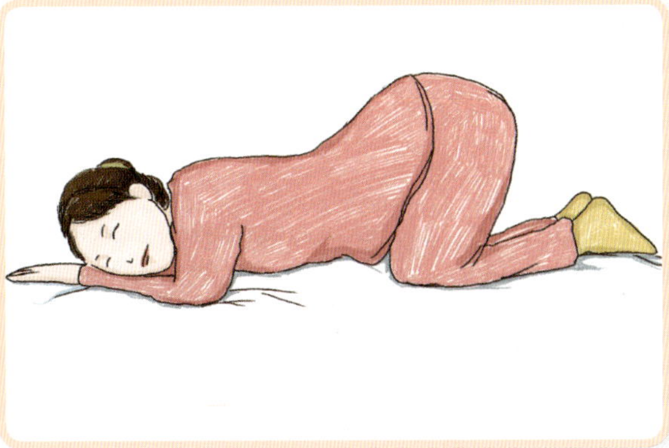

→跪于床上，并使脸及胸部尽量贴紧床面，双腿并拢，屈臂平放，头转向一侧。此动作每次保持10分钟左右，每天做2～3次，可防止子宫后倾，促进恶露排出。从产后第十四天开始做，不可过早进行。

骨盆倾斜操

↓面向上仰卧，脊背贴紧床面，双手放在腰上。然后，右侧腰向上抬起，扭向左侧，停两秒钟再回复原来状态；然后抬起左侧腰，扭向右侧，左右交替进行。每次5遍，每日3次。注意不能屈膝。此动作可使腰部变得苗条。

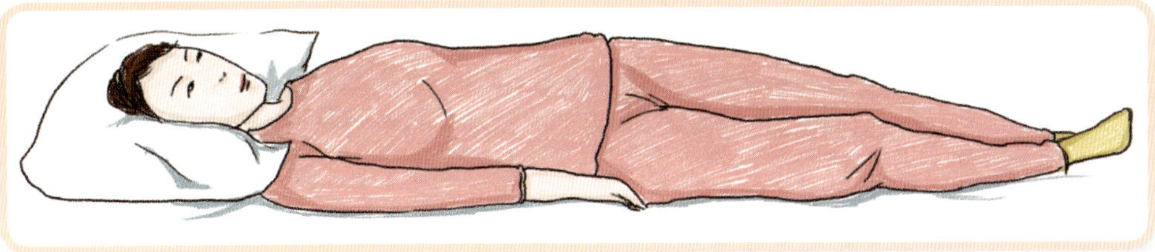

子宫恢复操

↓面朝下趴下，枕头放在腹部下，脸侧向一边，保持自然呼吸。即使这样睡着也没关系。早晚各做45分钟。可以防止子宫后位，促进子宫回到正常的位置上。

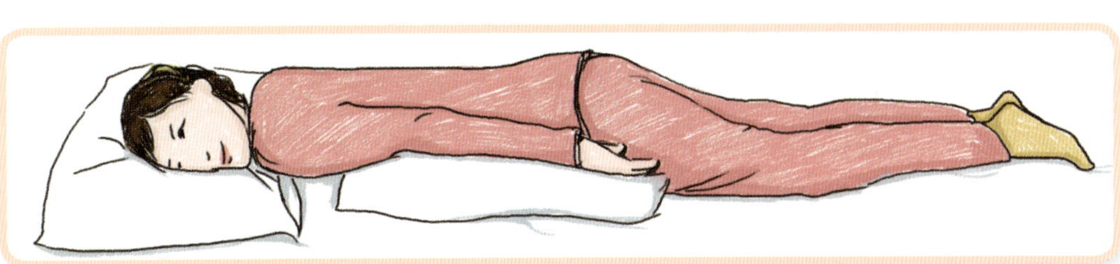

阴道要“紧”练习

呵护会阴伤口

会阴部是指阴道与肛门之间几厘米的狭窄区域，它是胎儿从新妈妈腹中娩出的下出口部。

自然分娩中撕裂与侧切手术都会给会阴留下伤口，成为细菌感染的主要通道，进而引发生殖系统疾病。在月子中呵护会阴，一定要注意以下几点。

保持清洁

不论是自然分娩留下的伤口，还是切开的伤口，一般都可在3~5天愈合，每天要用温开水冲洗会阴部两次；为防止伤口污染，排便后应该由前向后擦，还需再次冲洗，然后用消毒棉擦拭冲洗外阴；注意勤换卫生护垫，避免湿透而浸湿伤口，造成感染。

防止便秘

新妈妈要在会阴恢复的1周内，进食少渣饮食，如牛奶、蛋藕粉、藕粉、蛋汤、米汤、稀粥等半流质食物，以防形成硬便难以排出，影响会阴伤口。便秘时，多吃些香蕉有利于通便，或用开塞露或液状石蜡润滑，不可进气用力扩张会阴部，解便时宜先收敛会阴部和臀部，然后坐在马桶上，可有效地避免会阴伤口裂开。

什么是骨盆肌肉恢复

分娩过后，这些肌肉会极度扩张而脆弱。产后一周内，骨底组织水肿消失，张力开始恢复，因此，要尽可能运动这些肌肉，使它们恢复强健的状态。

注意动作

尤其是拆线后2～3天内，避免做下蹲、用力动作；坐立时身体重心偏向右侧，既可减轻伤口受压而引起的疼痛，也可防止表皮错开；避免摔倒或大腿过度外展而使伤口裂开。不宜在拆线当日出院，伤口裂开多发生在伤口拆线的当天，回家后伤口裂开会给处理带来麻烦。

采取右侧卧位

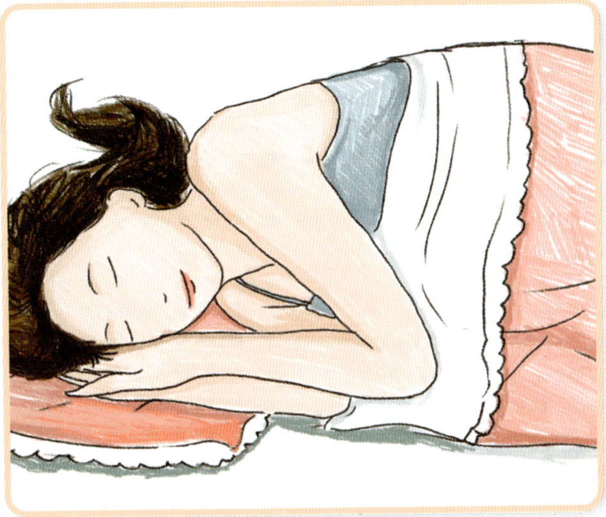

产后最初几天，新妈妈宜采取右侧卧位，可防止恶露中的子宫内膜碎片流入伤口，形成子宫内膜异位症，也可以促使伤口内瘀血流出，不致内瘀而形成血肿，影响愈合。待产后4～5天伤口长得较为牢固，恶露难以流入时，便可以采取左右轮换卧位。

产后阴道何时恢复

阴道黏膜皱襞因为分娩时过度伸张而消失。产褥期内，阴道肌肉张力会逐渐恢复，但不能完全达到孕前水平。黏膜皱襞大约在产后3周开始重新长出。

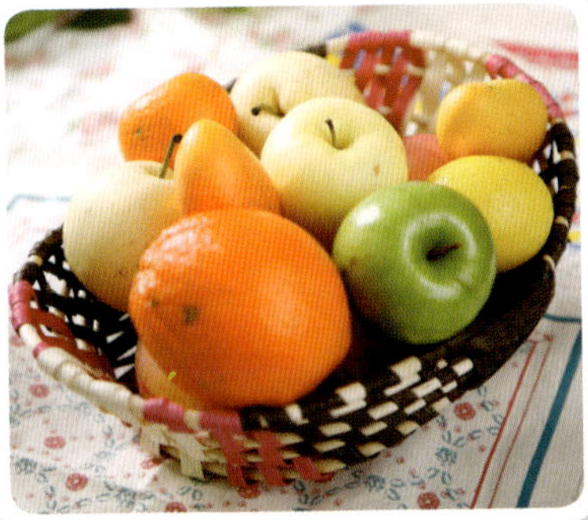

注意饮食

注意营养均衡，除细粮外应吃些粗粮，多吃新鲜蔬菜和水果，多喝猪蹄汤等汤饮，补充蛋、瘦肉，促进伤口修复；除了严禁辛辣及刺激性食物外，在伤口未愈合前要少吃鱼类。这是因为鱼中含有的有机酸物质，具有抑制血小板凝集的作用，不利于伤口愈合。

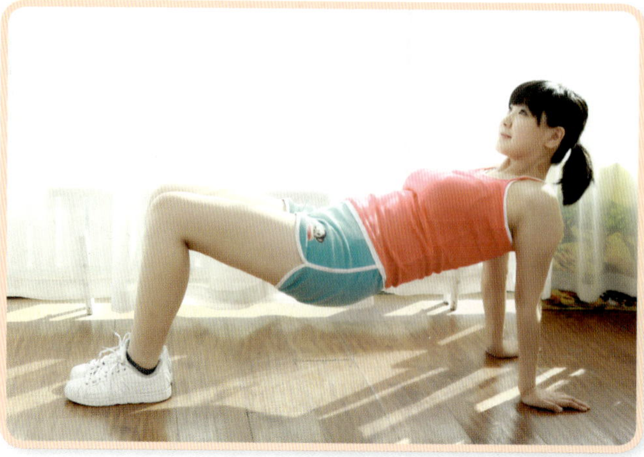

腹肌及臀部锻炼

仰卧床上，双腿屈起，以双手及两足支撑，向内翘起骨盆部；在抬头的同时，用力收缩臀部。从产后第四天至第六周周末进行锻炼，有利于恢复松弛的腹部及臀部，减少脂肪堆积。

俯撑骨盆

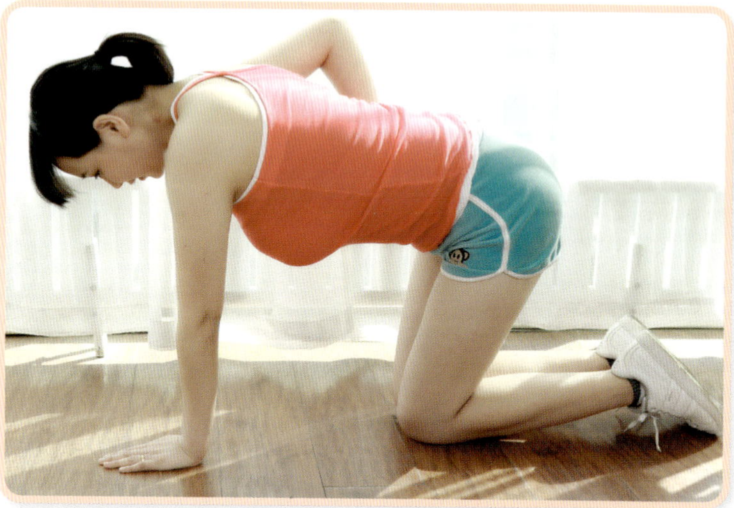

骨盆摇动也可以有效地减轻背部的疼痛；在做动作时，可以让宝宝看着自己：双膝着地，双手支撑地板，背部保持平坦，收缩腹部的肌肉，并拱起背，有如正发怒的猫一般。头部与背部保持水平状，然后，放松并回复至原状，试着避免让背部在维持平直之前放松。为加强背部肌肉，只要做以下的运动就可以办到了：保持背部平坦，低下头来，开始伸直一只脚，保持一只脚与背成直线，不要过高；弯曲膝盖，同时将之置于地板上，让头部回到中心位置。重复6～8次，然后，换另一只脚再做6～8次。

仰卧支撑

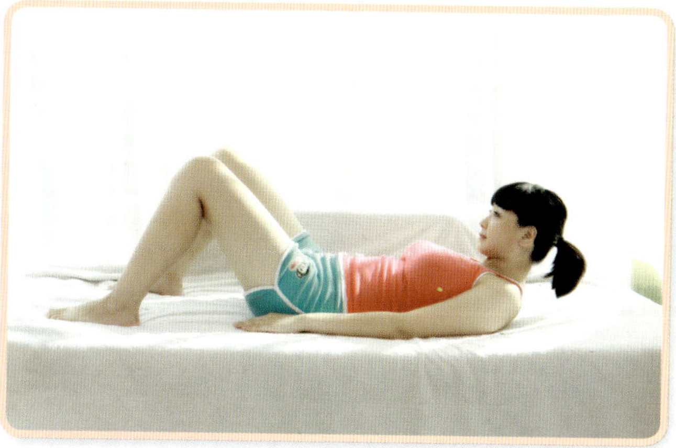

这是对于产后恢复非常有益的运动：这种运动有助于使姿势正确，在剖宫产后，也有助于减轻新妈妈疼痛。

仰卧，屈膝，脚掌贴于地面，双手置于背部，同时感觉到轻微的空隙。深呼吸，随后再慢慢吐气，同时将背部的肌肉平贴在地板上，压在手上。停留4秒钟，然后放松，重复10次，使肌肉的力量增强。这动作渐渐地能做得越来越久。当你对这种运动熟练的时候，可以坐着或站着，以减轻背痛。在做这个运动的同时，也可以做骨盆收缩运动。

举腿缩阴操

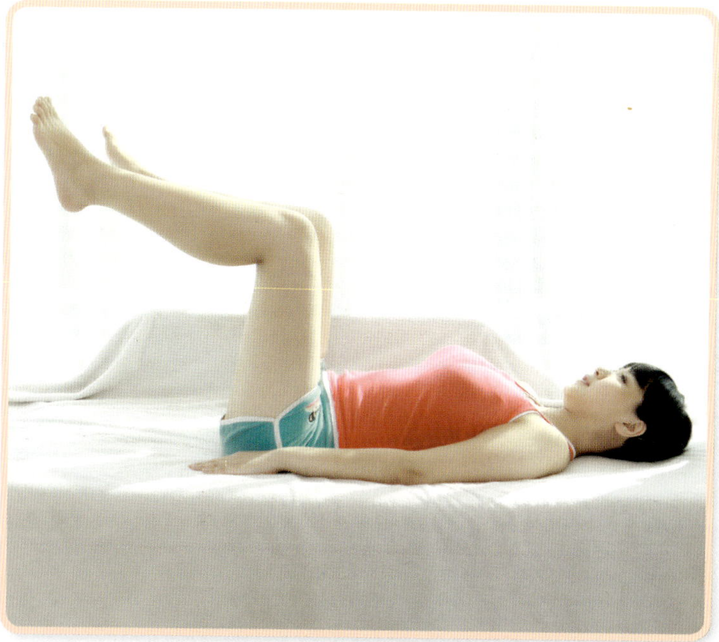

新妈妈靠床缘仰卧，臀部放在床缘，双手把住床沿，以防滑下，然后把双腿挺直伸出悬空，慢慢合拢，向上举起向上身靠拢，保持双膝伸直。当双腿举至身躯的上方时，双手扶住双腿，使之靠向腹部，然后慢慢地放下，双腿恢复原来姿势。如此反复6次，每天1次。

乳房保健行动

做好乳房护理

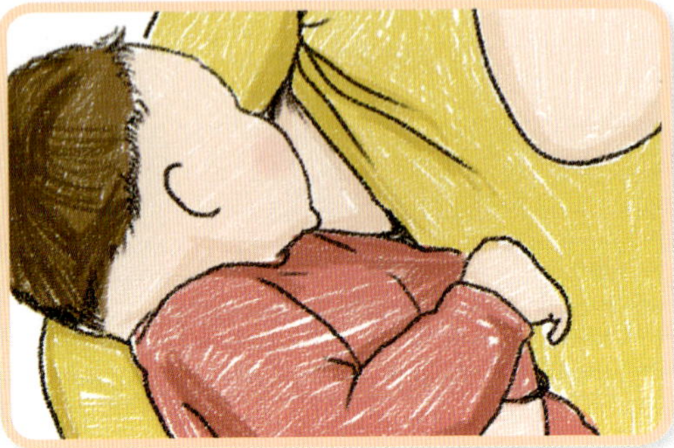

做好乳房护理，有利于更好地哺喂母乳，对以后乳房的恢复也是非常重要的。新妈妈要想坚持母乳喂养宝宝，会遇到很多意想不到的困难。因此在产后要注意乳房的保护，避免乳头损伤及乳腺炎的发生，做个“挺”美妈妈。

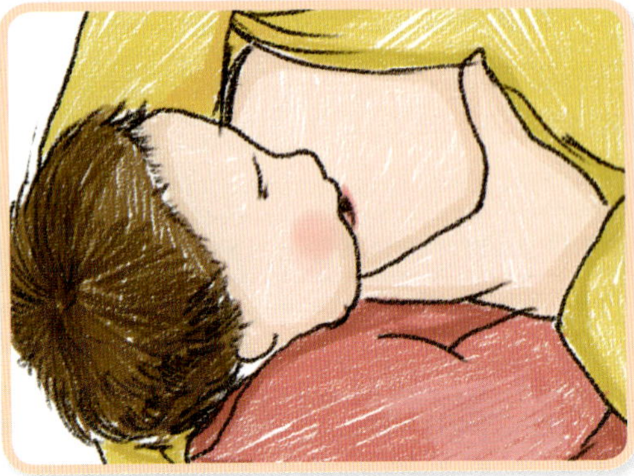

哺乳期正确喂奶

在哺乳期内，妈妈要采取正确的哺乳方法，两边乳房要交替喂奶，当宝宝只吃空一侧乳房时，新妈妈要将另外一侧的乳房用吸奶器吸空，保持两侧乳房大小对称。同时，在喂奶时不要让宝宝牵拉乳头，还要避免乳腺炎的发生。

产后乳房疼痛怎么办

如果觉得很疼痛，哺乳是最好的解决办法。只要宝宝饿了就让他吮吸乳头，而不要考虑定时定量的问题，这样能够帮助乳腺尽快畅通。

及时挤奶

宝宝吃饱后要及时将剩余的母乳挤掉，清空乳房，利于下一次哺乳时能够重新积聚母乳，对乳房保持坚挺、对称也非常重要。选择双手挤奶和单手挤奶都可以。

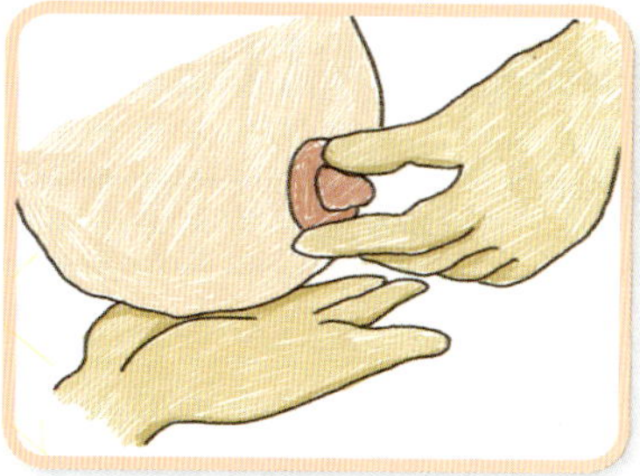

双手挤奶

一只手放在乳房上方，另一只手包住乳房，操作时注意不要揉搓乳房。一点点移动双手，同时向乳头方向按压，以不疼痛为度。

单手挤奶

用一只手掌包住乳房，将拇指和食指放在乳晕上。然后上身保持向前稍斜，放在乳晕上的拇指和食指同时用力向乳房内部直接按压。一定要避免抓伤乳头！

可以用母乳给新生儿洗脸吗

不可以，因为新生儿皮肤娇嫩，血管又丰富，若将母乳涂在颜面部，很容易使细菌在面部大量繁殖后进入皮肤的毛孔中，引起毛囊炎。

选择正确的胸罩

由于乳房的大小及重量的增加，应穿着合身、舒适的棉质胸罩。每天应更换干净的内衣；如果使用胸垫来防止乳汁渗出浸湿衣服，应避免选购有塑胶边或支撑的胸垫。每次喂奶后或湿透时即应更换胸垫。记住在穿上胸罩之前最好保持乳房的干燥。

清洁护理

在沐浴时，使用莲蓬头冲乳房，最好进行冷热交替喷洒，冷热的交替刺激有助于提高胸部皮肤张力，促进乳房血液循环。在正常哺乳结束后，要用温清水将乳房和乳头擦拭干净。切忌使用香皂和酒精之类的化学用品来擦洗乳头，否则会因乳房局部防御能力下降，乳头干裂而导致细菌感染。

平伸曲肘

→直立，双腿分开，双臂和肩部齐平，先向两侧平伸，然后向前弯曲，双手中指相接触，手掌向下，回到开始状态。重复8~16次。

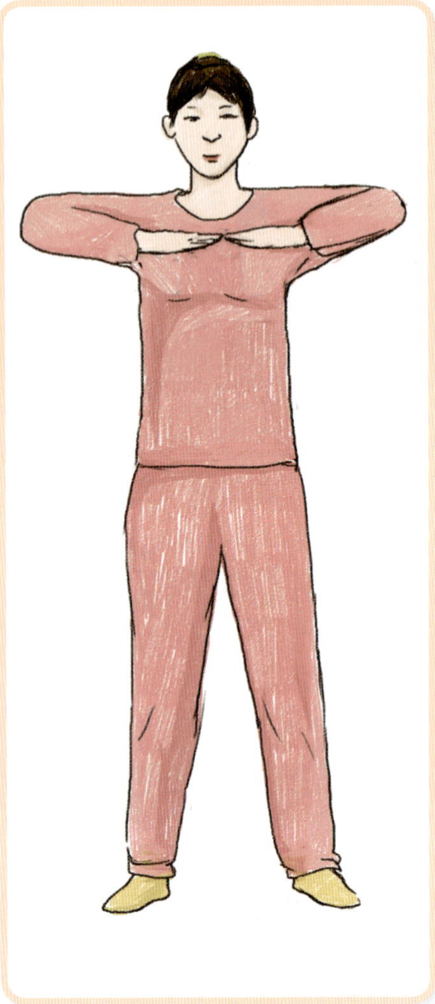

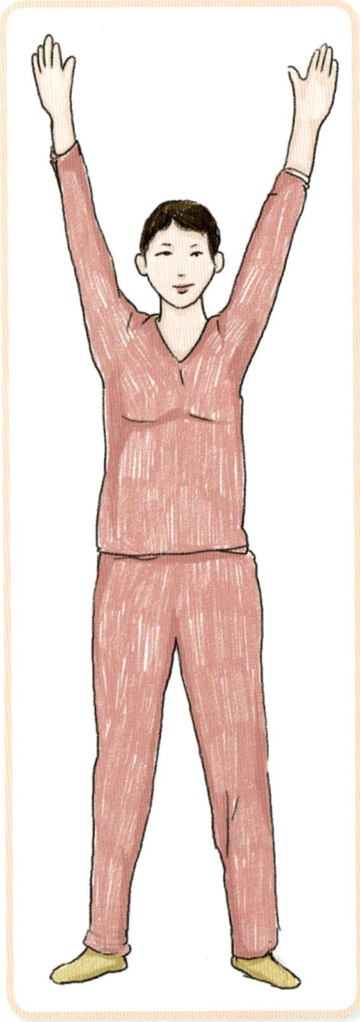

伸展手臂

←靠墙壁站立，举起双臂尽量往上伸展，然后轻轻放下手臂。注意脚跟不可抬起。

交替出拳

双手握成拳头，左右手轮流向正前方击出，当一只手往后拉回的刹那间，乳房一带会感到特别紧迫，此运动有助于保持乳汁的顺畅。

扩胸运动

站立握铃

→双腿分开站，双手紧握哑铃（可用矿泉水瓶代替），上半身略向前倾，背部和颈部保持挺直。然后把哑铃向上抬举到胸前，抬起时吸气，放下时呼气。

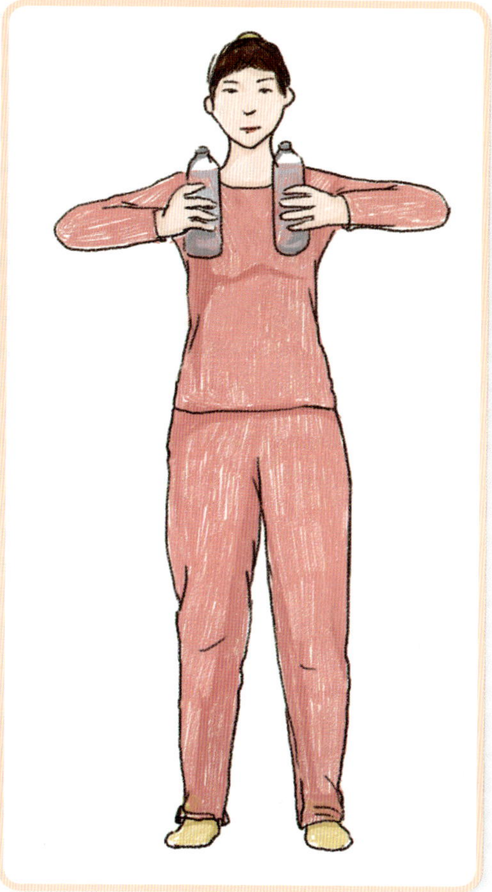

屈臂举铃

↓双腿合并，腰背挺直站立，上身略微前倾，伸开双臂向后摆到最大限度，停留5秒，还原。重复6次。

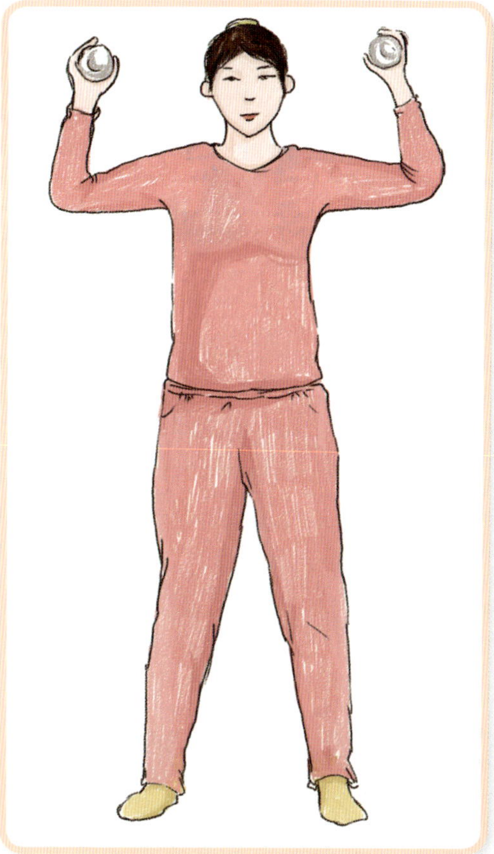

上斜推举运动

双手紧握哑铃，侧举双臂，注意向上推时要呼气，手和肘关节则保持微曲，推至最高点停留2秒；放下时手臂弯曲成90°角，然后重复12次。

完美身材从月子开始

好身材要从注意小细节开始

月子期间要使用腹带

新妈妈在生育后，腹部会松弛，很容易下垂，肌肉弹性降低，这样的腹部使新妈妈形象大打折扣，同时松弛下垂的腹部也给行动带来不便。这时就需要穿具有一定收腹作用的腹带，腹带的上端高过肚脐，这样，腹部肌肉通过外力收紧，不至于下垂。即使穿上职业装，也一样显得好看。但腹带只具有收腹作用，不使用时，腹部又会松弛。

适当控制饮食

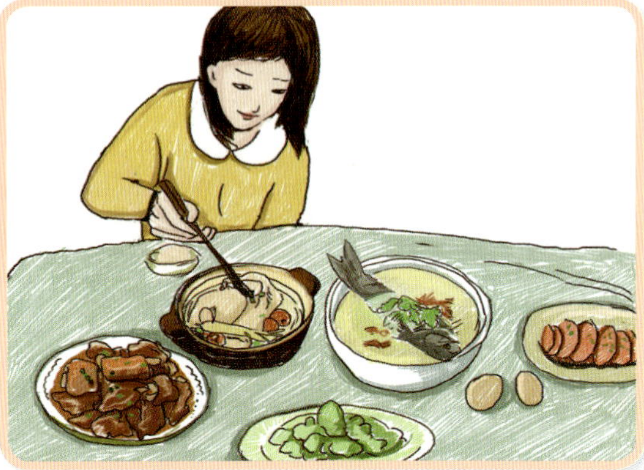

传统的坐月子总是吃许多高热量饮食，又不运动，从而造成产后肥胖。因此坐月子期间，不要吃得过多，避免营养过剩，脂肪在体内堆积。要合理安排饮食，既要吃肉类，也要进食蔬菜、水果，保持营养均衡，并适当运动。

如何用饮食来调理乳汁分泌不足

整个哺乳期间应重视膳食中各种营养素的供给。少吃辛辣、刺激性食品。忌食麦芽、山楂、麦芽精等回乳食品。

拎包时

女性外出一般都会携带提包，在不妨碍别人的情况下，可以把它当成“微型运动器械”前后甩动，这种甩提包的动作可以锻炼手臂肌肉。

但要注重假如提包过重就不要前后甩动了，不然，不仅易损伤肩关节，还可能打伤四周的路人。

等电梯时

等电梯的一段时间，也不是无事可做。可以利用这段时间进行收腹练习。将注意力集中在腹部，全力收紧，感觉仿佛肚脐贴近后背，坚持6秒钟后还原。

坐车时

坐车时，妈妈可以轻松地做做运动。腿成90°摆好，脚跟固定不动，脚尖上下反复摆动，这个动作可以锻炼小腿肚的肌肉，让小腿线条更匀称。同时，坐着的时候还能够锻炼腹肌，双腿并拢抬至离地面约5厘米的高度，将腿悬空，尽量保持这个姿势，能坚持多久就坚持多久。

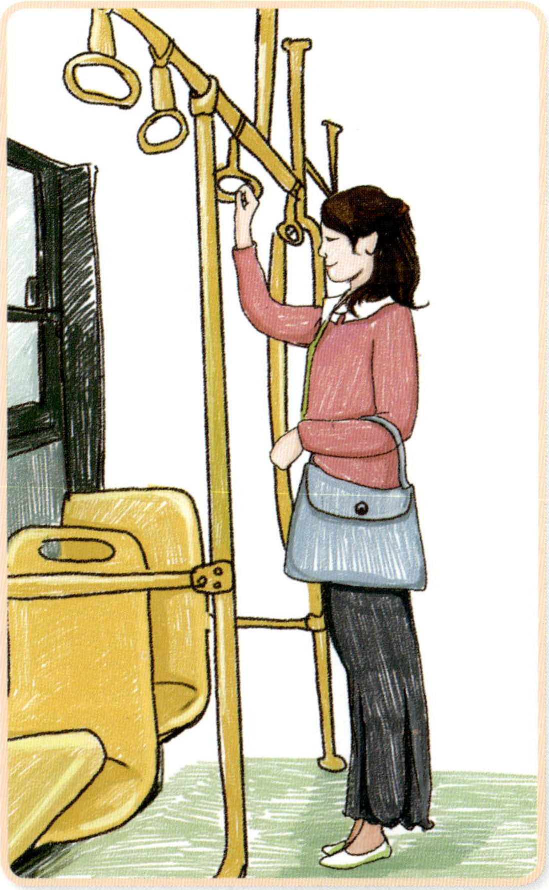

站在公交车上

站着也能做很多小运动，用手拽住车上的吊环，时而用力握紧，时而放松，反复做，可以让手腕变细。

抓紧吊环，双脚微微打开，将身体前倾，此时能感觉腹部肌肉紧绷，可以锻炼腹部肌肉。

重塑美腹操

腹肌操

面向上平躺，双腿屈起，双手放在背后，使后背拱起。轻轻用力收缩腹部肌肉，不要憋气，用力使身体保持平直。此动作每日数次，每次5下。可收缩腹部肌肉。

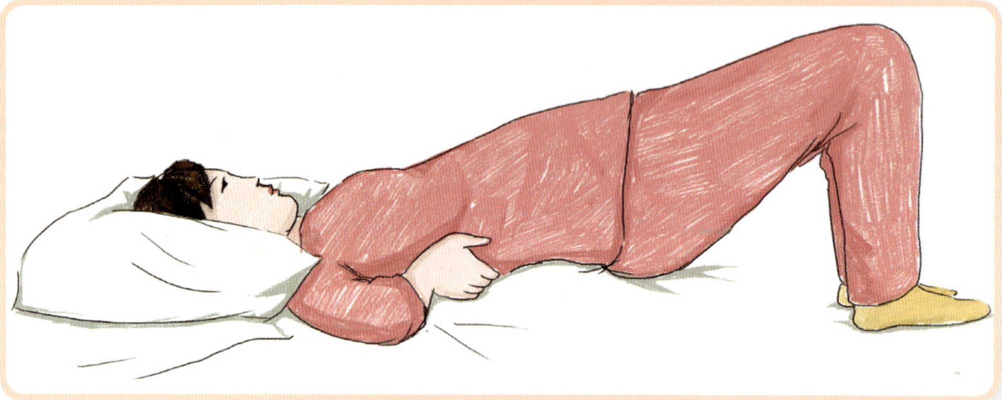

有氧运动可以帮助身体消耗热量。开始训练时可以在8分钟左右，逐渐增加到15分钟，强度要保持在中度。动作不要复杂，容易完成，熟悉动作可以改善动作的质量，提高效率。在一节训练快要结束时更应该强调强度。训练中间，动作强度也应该大一些，但这需要小心地监护。

骨盆摇摆

仰卧，屈膝，脚掌贴于地面。吸气、吐气均匀，同时，腹部肌肉用力，然后做骨盆摇摆运动。

使肌肉紧紧地收缩，并维持脚掌平贴于地板上的姿势。滑动双腿，往两边移动。试着让背部保持仰卧的状态。当背部与地面开始有空隙的时候，再将双腿并拢，弯曲膝盖，同时压缩腹部。然后，再重复进行上述动作。最初，因为腹部肌肉无力，所以双腿张开的程度并不大。但是，当腹部肌肉越来越有力时，双腿张开的角度也会越来越大。

收紧和张开腹肌

1.假如腹直肌有很大的裂口，应该交叉双臂，环绕着腹部，左手在右边，右手则在左边，置于腰部。

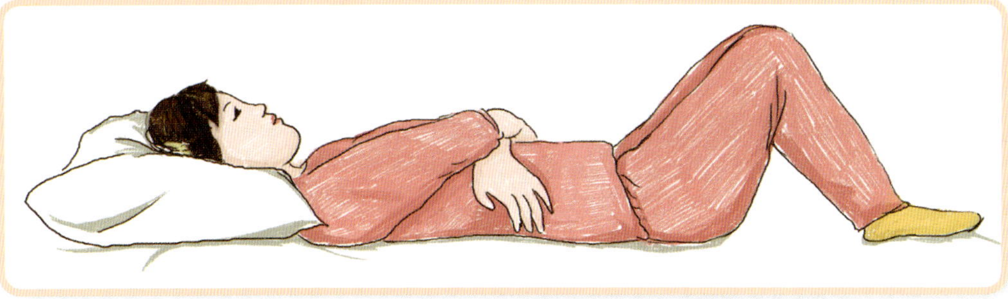

腹肌的训练可以帮助雕塑体形，训练时如果速度减低或改变身体的姿势，锻炼持久力，则可以通过增加重复次数来提高强度。

2.在抬起头部的同时，双手尽量用力地带动头部向双膝中间拉近。

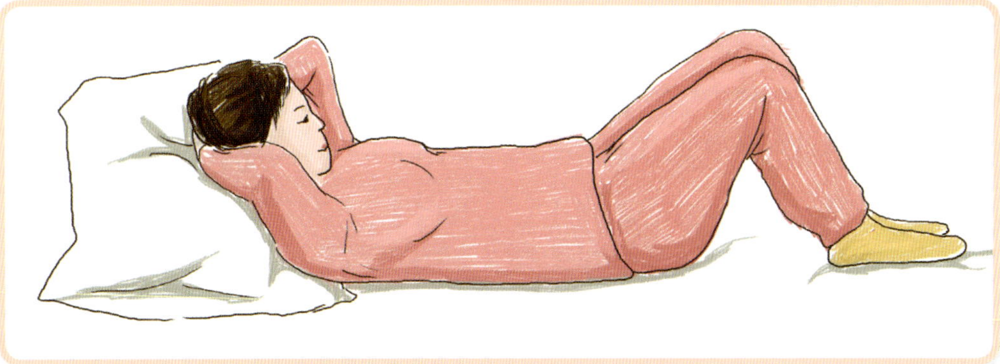

产后为什么会发胖

怀孕期间，摄入过量的高蛋白、高营养食物，产后又大补特补。加上妈妈少动，产后卧床时间过长、能量摄入多、消耗少，使得过多的热量、蛋白质转化成脂肪积聚在皮下，越积越厚，人也就胖起来了。

5分钟瘦臂操

双臂直平举

↓双脚与肩同宽站立，向前出拳。之后呼气，将上身前倾至最大限度；吸气，再把两臂向后摆，重复15~20次。

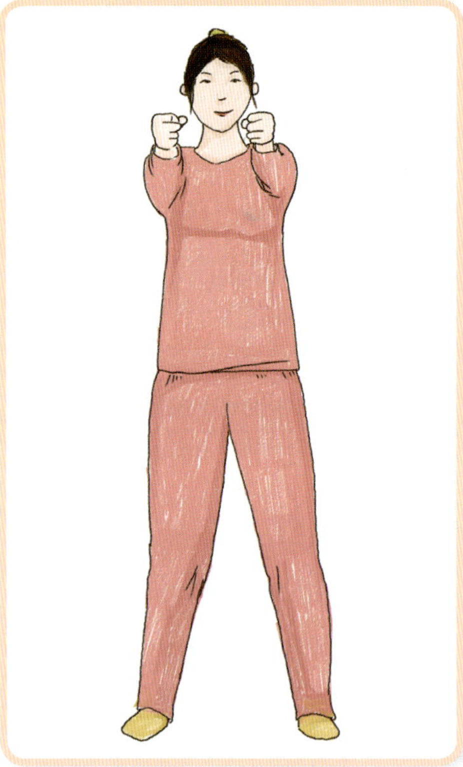

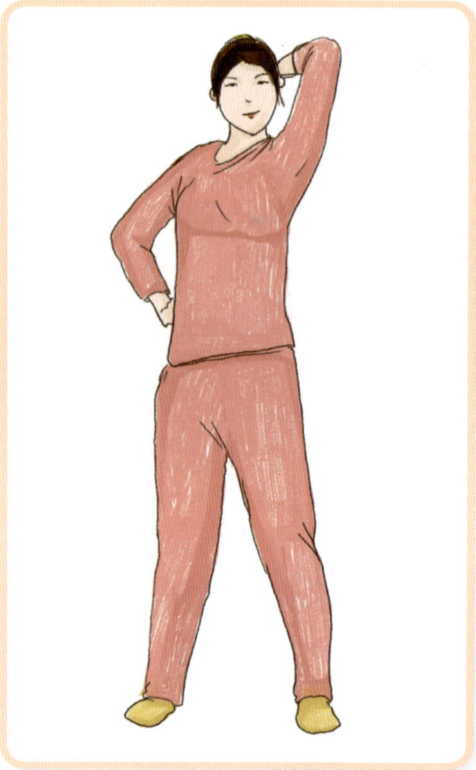

左臂后抬

↑上身直立，左手持哑铃，右手自然放松叉腰；左臂向外伸直，呼气，左臂抬高伸直与肩在同一水平线，再向头后弯曲，注意保持肱二头肌不动；左右臂交替各20次。

运动后是否需要放松

在练习过程中，自始至终都应该保持伸展动作的舒适性，如果动作让人不舒服，应该选择其他方式的训练。虽然只包括伸展动作，但一些被动姿势也可以做稍长时间的训练，但不要增加活动的幅度。

单臂前曲

手持哑铃，把右手臂提高伸直，并向内弯曲，约呈45°；左右手臂交替重复20次。

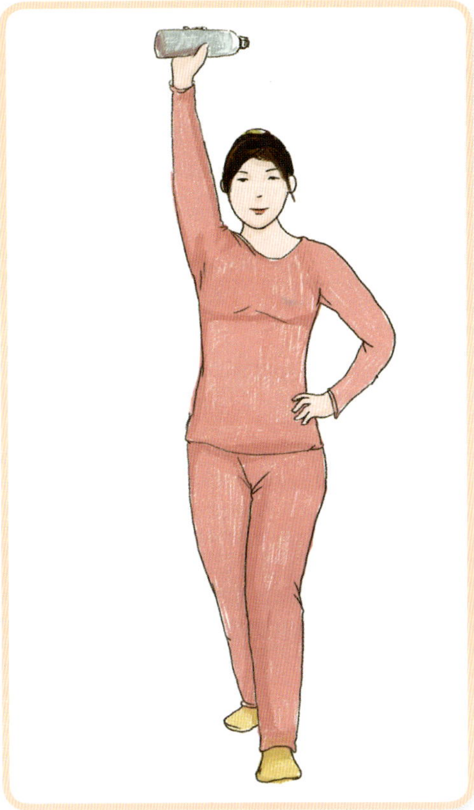

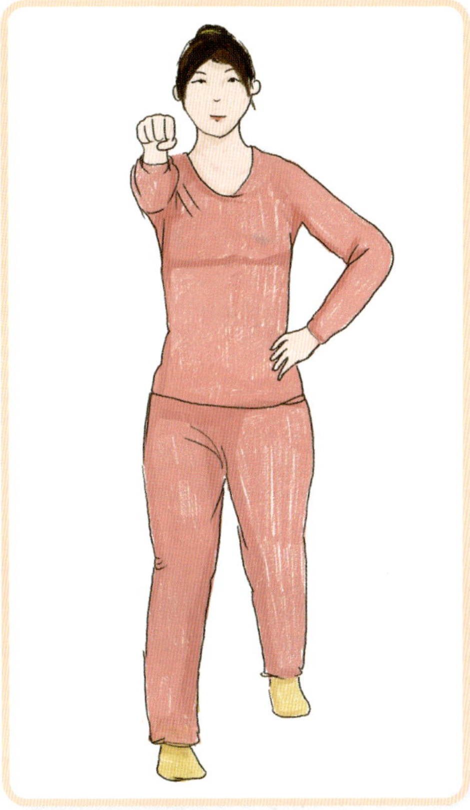

弓步举臂

↑转变站姿，脚呈前后弓字步，上身前倾；然后手持哑铃，右臂重复向上提升放下，以拉动肱二头肌；左右手交替重复20次。

弓步出拳

↑右腿向前迈一步后，随之右臂曲肘并向前打出，而另一只手臂弯曲，收于腰间，以上四节动作连续完成，然后再左右手臂交替练习。

月子期应该避免哪些运动

剧烈的、冲击力大的跑跳动作应避免，因为此时的关节、韧带仍处于松弛状态，动作过大易造成关节脱出。会阴切开或Ⅱ度以上破裂者，在产褥期内不宜做髋关节大幅度外展和外旋运动，以免伤口裂开。

手臂环绕

落臂下蹲

↓弯曲右手臂，用左手托住左臂。当放下手臂的时候，弯曲膝盖。当手臂向上举时，伸直膝盖。恢复原来的姿势，左手臂的运动重复进行4次。然后，换右手臂再重复4次。

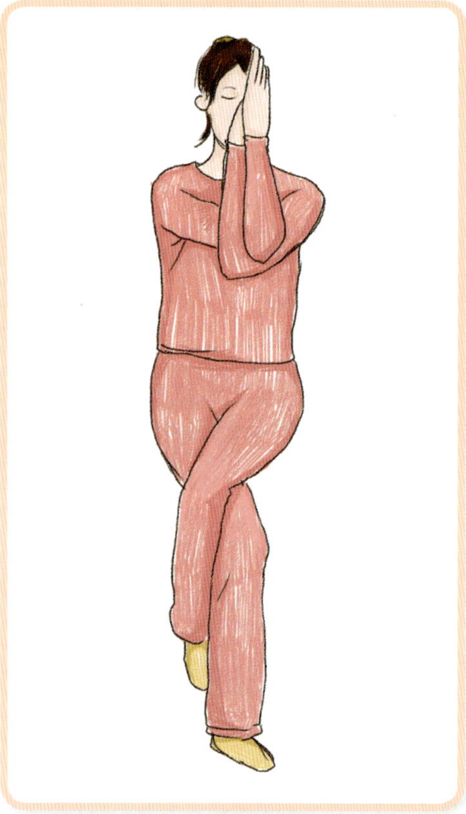

右臂上举

↓双脚分开站立，脚尖微微向外，将重心平均置于双脚上。要确定臀部和腹部已经收紧，然后，右手臂高举过头顶。

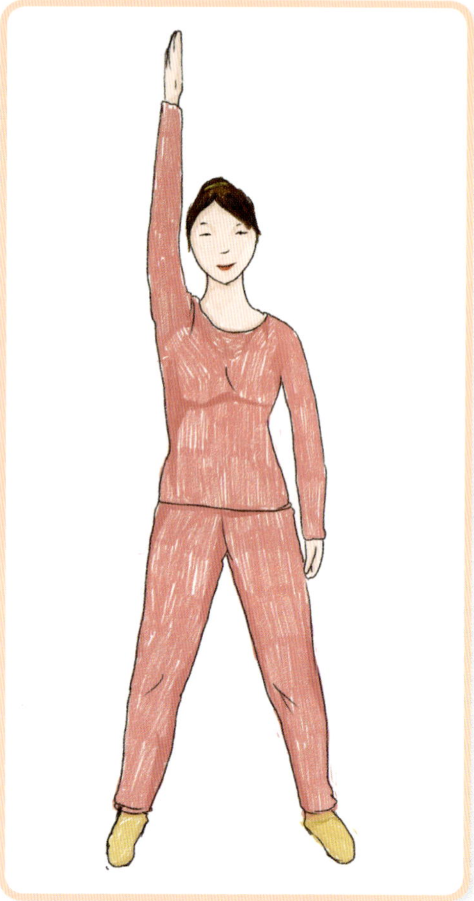

运动前是否应先做热身运动

需要热身运动。热身运动和提高心率方面的运动作用是相同的。通过热身运动后能更为有效地锻炼，可以取得明显的效果。

恢复娇翘美臀

转臀运动

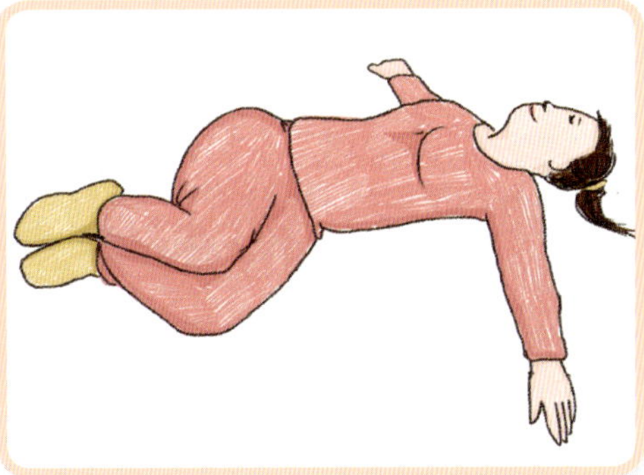

→动作：身体躺卧，手肘平放于地、双脚合并、屈膝，双膝向左下压地板，再向右下压地板。

功效：可促进血液循环，使臀部肌肉恢复弹性。压双膝时，脚尖应尽量保持不动，这样功效较佳。

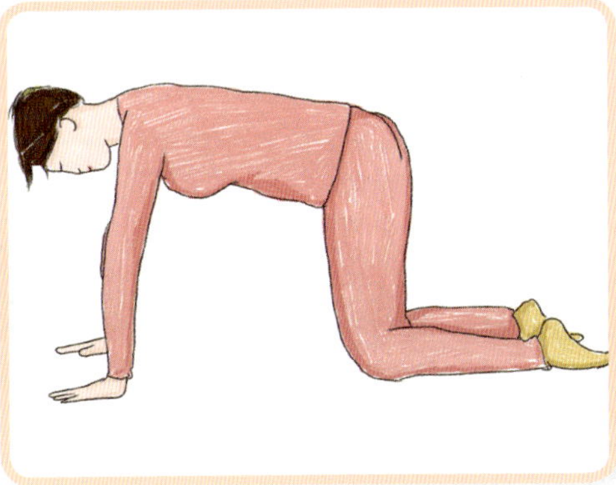

爬行运动

←动作：手撑起上半身，屈膝，趴于地上，类似擦地状。妈妈可用护膝，避免受伤。

功效：也可以借出汗将“囤积”体内的水分排泄掉，恢复臀部的肌肉弹性。

美臀运动

动作：平躺在床上，双手抱左膝，将左膝靠向腹部，再换右膝。或以手抱双膝，同时靠向腹部。

功效：两腿可交换做，也可以同时做，可美化臀部并收缩小腹。

臀部实施按摩健美

体育锻炼可加速脂肪分解，并能加强臀部肌肉的承托力，但有些人不能从事运动量过大的锻炼，如心血管系统疾病患者。这样，按摩就成了最佳选择。

塑造完美大腿

使用弹力绷带或医用弹力套袜

这是最简单，也是很实用的保养之法，它可以压迫下肢静脉，迫使血液向心脏回流，从而消除或减轻下肢肿胀、胀痛等症状。在孕晚期，采用此法护理双腿亦可减轻水肿程度。

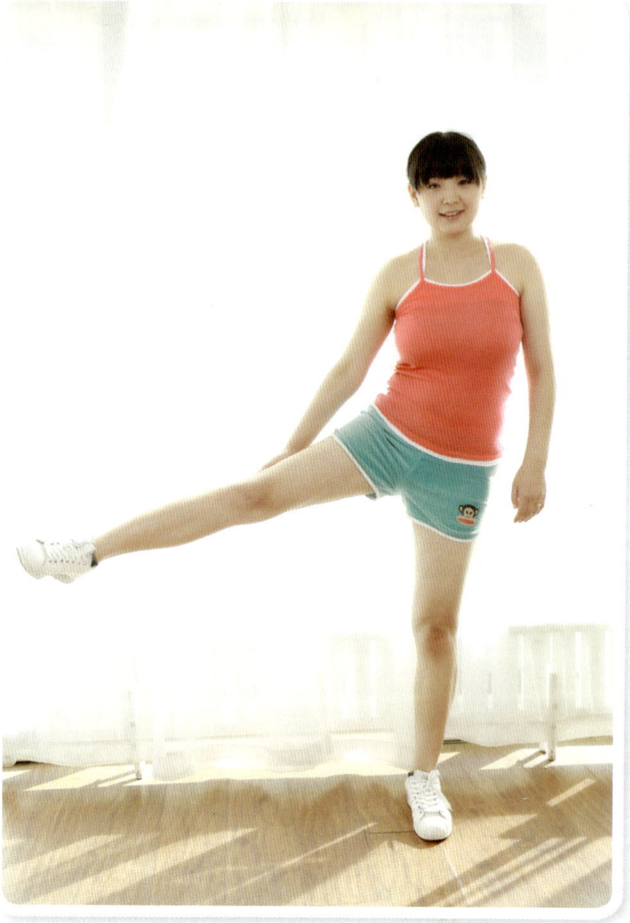

做双腿健美操

动作：脚尖向外站立，腰背挺直，双腿叉开微曲，与肩同宽；双手向前，双腿微曲下蹲，上身仍然保持挺直状态。

适当的运动能够有效改善腿部曲线，增强腿部肌肉力量，还可减少水分囤积，消除水肿。这套双腿健美操新妈妈可以在产后第五天开始做！

运动时有哪些着装注意事项

应该穿运动专用的服装。这类服装往往具有吸汗散热的功能，可避免不吸汗材质对皮肤带来的不适，有弹性的运动服装也更有利于身体的活动及伸展。

美丽，别忘了脚

怀孕时准妈妈往往足部肿胀，而在分娩后肿胀消除，就会显出皮肤松弛，脚型走样。穿起凉鞋或拖鞋，脚跟与脚踝暴露出来，如果不注意呵护，也会影响妈妈的美好形象。

选一双适合自己的鞋

脚部角质是身体最粗厚的地方，而穿凉鞋会使足部的肌肤变得越来越粗糙，脚后跟是与鞋子接触的地方，经常摩擦会长出硬皮和老茧。除此之外，平时穿惯高跟鞋的脚还会因重心集中于足掌，导致大小脚趾变形和肿胀。所以，想要呵护双脚，选一双适合自己的鞋是根本。

定期清洁保养

花30分钟时间美化新妈妈的双脚，就可以把粗硬的脚跟、死皮、受损变厚的脚趾统统变得美观如意。以下步骤每天进行1次，1周后就可以让你拥有一双柔嫩美足。

步骤	清洁滋润保养方法
步骤一	修剪脚指甲每周1次，脚指甲的形状以方形最为恰当，把它们修成椭圆形或尖形，可能会造成指甲生长方向错误而嵌入肉里。剪好之后要用锉刀轻轻磨光，但要顺着同一个方向磨
步骤二	清洁浸泡，软化角质，去除角质前先将脚泡在温水里，既软化了硬角质，又有助于血液循环
步骤三	利用浮石将脚跟、脚底、大脚趾下面的硬茧部位磨一下，去除角质化的硬皮与硬茧
步骤四	滋润足部皮肤，用乳液滋润、按摩双脚，还可以定期做1次蜡膜护理
步骤五	穿鞋前可先喷上保持足部干爽的喷雾，避免出汗滋生细菌及足部异味产生

重新呵护受冷落的秀发

产后脱发勿担忧

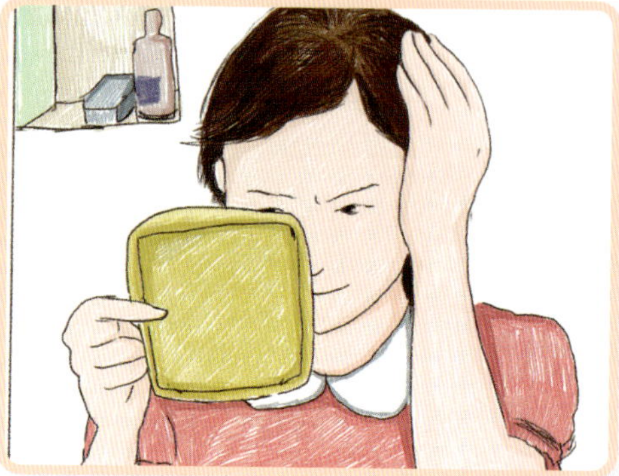

产后脱发，其根源在于孕期雌激素水平的变化。怀孕后，雌激素分泌增多，导致毛发更新缓慢，很多应在孕期正常脱落的头发没有脱落，一直保存到产后。产后雌激素水平下降到正常，衰老的头发就会纷纷脱落，造成部分头皮不长头发的现象。产后脱发多半会在分娩后2～3个月中发生，但到3～6个月以后就会恢复正常了。

如果分娩时精神恐惧、情绪波动以及产后劳累等，亦会使脱发加重。产后脱发一般不会形成弥漫性脱发，脱发的部位大多在头部前1/3处。随着分娩后机体内分泌水平的逐渐恢复，脱发现象会自行停止，一般在6个月左右即可恢复。

因此，产后脱发是正常的生理现象，新妈妈不必为此过度担忧或恐惧，但护发措施也要做好。

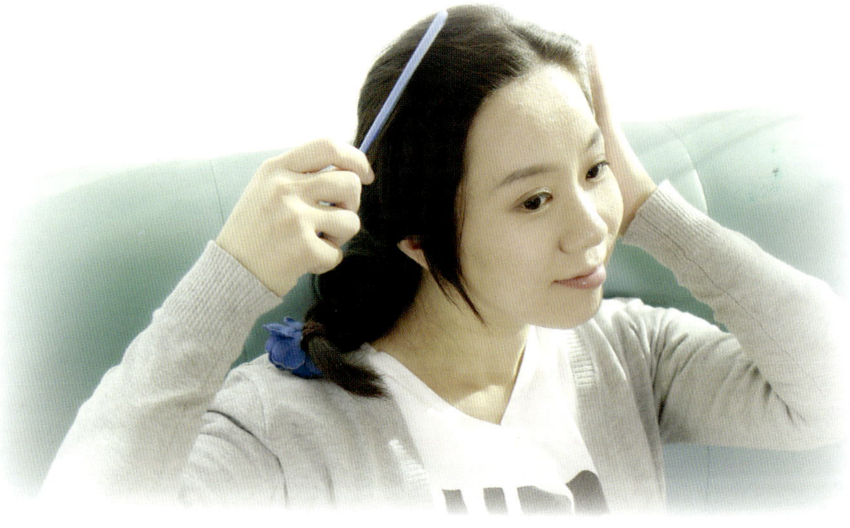

饮食调治产后脱发

在饮食上，注意平衡膳食，多食新鲜蔬菜、水果、海产品、豆类、蛋类等，以满足身体和头发对营养的需要。应多补充蛋白质。食疗对于防治产后脱发效果颇佳。头发最主要的养分来源即蛋白质，所以，新妈妈产后的饮食除应注意营养均衡外，还可多补充一些富含蛋白质的食物，如牛奶、鸡蛋、肉等。

洗发力度宜适中

需注意的是，洗发次数较多的新妈妈，或发质为中性、干性的新妈妈，应使用化学性质温和的洗发露，以防头发的油质保护层被破坏，使头发变得枯干。洗发次数少，或头发为油性的新妈妈，应使用去污效果好的洗发精。

洗发后需涂抹护发乳

洗发后最好涂抹适量含有蛋白质的护发乳，防止发梢分叉、干涩，以保持头发的光滑柔顺。提醒新妈妈，在用护发乳时，最好涂在头发的发梢或发尾处，这样效果才佳。在洗发时不可用力抓挠，应用指腹轻轻地按摩头皮，来促进头发的生长与脑部的血液循环。

水温要适宜

多数人都偏好用较热的水洗发，以为水温越高，洗净效果越好。尤其是头皮较痒的时候，用热水洗起来非常舒服。其实洗发时所使用的洗发精足以洗净头皮及发丝间的污垢。如果水温太烫，反倒会使头发干涩，而且也会把头皮分泌的滋润脂质一并洗掉，如此一来发丝失去了光泽，头皮也容易紧绷、发痒。

应该选择何种木梳梳头

经常用防静电木梳梳头，或者用手指有节奏地按摩、刺激头皮，可以促进头皮的血液循环，有利于头发的新陈代谢。正确的梳发方式应从发梢开始梳，先将发梢的头发梳顺，再由发根向发梢梳理，这样可防止头发分叉和断裂。

产后战痘祛斑一点通

祛斑选择治本不治标

保证睡眠

每天保证充足的睡眠时间，产后新妈妈应该保证每天7～8小时的睡眠时间。这里说一点，相信所有的新妈妈听后都会倍加重视睡眠质量了。研究发现，在产后6个月的新妈妈中，睡眠时间少于5小时者与睡眠时间保证7小时以上者相比，前者无法减重到孕前状态的概率是后者的两倍。

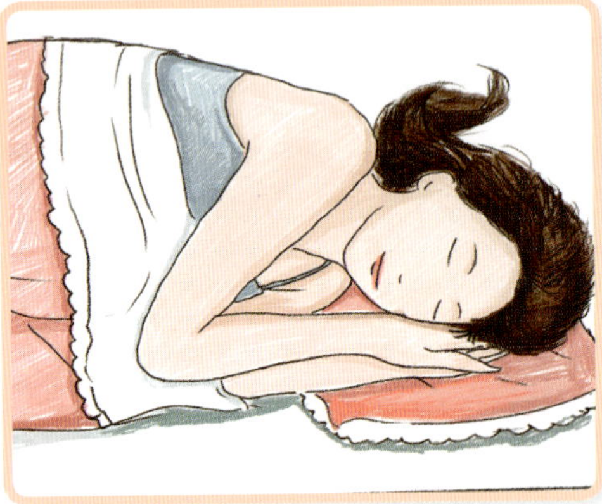

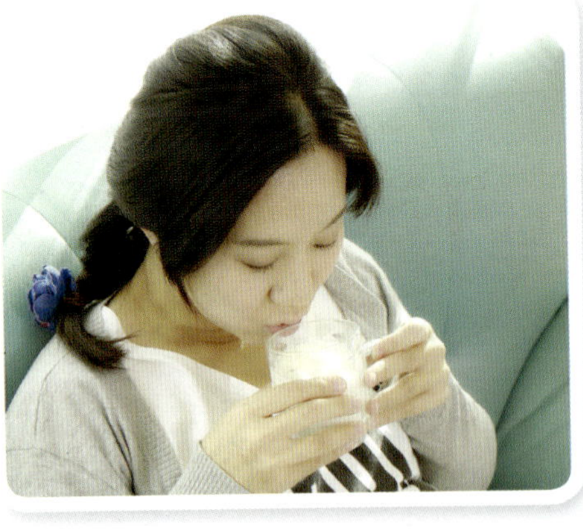

日常饮食也要注意

多吃富含维生素E、维生素C及蛋白质的食物，如茄、鲜枣、薏米、核桃、花生米；肉类要吃瘦肉；多喝牛奶。维生素C也是美容的一大法宝，可大大降低黑色素的产生，让新妈妈的脸蛋变得粉嫩粉嫩的！

产后可以使用哪些化妆品

在化妆方面，粉底及油脂类化妆品会堵塞毛孔，妨碍皮肤呼吸，因此能免则免。但是，皮肤保养不能忽略，优良品质的营养霜应该天天使用。

预防高温

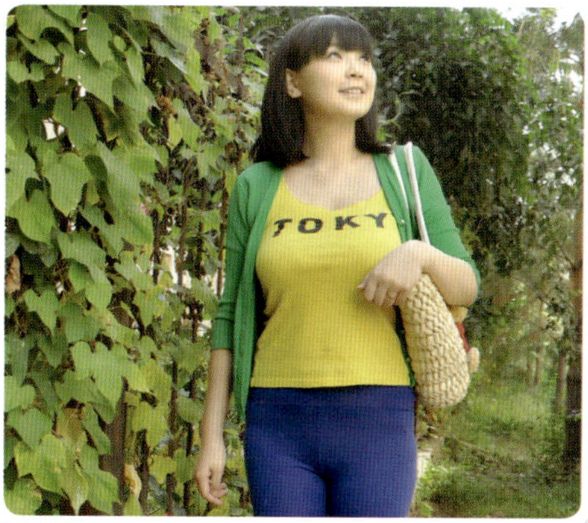

尽量避免在高温的环境下活动，因为高温更会刺激黑色素的产生。尤其是在夏季的时候，外出时间不要太长，以免受到高强度的紫外线照射。每次外出经历日晒后，回家要先清洁面部，保证肌肤水分充足。

吃剩果蔬变宝贝面膜

果蔬面膜祛斑法已经不是什么新鲜方法了，虽然古老，但我们还是应该了解它的原理。用果蔬来做面膜是为了汲取天然植物中的精华，如丰富的维生素、天然养分、水分、微量元素等。再加上新鲜的水果、蔬菜本身就是可以吃的材料，所以使用它们来敷面会更加安全和健康，可以大大增加肌肤的弹性和光泽。尤其是果蔬汁的美白效果可不是吹嘘的哦！

白萝卜美白

新鲜的白萝卜有补充水分的作用，让肌肤喝饱水，美白还是难题吗？

方法：将白萝卜洗净，榨汁，用汁水轻轻拍打脸部；每天早晚洗漱后进行就可以了。

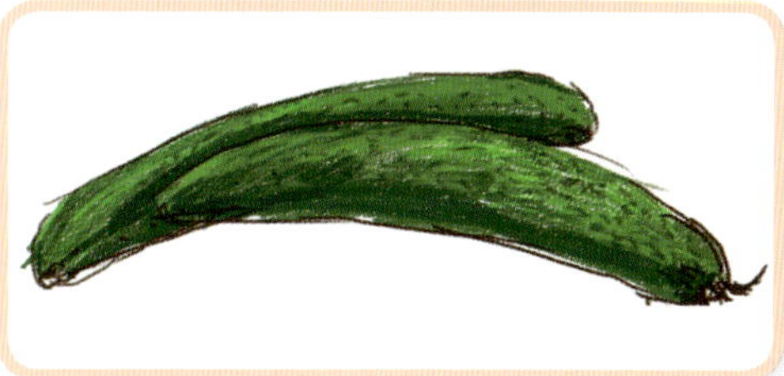

黄瓜滋润

黄瓜汁能美容，也有洁肤美白的作用，黄瓜捣碎敷面可以舒展皱纹，防止皮肤老化。治疗皮肤晒伤和炎症，使皮肤变得更富弹性。

方法：将黄瓜用榨汁机搅拌成细泥状，然后加入1小匙面粉和配方奶（也可适量加入少许珍珠粉，或用珍珠粉代替面粉），拌匀，再用涂抹棒将其均匀地涂抹在脸上，坚持15～20分钟后用清水洗净。

赶走痘痘不是问题

分娩后应该好好整顿肌肤，新妈妈一起来针对青春痘、妊娠纹、产后掉发、色斑等产后皮肤问题做修复的工作吧。

药敷面法

其实市场上有很多祛痘的药物，听听朋友、同事的介绍，然后根据自己的肤质选择一款，最好选择草本原料的，这样对肌肤的刺激比较小。切记坚持用1周，定时使用。

海带敷面法

在市场上买那种最常见的干海带，用水泡开后，再清洗干净，因为多数海带上面都会附着精盐。将清洗好的海带放在痘痘严重处，敷面15分钟后，清洁面部即可。

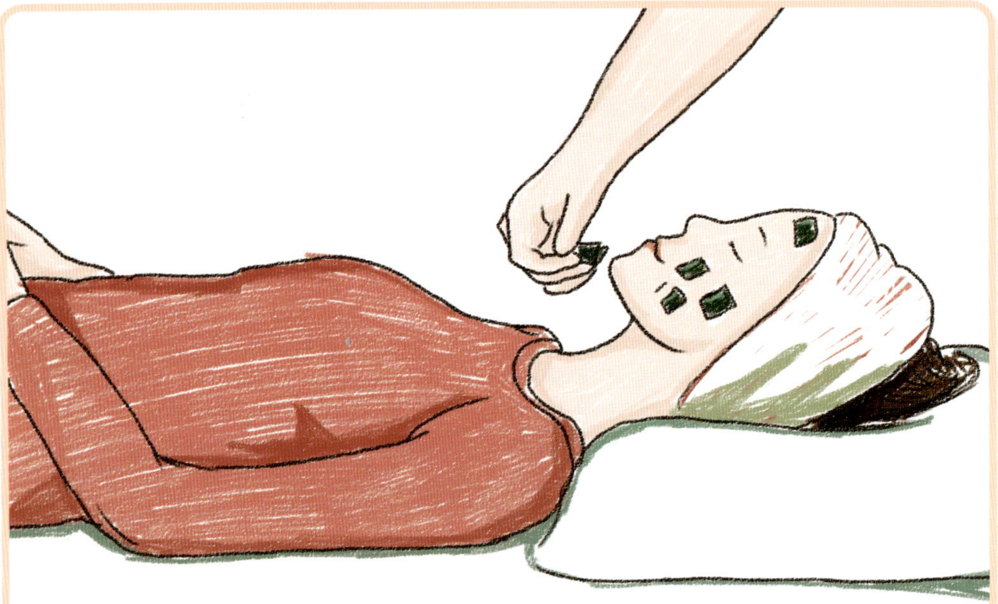

新妈妈对付痘痘的招数

引起黑色素增加的原因很多，大致可分为内在和外在两方面。外在因素包括紫外线或化妆品，内在因素则与激素变化或精神因素有关。

序号	战痘七妙招
1	产后要勤洗脸，每天都要用卸妆液（不管有没有化妆）和去油能力强的中性洗面乳、洗面皂清洁，一天最少两次。洗完脸可用收敛性化妆水或清爽性的柔软水擦拭，每周使用一次去角质清洁面膜来清洁毛孔
2	一款补水又不含油分的面霜千万不可少。如果脸上已有青春痘，就要避免使用粉底等化妆品，有的人想以粉底来掩饰，这样反而会造成痘痘越长越多
3	多喝开水、多吃含有维生素C的水果、蔬菜。但要注意容易长痘痘的人尽量少吃感光蔬菜，如芹菜、香菜、白萝卜之类的感光蔬菜会使色素沉着更深。而含维生素C丰富的番茄、猕猴桃、卷心菜等蔬菜、水果都有利于抑制黑色素。同时，还要注意肠胃是否排泄正常
4	没事不要用手去碰脸，因为手上不但容易携带细菌，还会因为触碰而刺激青春痘的产生
5	连续的熬夜导致肌肤的新陈代谢受到扰乱，痘痘在这个时候就很容易冒出来，这种痘痘最容易出现在额头部位，再配上一张睡眠不足的蜡黄的脸，当真难看得可以！所以睡眠一定要充足，放松心情，避免肝火上升，造成激素失调
6	养成每日排便的习惯，多运动，作息正常，或是多喝优酪乳来改变肠道的易菌生态
7	防晒是大事，特别是对于留有痘痕的皮肤。紫外线会加重加深色素沉着，如果新妈妈不想痘印颜色越来越深，最好出门前擦上防晒露抵挡阳光。新妈妈坚持一段时间就会发现经过以上的努力，痘痘越来越少，痘印越来越淡。如果新妈妈坚持得好，很有可能使色素消减得看不出来

调试好心态

放松你的身体

产后的生活给新妈妈的精神带来了不少的压力。下面几种放松法可以帮助你减轻精神压力，使自己身心放松。

阅读等安静的活动，或将时间花在爱好上，都会在一定程度上帮人们放松自己。但要想进入对减轻压力更有帮助的深层次放松状态，可以试试下面的一些方法。

打盹

学会在一切场合，如家中、办公室、走廊、汽车里打盹，只需10分钟就会使你精神振奋。专家研究证实，白天有打盹习惯的人，晚上更容易入睡，睡眠质量也高，很少做噩梦。这说明打盹是解除疲劳、恢复体力、提高精力的一种特殊休息方式。“闭目养神也是药”这句话说明打盹对身体有一定的调节作用，闭目养神时要注意做到放松、入静、顺其自然，这样能使全身经络疏通、气血流畅。

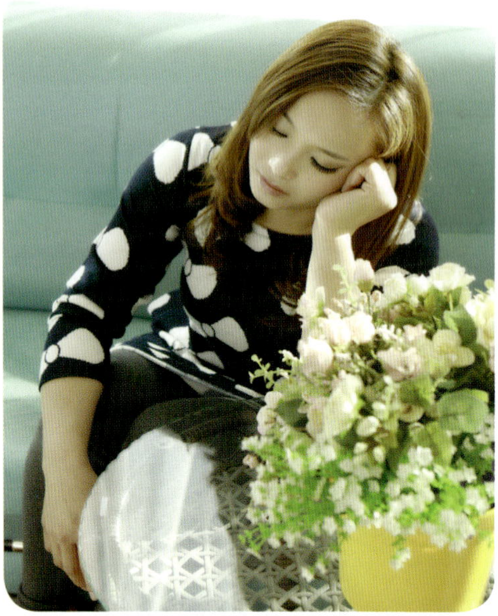

及时谈心

丈夫要关心妻子的情绪变化，让妻子把自己的感觉和感受向丈夫倾诉，这样会使她的情绪得到释怀，缓解心理压力。丈夫不妨经常鼓励妻子，帮助她制订详细的身体恢复计划，树立妻子的自信。

按摩

如果人们情绪过激，可以考虑按摩治疗这种减轻压力的好方法。按摩会通过下面的方式让有害的心理压力做出巨大改变：

1	降低心跳和血压
2	促进循环
3	提高皮肤的温度
4	加强健康的感觉
5	减轻焦虑情绪

当头感到不舒服的时候，你可以试着顺着你的头发往下轻抚，就像抚摸家里宠物一般，轻轻柔柔地由上往下，用手的力量按摩。在按摩时，紧张的肌肉会放松，而且由紧张感带来的疼痛也会消失。当血液循环加快时，肌肉便会得到更多的氧气和营养。

听音乐

科学家发现，听音乐可以减少压力，减缓心跳，并能降低血压。为了获得最大的益处，最好选择听轻音乐，慢节奏的音乐要比快节奏的音乐更轻柔；弦乐器比管乐器更轻柔；演奏比演唱更好一些。要想获得音乐最大的帮助，首先要选择适合你情绪的音乐。

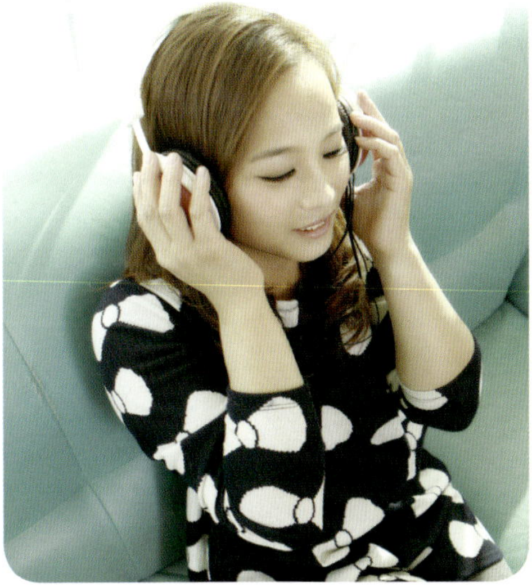

逐渐变换音乐来反映你想要的情绪，许多现代唱片都有轻柔、舒缓的调子。也可以选一些背景音乐，如夏季风雨声和海啸的声音。

最享受的放松：食物

低脂牛奶	牛奶富含钙，研究发现，有经前综合征的女性在服用1000毫克的钙片后，3/4的人在不同程度上解除了紧张、暴躁或焦虑
全谷类食品	含有丰富纤维质及B族维生素，除了改善胃肠道问题，还能避免身体产生疲倦感。如全麦面包、糙米、综合谷片等，都是不错的全谷类食品
菠萝	除了含有丰富的B族维生素、维生素C，可消除疲劳、释放压力之外，菠萝中还含有酵素成分，能够帮助蛋白质消化分解，减轻胃肠道负担
薄荷	草本植物中的薄荷散发出来的清凉感可以直达鼻腔，让人精神一振，具有消除疲劳、安抚焦躁、让情绪缓和下来的效果
茉莉	茉莉有清新怡人的香味，泡成花草茶饮用，可以使精神安定、提神、缓和紧张情绪、安抚焦虑心情，并有消除疲劳的效果

全身放松

当人心里感到紧张时，会很自然地握拳或身体变得很僵硬，越是这样，心里的紧张感就越严重。此时，如想解除紧张情绪，使心情放松，必须首先使身体松弛下来，也就是利用身体的状态来改变精神的状态。可以舒适地坐在一个安静的地方，双目紧闭，放松肌肉，默默地进行一呼一吸，以深呼吸为主。一些无意识的机械动作，也有助于缓和我们内心的紧张。

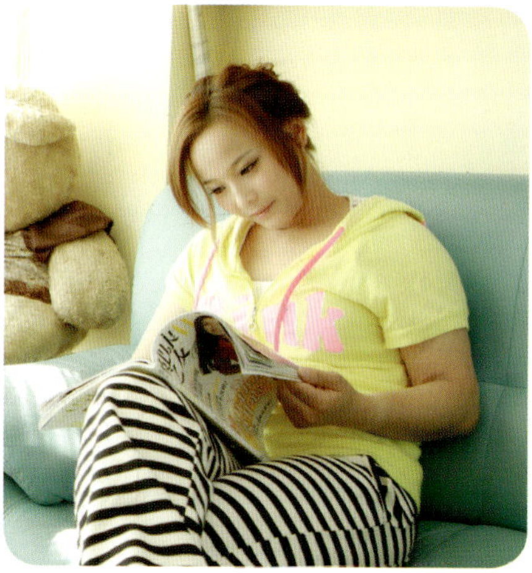

也许你会抱怨没有时间来照顾一下自己的身体，忙里偷闲放松一下你的身体吧！利用宝宝睡觉的时间在阳台上伸伸腰或做几节操，让身体尽可能地伸展。如果你学过瑜伽，那么你可以从深呼吸开始，选择几个简易的动作让自己的身体放松、再放松，十几分钟后，你的身体将变得柔软而又轻盈。

应广交朋友

如果你是女人，而你感到压力，就去找朋友倾诉吧！相对于男人来说，女人有更独特的对付压力的办法，不是逃避，不是忍耐，也无须猛练身体，靠出汗排解。她们有自己的方法，那就是互相依赖。

女人的友谊是很特殊的，不是生死与共，也不是两肋插刀，而是无话不谈。她们可以互相倾诉烦恼，也可以交流经验。涉及的话题大到工作学习，小到给老公选什么样的内衣，为宝宝做什么样的晚饭。她们依靠朋友之间的交流来排解自己的无聊、郁闷或者是伤心、忧虑。而朋友就像是引线的针，她们可以依靠彼此的交流填补内心的空虚，可以相互慰藉，相互依靠，通过彼此的对比提醒自己找到想要的生活。

把情绪转向欢乐

当心情不快、痛苦不堪时，可以漫步在林荫小道上，或者到视野开阔的海边散步，还可以作一次短期旅游，把自己置身于自然美景中，青山碧水会让人产生豁达明朗的心境，忧愁烦恼会随之消散。总之，根据自己的兴趣和爱好，采取自己喜爱的活动，如短期旅游、爬山远眺、呼吸新鲜空气等活动，都能够开阔视野、增加活力。

紧张或者沮丧时，可借助一些方式排遣，如和丈夫一起出去吃晚餐或看电影，和好朋友一起吃饭、聊天；不要勉强自己做不愿做的事；心情不好时，强迫自己想一些高兴的事情；不要对自己要求过高，降低期望值；把自己的担心说出来，让别人帮助化解；与其他新妈妈在一起，聊聊带孩子的感受；装扮一下自己，让自己美丽一些；去做形体锻炼，及早恢复曼妙身材；经常放松自己，如睡上一小会儿或读书、洗澡、听音乐、看影碟或精美杂志。

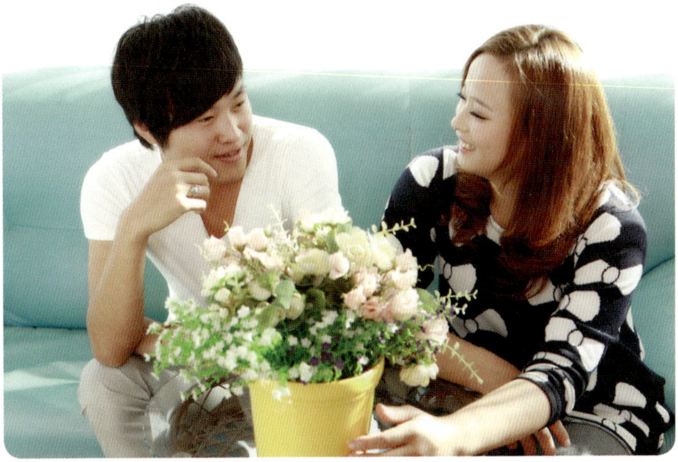

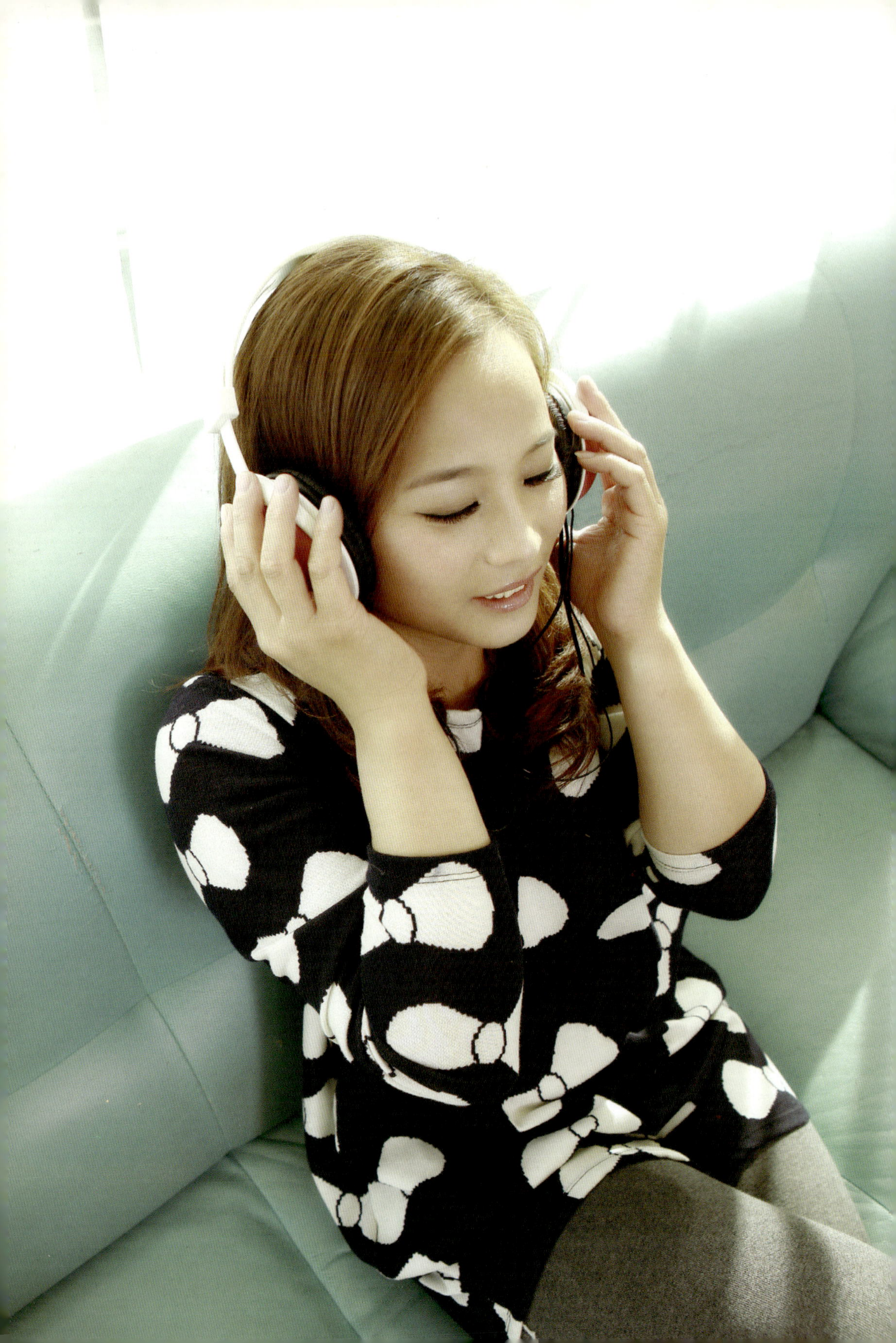

第六章

月子病的调养

生殖器官感染

产后生殖器官感染的原因

生殖道感染是指因多种致病微生物的侵入，引起生殖道感染或经生殖道感染一大类疾病的总称。女性在妊娠和产后，体力下降，身体虚弱；子宫腔内原胎盘的附着部位遗留下一个很大的创面；子宫颈、阴道和会阴部也可能存有不同程度的损伤，因此容易导致感染。

常见生殖感染疾病

滴虫性阴道炎	白带发生改变及外阴和阴道口瘙痒，白带增多呈稀薄泡沫状
真菌性阴道炎	白带增多及外阴、阴道瘙痒，可伴有外阴、阴道灼痛，小便时尤为明显。时有尿频、尿痛、性生活痛
急性宫颈炎	白带多，呈脓性，有时带血丝，伴下腹坠胀，腰骶部疼痛
慢性宫颈炎	白带多，黏稠浓厚，有时呈黄脓性，有时有接触性出血，当炎症扩散到盆腔时，可有腰骶疼痛，盆腔部下坠痛等

产后恶露多久能消失

产后恶露多久消失要因人而异。产后恶露一般持续2～4周，如果超过正常时间，应及时到医院检查一下，查看是否感染。

预防方法

饮 食

改变饮食可增强免疫力，避免感染真菌，如少吃淀粉类、糖类以及刺激性的食物（酒、辛辣物、油炸类），多吃蔬菜水果类，水分要充足。

清 洁

产妇在“坐月子”期间，身体分泌出的多种分泌物会滋生细菌，这就要及时清洗身体来保证产妇和宝宝的健康。每天用清水清洗外阴，必须用肥皂时，选用刺激性较小的婴儿浴皂，以减少对皮肤的刺激。不与他人共用浴盆、浴巾，洗下身和洗脚的盆、毛巾要分开，尽可能洗淋浴；避免共用不洁的马桶；内裤要勤换洗，在阳光下晒干；使用清洁的月经卫生用品。如非必要不要冲洗阴道，维护女性生殖器官的天然防线，不破坏阴道内的生态平衡，不让外界的病原体进入阴道。

锻 炼

有研究发现，每周运动6个小时可使生殖道感染的风险降低27％。

晒太阳

充分的日光浴可以提高女性的免疫能力。有资料显示，在日光充裕的季节，女性生殖道感染的概率明显低于其他季节。

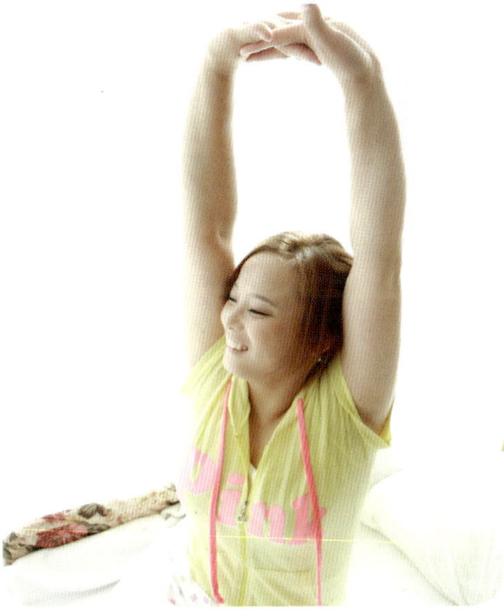

勤上厕所

由于女性尿道比男性尿道短，又接近肛门，大肠杆菌容易侵入，所以女性阴道感染的概率很高，勤排尿可以减少尿道中的细菌含量。大便后用手纸由前向后揩拭干净，并最好养成用温水清洗或冲洗肛门的习惯。若不揩净，肛门口留有粪渍，污染了内裤，粪渍内含有的肠道细菌会趁机进入阴道，引起炎症。

乳腺炎

感染乳腺炎的原因

乳头内陷

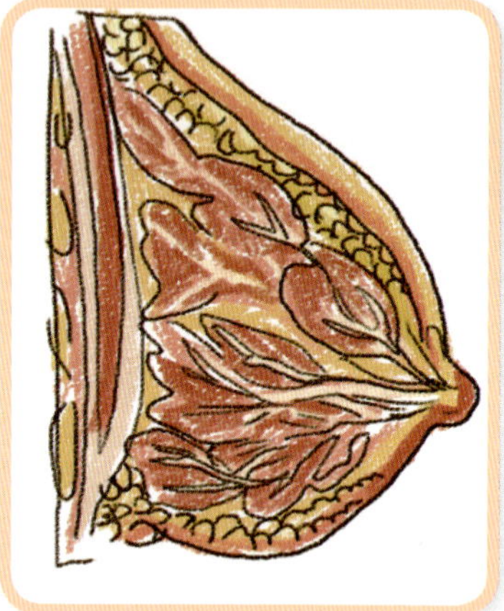

乳腺炎多发生于乳头内陷的人，由于乳头内陷，势必在乳头上有四五对乳腺导管不通或通畅不好，致使乳腺管内分泌的大量乳汁吸不出来，产生积乳。产妇自觉乳房胀疼，经过3～4天仍排不出，乳汁开始发酵，对乳腺管产生炎性刺激，出现很硬的肿块，有自觉痛和压痛，这就是积乳性乳腺炎。

乳头卫生不良

细菌入侵是导致急性乳腺炎的关键因素。在我们的生活环境中，细菌是无处不在的，尤其在我们的双手、口腔、体表皮肤和衣物上，都存在大量的金黄色葡萄球菌、链球菌等致病性细菌。对于急性乳腺炎而言，这些致病菌入侵的主要途径有以下几条：乳头皮肤破损或皲裂，病菌经破损的乳头皮肤入侵，导致急性感染；婴儿口含乳头睡觉，其口腔内的细菌侵入乳腺管，并沿腺管上行，在乳汁淤积处大量繁殖；衣物不洁，沾染在衣物上的致病菌侵入乳腺管；身体其他部位有感染性病灶，如上呼吸道感染等，细菌经血液循环至乳房。

患乳腺炎时饮食应注意什么

饮食宜清淡而富于营养，如鲜藕、丝瓜、牛奶、鲫鱼汤等；忌辛辣、刺激、油腻的食物。油腻的食物会使乳汁变得过于浓稠，造成乳腺导管的堵塞，进而诱发急性乳腺炎。

乳晕裂和乳头裂

这两种裂发生以后常常有黄水渗出，发现后应该立即用高锰酸钾水在哺乳前后洗浴乳头，否则，会很快发展成乳腺炎。如果渗出的黄水很多或有脓性分泌物，要停止哺乳，不然会损害婴儿健康。

乳腺炎患者起初会感觉到乳房疼痛，局部出现硬块、胀痛。随着病情发展，还可能出现怕冷、寒战、体温突然升高，有时可至39℃以上，脉搏加快。一般情况下，只有一侧的乳房出现发炎的症状。患病的乳房疼得不能按，局部皮肤发烫、红肿，并有硬块。同一侧的腋窝处淋巴结肿大，按压有疼痛感。如果到医院查血常规，会显示白细胞数量明显增高。

如何预防乳腺炎

1	注意宝宝含乳方式是否正确，若吸吮姿势不正确，奶水不易排空
2	在妊娠后期，要经常用温水或用75%的乙醇擦洗乳房，以增加乳头皮肤的抵抗力
3	每次哺乳时要使奶汁完全被吸空，如婴儿吸吮力不够，不能吸空时，可用吸奶器或用手将乳汁挤出，不使乳汁郁结在乳房内
4	如发生乳汁郁结，可局部热敷或用吸奶器将乳汁吸出，用手从乳房四周向乳头方向轻轻按摩
5	高盐高油的食物会使奶水浓稠，更加不易排出，妈妈可以多食用含大豆卵磷脂的食物，有助于奶水的排出

当乳房肿胀到一定程度时，乳头会变得扁平，宝宝不容易含住。因为宝宝吸吮少，当母乳没有被顺利排出时，妈妈的乳腺累积了太多母乳，就会造成病理性肿胀。这时除了哺乳外，还需要抗生素等进行治疗。患病的乳房应暂停哺乳，但要按时把奶水挤出，每天7～8次，每次均应尽量将乳汁排空，这是治疗早期急性乳腺炎，防止形成脓肿最有效的措施。

肛　裂

肛裂的主要症状

疼　痛

肛裂可因排粪引起周期性疼痛，这是肛裂的主要症状。当有便意时，肛门舒张，疼痛开始。排便时，粪便冲击裂口，立即感到肛门内灼痛和刀割样疼痛，称为排便痛。排便后数分钟疼痛减轻或停止，这个时期为疼痛间歇期。然后因肛门括约肌痉挛收缩，病人又感觉剧烈疼痛。疼痛的程度随着肛裂的大小和深浅的不同而有不同。

这一期间的疼痛，常持续半小时至数小时，令患者坐卧不安，十分痛苦。当括约肌因痉挛而疲倦时，疼痛才逐渐停止。这是疼痛的一个周期，以后又因排便或打喷嚏、咳嗽、排尿等，引起周期性疼痛反复发作。

便　秘

多因患者恐惧排便时的剧痛，有意推迟排便时间和次数，使粪便在直肠内停留时间延长，水分被完全吸收，大便变得干硬，而此时排便，则会使裂口创伤加重，裂口加深，疼痛加重。如此往复，形成恶性循环。为此，许多产妇服用缓泻剂，致肛管缺乏正常粪便的扩张，肛管狭窄，并形成药物依赖性顽固性便秘。

产后如何保护腰

产后保持充分睡眠，经常更换卧床姿势，避免提过重或举过高的物体。如果感到腰部不适，可按摩、热敷疼痛处或洗热水澡，促进血液循环；平时注意腰部保暖。

便　血

排便时，常在粪便表面或便纸上见有少量新鲜血迹，或滴鲜血，但大出血少见。

肛门瘙痒

由于裂口溃疡面或皮下瘘管的分泌物，或肛门腺体流出的分泌物，刺激肛缘皮肤引起肛门湿疹和肛门瘙痒。自觉肛门常潮湿不爽，并可使皮肤伴有浅表裂口或损伤。

全身症状

剧烈的疼痛可加重精神负担，并影响休息，引起神经衰弱。有的人会因恐惧排便，有意减少进食量，久而久之，可引起轻度贫血和营养不良。还可出现月经不调，腰、骶部疼痛。肛裂感染期可有发热、肿痛和流脓血等。

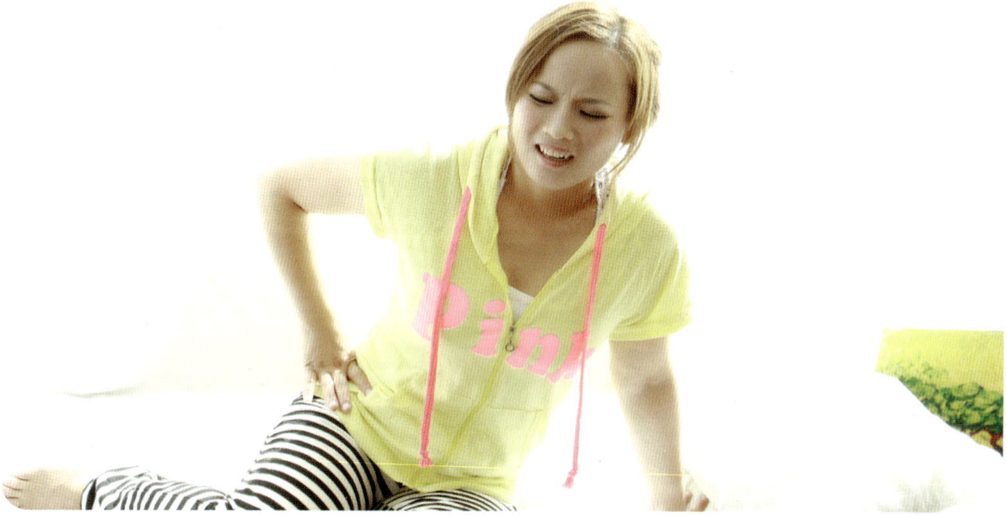

产后肛裂如何保健

一直以来，饮水疗法是防治便秘最有效而廉价的方法。按成年人的生理需要，每天摄入的液体量应达到2 000～3 000毫升，充足的饮水在秋季气候干燥时显得格外重要。饮用的可以是白开水、淡盐水、蜂蜜冲水和饭前饭后的汤水。不宜过多饮用浓茶或含咖啡因的饮料。因茶叶中的鞣酸可以收敛大便，而咖啡因则有利尿、加速水分流失的作用。

扩肛保健法

用右手指涂上适量具有润滑作用的痔疮膏或抗生素膏，先在肛周轻轻按揉1分钟左右，然后将食指缓缓伸入肛门内约2个指节，将伸入肛内的食指向前后左右四个方向扩肛，持续3分钟，在有裂口及内括约肌疤痕纤维处要适当加压用力，有利于内括约肌松懈。扩肛后，再在肛管口涂适量痔疮药膏。

发生便秘，可服蜂蜜、麻仁丸，以利润肠通便。每次排便前在肛门内挤入开塞露。适当吃梨、慈姑、香蕉以增加肠道水分。肛裂者可在便后用温水坐浴15～20分钟，在肛裂处涂九华膏等收敛消炎药。排便时注意用力不要过猛，手纸应柔软，以免擦伤肛门皮肤。必要时可手术治疗。

便后坐浴

排便后最好用温水坐浴15～20分钟，一般无须加任何药物。如有肛裂迹象，则可加入适量的洁尔阴痔痛一洗消或高锰酸钾。

肛裂经久不愈或疼痛难以忍受时，可到医院用0.5％普鲁卡因溶液10毫升在肛门基底作封闭注射，镇痛效果较好。也可在局麻下行肛裂切除术。

调节饮食结构

产妇在食鸡、鱼、肉、蛋等高蛋白质食物基础上，合理搭配一些含纤维素较多的食物，如粗粮、新鲜蔬菜。适当选食“土豆”“红薯”等，也有利于大便通畅。多喝些水，吃植物油，能直接润肠，后者在肠道中分解的脂肪酸也有刺激肠蠕动的作用，利于排便。少吃辛辣刺激食物。

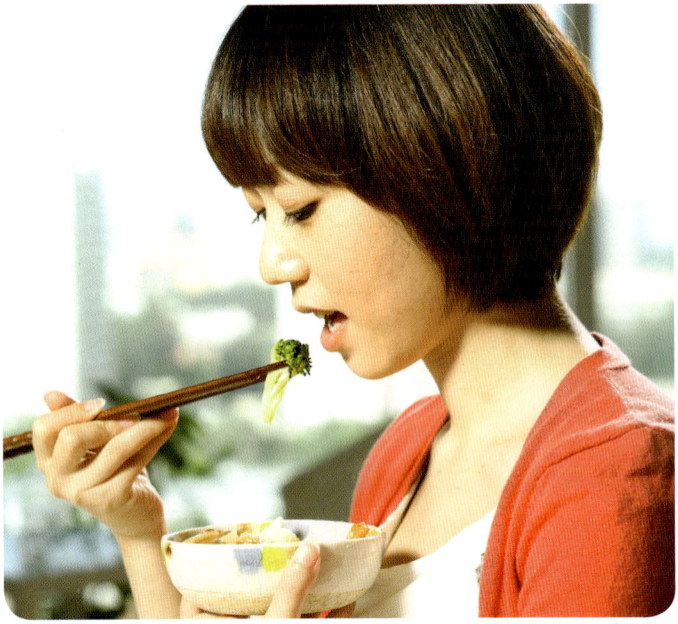

子宫脱垂

产后发生子宫脱垂的原因

1.分娩时软产道过度伸展，支持子宫正常位置的韧带、筋膜、肌肉发生损伤和撕裂；宫口未开全即向下屏气用力；难产、急产、滞产等导致盆底组织损伤；如肛提肌及会阴体裂伤，裂伤后如未能及时缝合，产后保健又不理想，就成为子宫脱垂的常见原因。

2.分娩时未能很好地保护会阴，产后又未能及时修复，导致子宫的支持组织松弛或撕裂，从而为子宫脱垂创造了条件。

3.产妇原来体质就虚弱，产后由于经常咳嗽、便秘，腹压增加而引起子宫脱垂。

产后发生子宫脱垂的预防和治疗

如果属于早期脱垂或症状较轻者，可取平卧位或稍坐一会儿，即可使会阴部恢复常态；也可使用运动疗法，如缩肛运动，一缩一放地进行，每次10～15分钟，每天2次。可采用针灸、中药外用和内服、子宫托等综合治疗。

严重的子宫脱垂应做保守性手术，使子宫恢复正常前位，以利受孕。例如阴道前后壁修补术加主韧带缩短术及子宫颈部分切除术。但术后一旦受孕，应进行剖宫产术分娩，以免产后再次造成子宫脱垂症。除此之外，产后24小时，应开始做俯卧体操，每天2～3次，每次15分钟，这样可使子宫位置尽快复原到正前倾位。

如何保养卵巢

保持良好的睡眠；坚持喝牛奶，多吃鱼虾及新鲜的水果和蔬菜；减少人工流产；科学减肥，不要过度节食。

产后风湿病

产后风湿病的原因

女性在产褥期间，由于风寒湿邪，出现肢体关节酸楚、疼痛、麻木，重者称为产后风湿，又称产后风。产后风往往有不同的原因，而且有时同样的症状也可由不同的原因引起。它的临床反应症状除了怕冷、怕风、活动关节疼痛之外，还伴有麻木、抽搐、胀痛等。

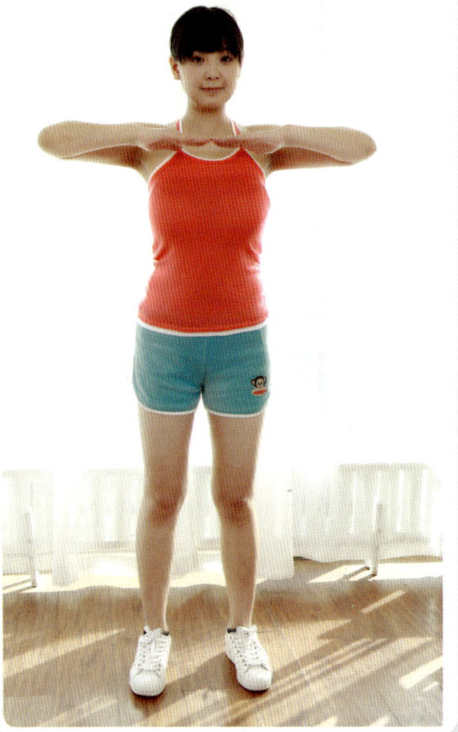

风湿寒邪侵入的途径

1	产后大汗淋漓，而未保暖，感受了风寒之邪
2	产妇所住房屋潮湿阴冷
3	产妇淋雨受湿
4	产妇过早劳累或使用冷水洗衣
5	产妇过早进行性生活

产后腰痛是否是缺钙的表现

如果哺乳的新妈妈体内钙质不足，新妈妈体内的血钙就会降低，导致骨头里的钙质会游离出来，容易发生骨质疏松，出现腰酸腿痛的症状。

尽管“产后风”不是产后通风所致，但的确有许多产妇在分娩后，特别是冬季会出现怕“风”、怕“冷”的情况。这是因为分娩后大量血液从子宫进入体循环，加之妊娠期间许多组织间液也被吸收进入血液循环中。因此，产妇体内血容量升高，产后24小时内增加尤其明显，致使心脏的负担加重。这种状态一般要到产后3周或更长时间才可逐步恢复到孕前水平，所以在此期间产妇体内的水分必须很快排出。主要有三条途径：一是排尿，产后尿多是常见现象；二是通过呼吸，把水分以蒸气方式呼出体外；还有皮肤大量出汗。因此产妇的汗毛孔总是处于开张状态，遇风就会觉得全身湿冷。

部分病人发展为类风湿，风湿长期侵入人体，占位机体，影响血脉流通，导致体内器官血脉失去营养、变形。有些机体肌肉组织萎缩，重者直接侵入到五脏六腑，引起脏腑疾病，导致脏腑功能衰退，气血运行无力，四肢供应不足，筋骨干燥，形成严重的类风湿，这成为产后风难治的一个主要原因。如风入肾脏，可导致肾功能下降。

产后风湿病的预防和治疗

避免受凉

产妇在产褥期要避免受寒，不能吹冷风或是喝凉水，饮食方面也不能吃凉或刺激性的食物。平时要特别注意避免身体劳累或精神刺激。不仅是正常分娩的产妇，剖宫产、自然流产后的产妇，也有患产后风的可能性，因此一定要注意。

注意增加营养

应吃容易消化，富含蛋白质、糖类及维生素C的饮食。重症病例可额外供给B族维生素及维生素C。有充血性心力衰竭者可适当地限制盐及水分的摄入。为防止胃部膨胀压迫心脏而增加心脏负荷，可采取少食多餐的方法。应用肾上腺皮质激素的患者亦应适当限盐。冷饮、冷水浴暂时禁止。尤其是汽水，不但伤脾胃，它的高糖分更会带走骨中的钙质，令矿物质失去平衡。

痔疮

产后痔疮的原因

产后易患痔疮的原因，是妇女产后子宫收缩，直肠承受胎儿的压迫突然消失，使肠腔舒张扩大，粪便在直肠滞留的时间较长，容易形成便秘。加之在分娩过程中易损伤会阴，造成肛门水肿疼痛等。因此，妇女产后注意肛门保健和防止便秘是防止痔疮发生的关键。

产后痔疮的预防方法

勤喝水、早活动

由于产后失血，肠道津液水分不足，以致造成便秘，而勤喝水、早活动，可增加肠道水分，增强肠道蠕动，预防便秘。

多食粗纤维食物

一些妇女产后怕受寒，不论吃什么都加胡椒，这样很容易发生痔疮。同样，过多吃鸡蛋等精细食物，可引起大便干结，使粪便在肠道中停留时间较长，不但会引起痔疮，而且对人体健康亦不利。因此，产妇的饮食一定要搭配芹菜、白菜等纤维素较多的食品，这样消化后的残渣较多，大便时易排出。

勤换内裤、勤洗浴

勤换内裤、勤洗浴，不但保持了肛门清洁，避免恶露刺激，还能促进血液循环，消除水肿，预防外痔。

早排便、早用开塞露

产后应尽快恢复产前的排便习惯。一般3日内一定要排一次大便，以防便秘；产后妇女，第一次排便一定要用开塞露润滑粪便，以免撕伤肛管皮肤而发生肛裂。

应用药物坐浴或软膏治疗

有痔的产妇，产后应用药物坐浴或软膏治疗。如痔翻出过大，可在痔的表面涂些油膏，用手指将充血水肿部分慢慢推送至肛门内。待水肿消退后，病情就会减轻，大约1个月，红肿和疼痛就会消失。

产后痛

手关节痛

手关节痛的原因

孕妇分娩后，体内激素发生变化，会导致关节囊及其附近的韧带出现张力下降，引起关节松弛。此时如果过多从事家务劳动，或过多抱孩子，接触冷水，就会使关节、肌腱、韧带负担过重，引起手关节痛，且经久不愈。

预防方法

在产褥期，产妇要注意休息，不要过多做家务，要减少手指和手腕的负担，少抱孩子，避免过早接触冷水。

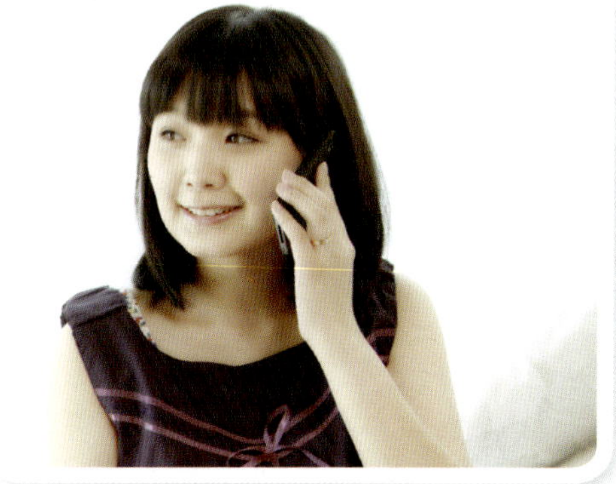

骨盆疼痛

骨盆疼痛的原因

骨盆疼痛的原因是产妇分娩时产程过长，胎儿过大，产时用力不当，姿势不正以及腰骶部受寒等，或者骨盆某个关节有异常病变，均可造成耻骨联合分离或骶髂关节错位而发生疼痛。此外，在韧带未恢复时，由于外力作用如怀孕下蹲或睡醒起坐过猛、过早做剧烈运动、负重远行等，均易发生耻骨联合分离。表现为下腰部疼痛，并可放射到腹股沟内侧或大腿内侧，也可向臀部或腿后部放射。

一般来说，此病过一段时间（几个月甚至1年左右），疼痛会自然缓解。如果长期不愈，可采用推拿方法治疗，并可服消炎止痛药，既可减轻疼痛，又可促进局部炎症吸收。

预防方法

1.患有关节结核、风湿症、胃软化症的妇女应在怀孕前治愈这些疾病，然后再考虑妊娠。

2.怀孕后，应多休息，少活动，但不能绝对静止不动。要适当而不要做过分剧烈的劳动或体育锻炼，如做一些伸屈大腿的练习，要尽量避免腰部、臀部大幅度运动或急剧的动作。

3.产后避免过早下床或在床上扭动腰、臀部。

产后腰腿痛

产后腰腿痛的临床表现

产后腰腿痛的主要临床表现，多以腰、臀和腰骶部疼痛日夜缠绵为主，部分患者伴有一侧腿痛。疼痛部位多在下肢内侧或外侧，可伴有双下肢沉重、酸软等症。

主要原因	
1	产后休息不当，过早地持久站立和端坐，致使产妇妊娠时松弛了的骶髂韧带不能恢复，造成劳损
2	产妇在分娩过程中发生骨盆各种韧带损伤，再加上产后过早劳动和负重，增加了骶髂关节的损伤机会，引起关节囊周围组织粘连，阻碍了骶髂关节的正常运动
3	产后起居不慎、闪挫腰肾以及腰骶部先天性疾病，如隐性椎弓裂、骶椎裂、腰椎骶化等诱发腰腿痛，产后更剧

预防方法

注意休息和增加营养，不要过早持久站立和端坐，更不要负重。避风寒、慎起居，每天坚持做产后操，能有效地预防产后腰腿痛。

一般人都会有疑问，分娩后会阴疼，或是剖宫产刀口疼，可是为什么胳膊和腿也疼呢？这是因为分娩时会变换不同的姿势，把腿长时间放在产床的脚蹬上，或身体下垫了一些什么东西，致使腿一直处于比较别扭的姿势，因而引起腿痛。另外，分娩时用力，胳膊也在帮助使劲，或许当时根本没什么感觉，可在之后就会发现胳膊也很酸痛。所以说，生孩子就像跑一次马拉松并没有夸张，即使分娩过程很顺利，时间很短，肌肉也可能被拉伤。

解除这类疼痛的最好方法是热水浴、按摩和一些能够放松的方法，产后适当做一些运动也能减轻症状。一般来说，这类疼痛无须服药就可自行消失。疼痛明显时可局部进行热敷或理疗，也可采用针灸、中药熏蒸等方法，或到医院做超短波、神灯等物理治疗。另外还可以采用食疗法缓解疼痛。

头　痛

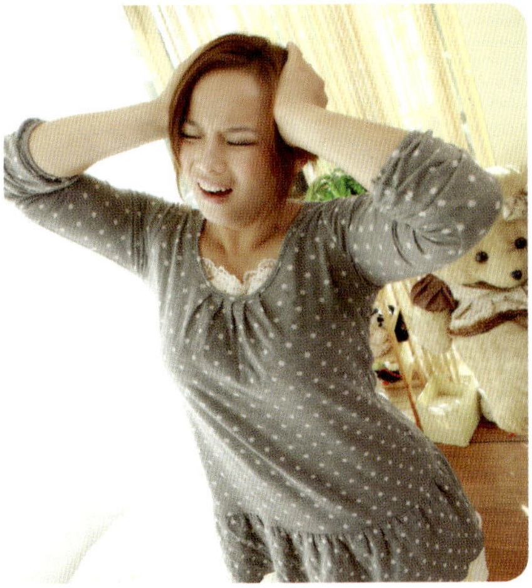

产后头痛的原因，很可能是激素分泌水平的改变而引起的。还有一种可能则是在分娩时采用了硬膜外腔分娩镇痛或脊椎穿刺，这也会引起剧烈头痛。不过，这种情况并不多见。对于第一种头痛，放松是最好的方法，头痛症状会随着激素分泌逐渐恢复正常而消失，如果需要，也可以适当地吃些止痛药。如果是后一种原因引起的头痛，应平卧几天，必要时可使用咖啡因止痛。

会阴部疼痛

从阴道一直到直肠部位都会有痛感。因为胎儿在分娩出时这些部位都要扩张，然后再逐渐恢复原状。因此，这些部位的肌肉或许会肿胀，会让你感到疼痛。再有就是，如果在分娩时进行了侧切缝合，在产后更会感到疼，在最初几天甚至连行动都会很不方便。如果使用了真空吸引术和产钳，那么肌肉肯定会受到更多的伤害，也就会更疼了。在产后立即冷敷，对会阴处的恢复很有帮助。另外，坐浴对缓解这类疼痛也很有效，在家里就可进行坐浴治疗。产妇还可试试使用一种特制的可冷却的卫生护垫，这也会让疼痛部位觉得舒服些。如果疼痛真的难忍，必须用药止痛，一定要先问问医生。

乳房疼痛

产后乳汁充满乳房，如果乳腺管还没完全畅通，乳汁不能顺利排出，会使产妇感到乳房发胀、发热和刺痛，不过这些症状都是正常的。如果产妇真觉得很疼，哺乳是最好的解决办法。只要宝宝饿了就让他吸吮乳房，而不要考虑定时定量的问题，这样能够帮助乳腺尽快畅通。另外，还可试试热敷，或向乳头方向按摩乳房，都可帮助乳腺通畅。除非宝宝真的不肯吃奶，一般不要使用吸奶器，那样会使身体分泌更多的乳汁，加剧疼痛。要尽量让宝宝吃奶，这样乳房很快便只会分泌宝宝需要的乳量。

产后血晕

产后血晕的原因

产妇分娩以后，头晕眼花，难以起坐，昏倒榻下，或心中郁闷，恶心呕吐，心烦不安，甚至口噤神昏，不省人事，这都是产后血晕的症状。

本病是由产后失血过多，心神失养所致。此外，产后恶露不下，瘀血上攻，扰乱心神，亦可导致头晕。

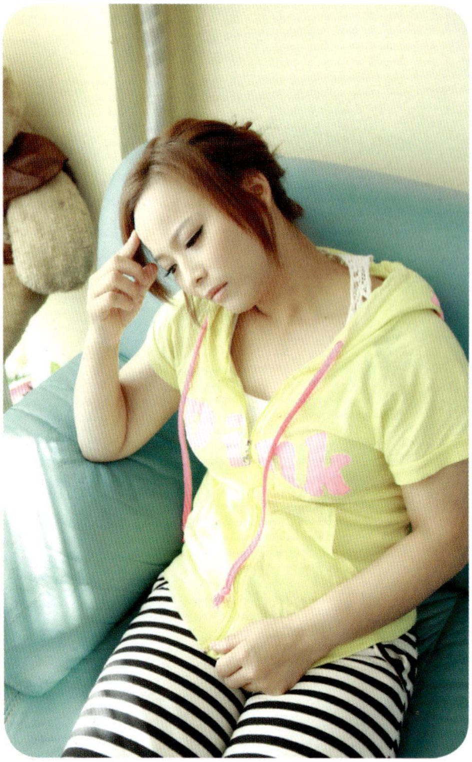

治疗方法

在治疗上，中医认为若属于血虚气脱型，证见产后失血过多、质稀、晕眩、心悸、烦闷不适、昏迷、手凉肢冷、冷汗淋漓、面色苍白、舌淡无苔、脉微欲绝，治宜益气固脱，用独参汤，即人参15～30克煎汤，温服，1日2次。

若产后血晕属血淤气闭型，证见产后恶露不下或量少，小腹阵痛拒按，心下气满，神昏口噤，牙关紧闭，双手握拳，面色紫暗，舌暗苔少，脉涩，治宜行血逐淤，可用夺命散，药用没药3克、血竭3克，煎汤温服，1日2次。

产后中暑

产后中暑的原因

产褥期产妇一般体质较为虚弱，中枢体温调节功能易发生障碍，在高温、高湿、通风不良的情况下，往往容易导致产后中暑。产后中暑后，患者体温升高、脉搏和呼吸加快，面红不出汗，皮肤干热，全身起痱子或出汗而体温下降。由于夏天人体水分大量地蒸发，产妇平时还要多喝些盐开水，以补充体内流失的水分。

怎样预防中暑

1	由于产妇产后对温度的调节能力较低，产妇的房间要保持适当的温度，做到经常开窗透气，平时穿着舒适的短衣短裤即可
2	产妇生产后新陈代谢比较旺盛，喜出汗，所以要多饮水，勤换衣裤，避免潮湿致病
3	如果产妇感到头晕、恶心、胸闷、大汗、思饮等症状，一定要警惕是不是中暑的先兆，并加以处理

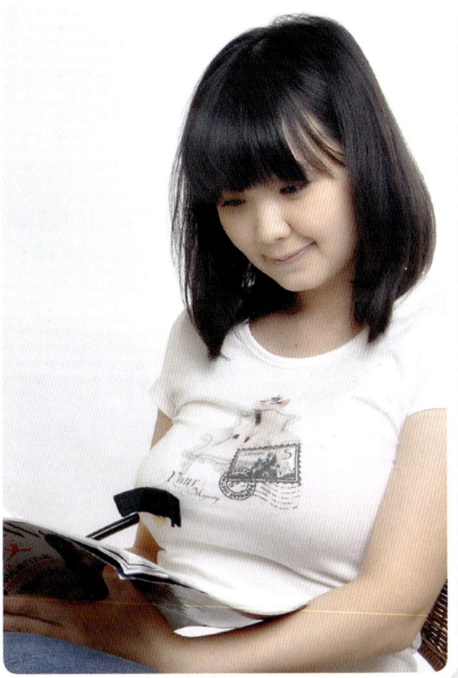

什么是产褥期

产褥期是指女性分娩后到女性机体和生殖器基本复原的一段时间，一般需要6～8周。民间俗称“坐月子”。

急救措施

如果发现产妇中暑，首先要镇定，先要把产妇转移到通风、清凉的地方休息，并迅速解开衣物。喂产妇喝些冷开水，或者藿香正气水等，一般在短时间内都会好转。如果无好转，产妇进入高热，昏迷状态，呼之不应。应立即送往就近的医院进行抢救，在去往医院途中，可用湿毛巾擦浴产妇前胸、后背以降温。

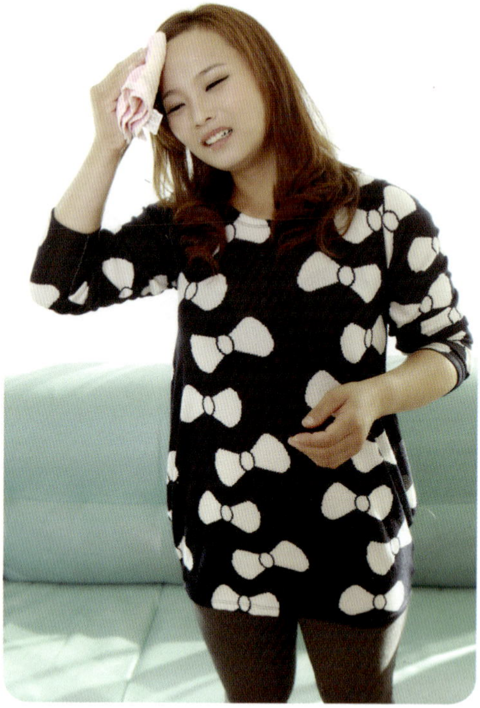

1.如发现产妇有中暑的症状，应让她立即离开高温环境，到通风较好的凉爽处休息。

2.解开衣服，多饮些淡盐水或服十滴水、仁丹、解暑片、藿香正气水等，短时间内即可好转。

3.出现高热、昏迷、抽搐者，应让患者侧卧、头向后仰，保证呼吸道畅通。在呼叫救护车或通知急救中心的同时，可用湿毛巾或用30%～50%的酒精擦浴前胸、后背等处。

注意事项

1	一般产妇感觉口渴、多汗、恶心、头晕、心慌、胸闷等不适时，就应考虑是否为中暑的先兆
2	产妇对高温的适应能力较低，所以产妇的居室一定要打开窗户，使空气流通，保持适当的温度。但不要让产妇直接吹风，被褥不宜过厚，可以用凉席，穿薄一些的夏季衣裤，多饮水等
3	产妇皮肤排泄功能较为旺盛，出汗较多，可以经常用温水擦浴，勤换衣服，能避免产后中暑

产褥期发热

产后发热的原因

产妇在生过孩子的24小时内，可以发热到38℃，在这以后，任何时候的体温都应该是正常的。如有发热，必须查清原因，适当处置。乳胀可能发热，但随着乳汁排出，体温将会下降。如果乳汁排出后仍不退热，就可能是别的原因。

发热最常见的原因是产褥感染。因为产妇体力比平时差，又有流血，子宫口松，阴道内本来有的细菌或外来的细菌容易在有血时滋生，并容易上行到子宫和输卵管。这时恶露有味，腹部有压痛，如果治疗不及时，可能转为慢性盆腔炎，长期不愈。毒性大的细菌，还可能引起危险的腹膜炎或败血症。发热的另一个常见的原因是乳腺炎，可以发热到39℃以上，乳房有红肿热痛的硬块。开始可行热敷，用中药和抗生素。如已化脓，就要进行手术治疗。乳腺炎往往是由于乳汁排出不畅，在乳腺内郁积成块，再加上乳头有裂口，细菌袭入引起。

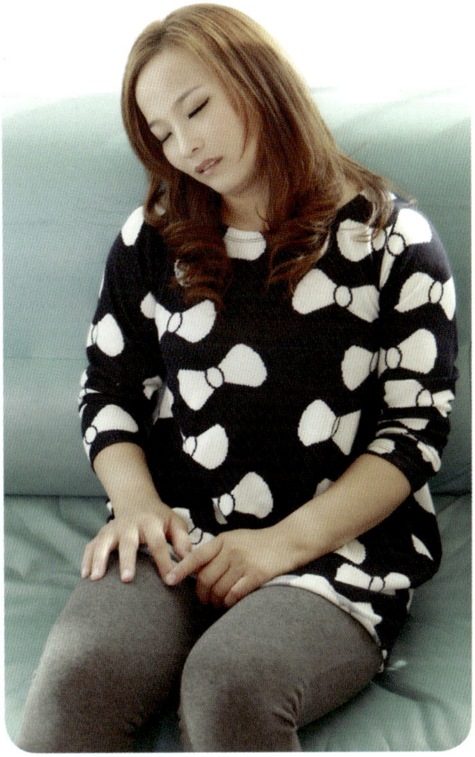

常见的产后发热原因有哪些

可能患了乳腺炎，也有可能是产褥感染，表现为小肚子痛，恶露量多、颜色不好、有臭味。感冒有时也会发热，此外，泌尿系统感染也容易导致发热，需要区别对待。

产褥期发热的预防

产褥期间出现发热，首先要看发热出现的时间。如果从产后24小时起10天之内的发热，多应考虑为产褥感染。此外，还可能有在此期间发生的其他一些疾病，较常见的如乳腺炎、泌尿系统感染、上呼吸道感染、产褥中暑等。所以产后一旦发热，就应积极查找发热的原因，并针对病因治疗。

产后多汗要注意风寒

怀孕以后，体内血容量增加，大量的水分容易在孕妇体内积聚。但分娩以后，产妇的新陈代谢活动和内分泌活动显著减少，机体也再不需要如此多的循环血量了，积聚的水分就显得多余，必须排出体外，才能减轻心脏负担，有利于产后机体的全面康复。

人体排泄水分的途径有3条：一条是经泌尿系统从尿液中排出；一条是通过呼吸，从呼出的气体中以水蒸气的形式带走水分；第三条途径是通过皮肤以出汗的方式排出体外。所以，产妇在产期不仅尿量增多，而且，支配汗腺活动的交感神经兴奋性也占优势，汗腺的分泌活动增强，这就使得产妇无论是在冬天还是在春秋季节，皆是全身汗涔涔的。这是机体在产后进行自我调节的结果，并非是身体虚弱，也不是什么病态，属于生理现象，不是病，常在数日内自行好转，不必担心。

但需注意的是，在出汗时，由于毛孔张开，易受风寒，所以要防止受风、着凉。且在出汗时，要随时把汗擦干，汗液浸湿的衣服要及时更换，注意保持皮肤清洁。倘若出汗过多，长久不消失，多是产妇体虚的表现，那就要积极治疗。

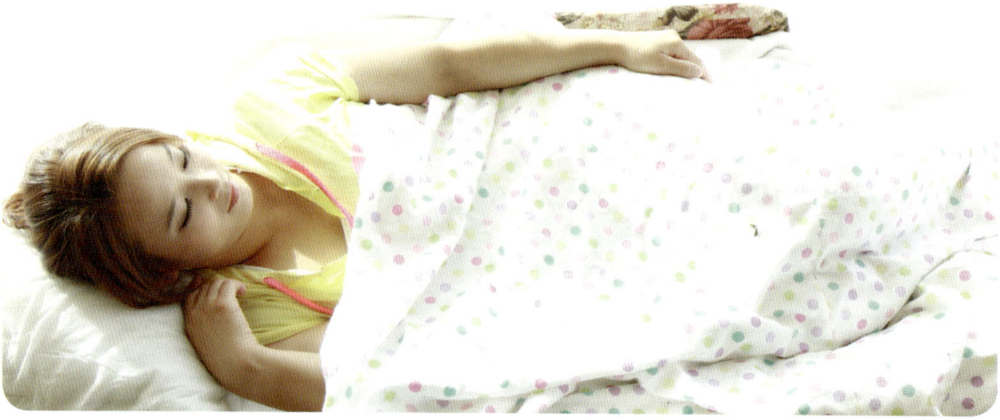

产后抑郁

产后抑郁的自测

一些新妈妈生完宝宝后会患上产后抑郁症。如果新妈妈心情沉重抑郁，对任何事都缺乏兴趣，请从以下8个方面做自测。

序号	问题
1	心烦气躁，坐立难安
2	食欲缺乏，日渐消瘦
3	容易感伤落泪或时常放声大哭
4	缺乏自信，觉得自己是个没用的人
5	犹豫不决，即使是小事情也无法决断
6	时常感到疲惫不堪，做任何事都提不起一点劲来
7	晚上睡不着，即使没有特别的事情，也会一大早就醒来
8	对将来不抱任何希望，经常因绝望而感到痛不欲生

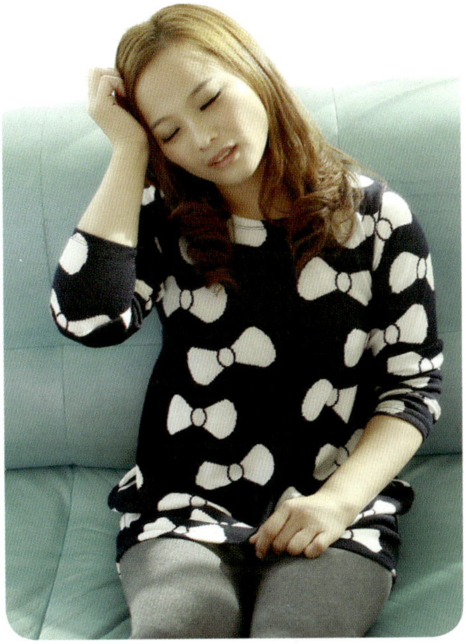

很多妈妈都经历过产后的情绪波动，只是程度不同。以2周左右的情绪作为参考，如果符合以上5项，尽早看医生。

产后抑郁有哪些表现

产后抑郁是指女性在产后3～4天内，出现流泪、不安、伤感、心情抑郁、注意力低下、健忘等症状。一般具有暂时性，大多会在1～2天内消失。

虽然程度或症状有差别，但经历过产后抑郁症的女性非常多。有的症状很轻微，甚至未察觉到就在短时间内结束了。据统计，80%的新妈妈出现过抑郁症状。

对大多数人来说，产后抑郁症只是一时的症状，不必治疗。但其中也有反复发作的，症状可能持续1～2年。

导致产后抑郁的原因

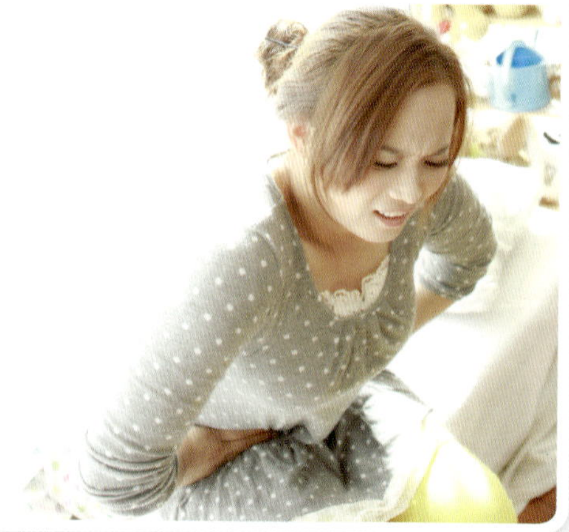

一般认为可能导致产后抑郁症的原因是产妇心理素质较差，加上长时间对妊娠、分娩、育儿的不安，积累成精神压力。另外，妊娠、分娩引起的内分泌急剧变化，以及分娩带来的不安和体力消耗，使身心暂时无法承受。下面是一些具体的分析。

内分泌变化的影响

妊娠后期，孕妈妈体内雌激素黄体酮、皮质激素、甲状腺素也不同程度增高，孕妈妈会产生幸福愉悦的感觉。但是宝宝出生后，这些激素迅速下降，造成体内内分泌发生变化，从而产生抑郁症状。

产妇或宝宝生病

研究表明，疾病导致的极度紧张也会诱发抑郁症。早产、产褥期的疾病或并发症给新妈妈带来极大压力，容易诱发产后抑郁。她们一方面担心早产宝宝今后的健康问题，另一方面自己心理上也没有完全做好做妈妈的准备。年轻母亲的情绪充满着沮丧和焦虑，她们睡眠很差，清晨又感到疲乏无力。宝宝成了她们牵肠挂肚的无尽头根源，哪怕是宝宝极轻微的不适都会引起她们最严重的恐惧。她们感到不能胜任母亲这一角色，缺乏安全感，指责自己的种种不是，经常失去控制而哭泣不止。她们常常滋生消极情绪，这反过来又加剧了自己的内疚感。

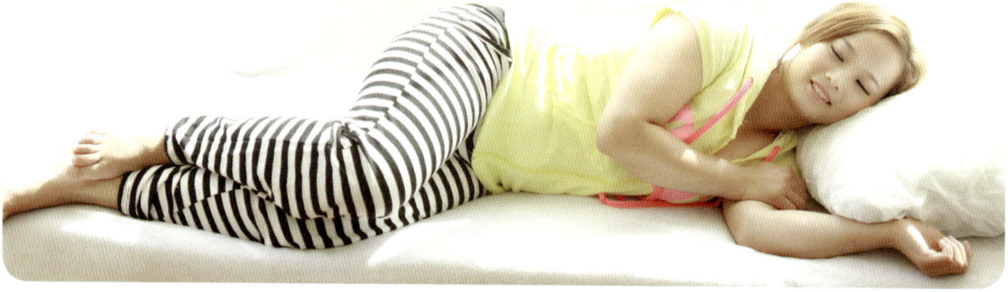

家人的压力

怀孕和分娩不仅给女性带来显著的生理性变化，也给她们带来心理上的变化。丈夫或其他亲属对宝宝的性别不满意，以及丈夫的不良表现，都容易给新妈妈的情绪带来压力。

睡眠不佳

很多妈妈无论白天、晚上都是自己带宝宝，容易产生委屈、烦躁、易怒的情绪，甚至在繁忙的夜晚和寂寞的清晨，产生对丈夫和无辜宝宝的怨恨。

有医学专家表示，在宝宝出生后第一年，有些女性出现的抑郁症状，可能只是缺乏睡眠而已。当宝宝形成规律睡眠后，这些母亲的抑郁症状明显缓解了。

产后抑郁的自我调节法

对产后抑郁，新妈妈还可以通过自我调节来克服。了解一些心理学知识，及时调整和改善自己的情绪。

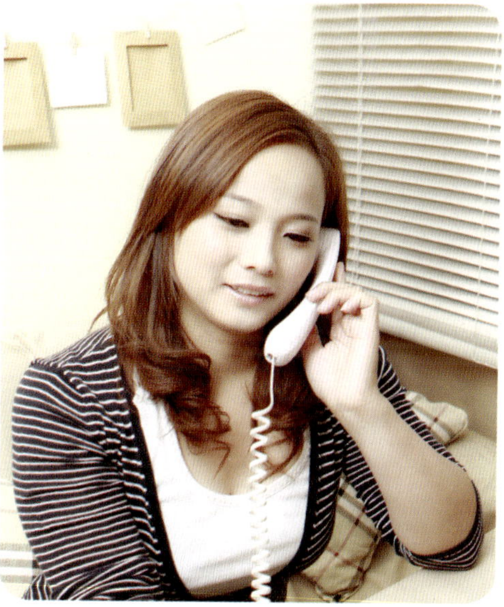

放松充电法

适当调节生活内容，不要时时刻刻关注宝宝而忽略了自己。可将宝宝暂时交给其他人照料，给自己放个短假，也能达到放松自己的精神和充电的作用，避免心理、情绪透支。

角色交替法

别忘了虽然已为人母，但仍是老公的娇妻、父母的爱女，谁也不可能只做24小时全职妈妈。所以要给自己换个角色，享受娇妻爱女的权利。

倾诉宣泄法

找好友或亲人交流，尽诉心曲，大哭一场也无妨，尽情宣泄郁闷的情绪。

焦点转移法

如果产后的确面临严重不愉快的生活事件，甚至问题棘手，难以解决，不要让情绪总是陷于不良事件上。越想不愉快的事心情就会越不好，心情越不好越容易钻牛角尖，心情就会越发低落，从而陷入情感恶性循环的怪圈中。所以要适当转移自己的注意力，将注意力转移到一些愉快的事情上，关注自己的喜好，不仅在思维上转移，还可以身体力行参与力所能及的愉快活动。

自我实现法

生儿育女只是女性自我实现的一种方式，但绝不是唯一的方式，所以不要忘了还有其他自我实现的潜力和需要。也许趁着休产假的时间还能关注一下自己擅长的事业，等产假结束会以改头换面的新形象出现。

食物治疗法

产妇在“月子”里通常都会吃大量补品，有时候家里人也会嘱咐你多吃、大吃。殊不知这些食物很容易令人心烦气躁，失眠焦虑，严重的还会出现种种“上火”迹象。

所以，要多搭配吃一些清淡食物，多吃新鲜的蔬菜水果，多喝温开水，自内而外地调整身心状态。

自我鼓励法

自我欣赏，多看自己的优点，多看事物的好处，多想事情可能成功的一面。

行为调整法

女性分娩后不适于做剧烈运动，但一些适当的放松运动是非常必要的，例如深呼吸、散步、打坐、冥想平静的画面、听舒缓优美的音乐等。

主动求助法

产后抑郁的女性内心会有一种无助感。心理专家分析，这种无助感可能是幼年被忽略的阴影的重现。这其实是一种希望获得他人关注的信号，所以，产妇主动寻求和接受别人的关注是一种很有效的自我保护方式。

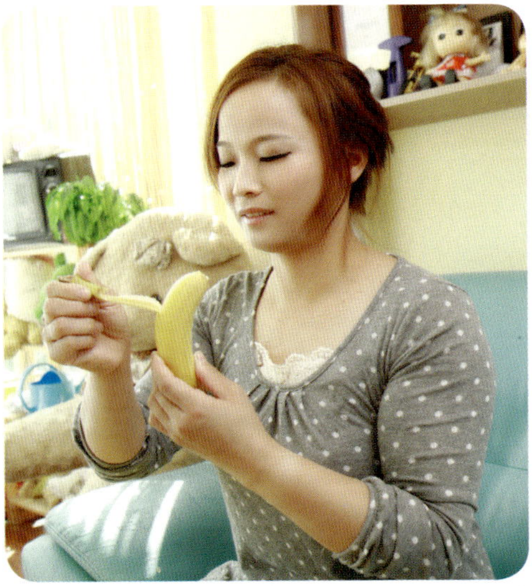

新妈妈重返职场

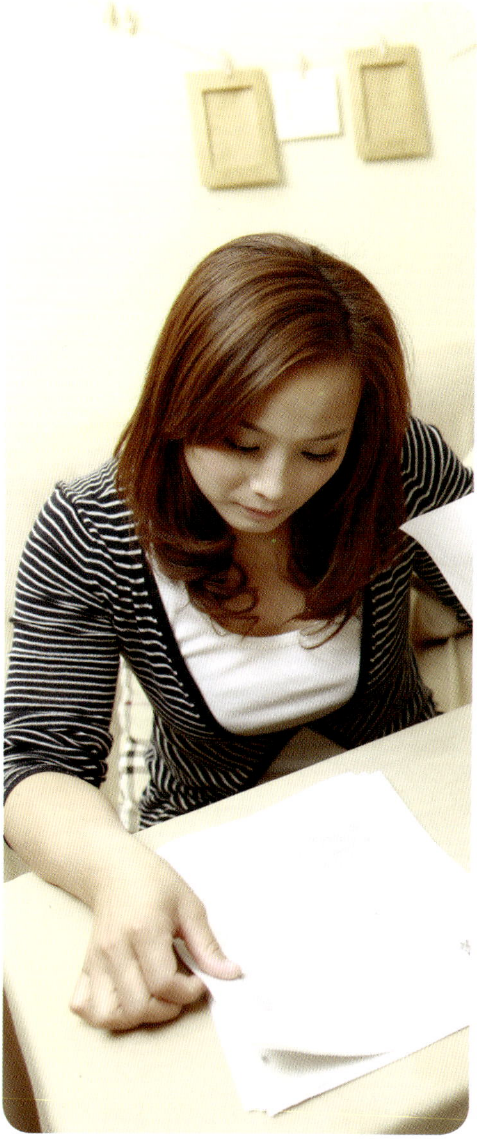

根据《国务院关于女职工劳动保护规定》以及我国劳动法的有关规定，法律对女职工有特殊的保护，例如女职工在怀孕、产期、哺乳期不得降低基本工资和解除劳动合同。

不得安排女职工从事诸如矿山、井下作业等国家规定的第四级强体力劳动和女工禁忌的工种。

女职工在哺乳期内，所在单位不得安排其从事国家规定的第三级体力劳动强度的劳动和哺乳期禁忌从事的劳动，不得延长其劳动时间，一般不得安排其从事夜班劳动。

女职工有未满周岁的婴儿，用工单位应保障女工每天有两次哺乳时间，每次不得少于30分钟。哺乳时间（包括为哺乳而需要的往返路程时间）应算作工作时间。女工在劳动时间内的产前检查应算作劳动时间。

女工的产假为90天，其中产前休假25天。难产增加15天。多胞胎者，每多生1个婴儿，增加15天产假。

新妈妈职场智慧经

新妈妈重返职场，需要用智慧重新定位自己。要承认自己的变化，无论是在职场还是家庭生活中，自己不可能和以前一样得心应手。的确，对很多妈妈来说，重返职场，自己的身份发生了变化，需要重新调整和适应。那么，怎么摆脱一些“不良状态”，迅速在职场变得游刃有余呢？

养成自信的习惯

虽然新妈妈休息了不短的时间，可能会比同事做事慢一些，甚至一切要从头开始，也可能被安排到自己不熟悉的部门，但一定不要失落、自卑。要知道，对于新妈妈来说，这一次的开始比刚进入社会时要从容得多，不仅有工作经验，还获得了不是每个女人都有的生活阅历，那是新妈妈丰厚的心灵积累。

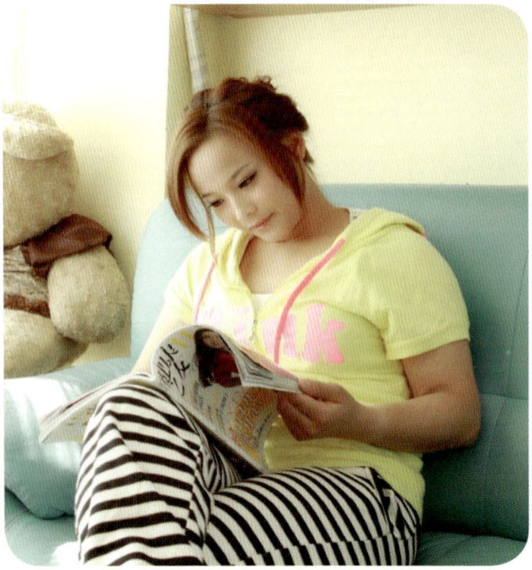

宽容对待岗位变化

这是新妈妈们重回职场时首先要学会的功课。除了客观因素，社会普遍认为，刚生完宝宝的女性全部心思都在宝宝上，一般也不敢委以重任，这当然会让新妈妈感到失落。但不妨换一种角度来思考问题，视人事变动为正常现象，放下架子，把自己当做新人，相信只要是金子总会发光的。这样更有利于学习，并尽快适应新环境。

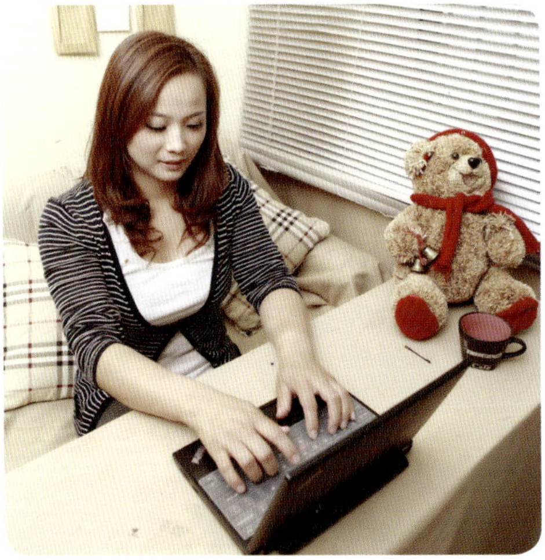

避免婆婆妈妈

最好不在工作场合大谈特谈自己宝宝的趣事，以免影响自己的职业形象。可在工作休息时给同事们做个小介绍。这样不会给人留下婆婆妈妈的印象。

建立稳固的“后防”

如果父母或公婆愿意帮忙照看宝宝，那是最好不过了；如果不能，最好选择生育过的、有带宝宝经验的保姆，同时不妨与丈夫商量，让他帮你分担家务。

经常与他们沟通，宝宝来了，不是妈妈一个人的事，而是夫妻双方乃至全家的事。妈妈没有必要把困难的压力都留给自己，亲人也许帮不上实际的忙，但他们可以安慰你，应该让别人了解自己，并对自己放心。

做实际的事情

女性往往把过多的精力放在与自己的思想斗争上，其实于事无补。比如出去上班，孩子确实没人照顾，不得不做全职妈妈，家庭的经济收入就有可能降低。这时候，别总是愁眉苦脸，而应该适当调整消费。想的少一些，做的多一些，生活就会轻松许多。

保持工作激情

休产假期间，新妈妈很难随时更新专业知识，工作思维和方式停留在以前，加上对外界的关注相对减少，与社会的差距就变大。此时，及时充电就显得非常重要，只有以积极的心态面对工作，才能改变现状。

协调办公室人际关系

年轻妈妈在职场上一样会碰到各式人际关系。比如青春靓丽的女生，比自己大不了多少的老练的上司，该如何在他们的周围取得一种游刃有余的工作氛围呢？新妈妈也许会因为宝宝而提前回家，那就一定要提前把工作做好，甚至可以提前到办公室做好一天的准备。不要在办公室大谈做妈妈的艰辛，人们不会因为你是妈妈而忽略同你竞争。不要因为宝宝的问题常常向上司请假，那样很容易使自己陷入被动状态。新妈妈应该培养幽默、轻松的性格，让同事觉得你是他们中很正常的、令人愉快的一分子。当然，如果遇到非正式场合，新妈妈也可以应同事的要求，谈谈育儿经验，展示自己的亲和力。

保证效率

一旦正式上班，生活应予结构化，善用行事历、记事本提醒自己，以确保每天该做的都能完成，不会有遗漏发生。不要在办公桌上或工作电脑里存放太多容易分散精力的东西；规定自己1个小时内起来活动一下，其余时间眼睛只盯着工作。上班时专心工作，因为你想宝宝也没有用，只会使工作更加糟糕。下班时全心做好妈妈，尽情享受生活。另外，如果因为宝宝生病要去医院，一定要向公司请假，遵守公司的规定。

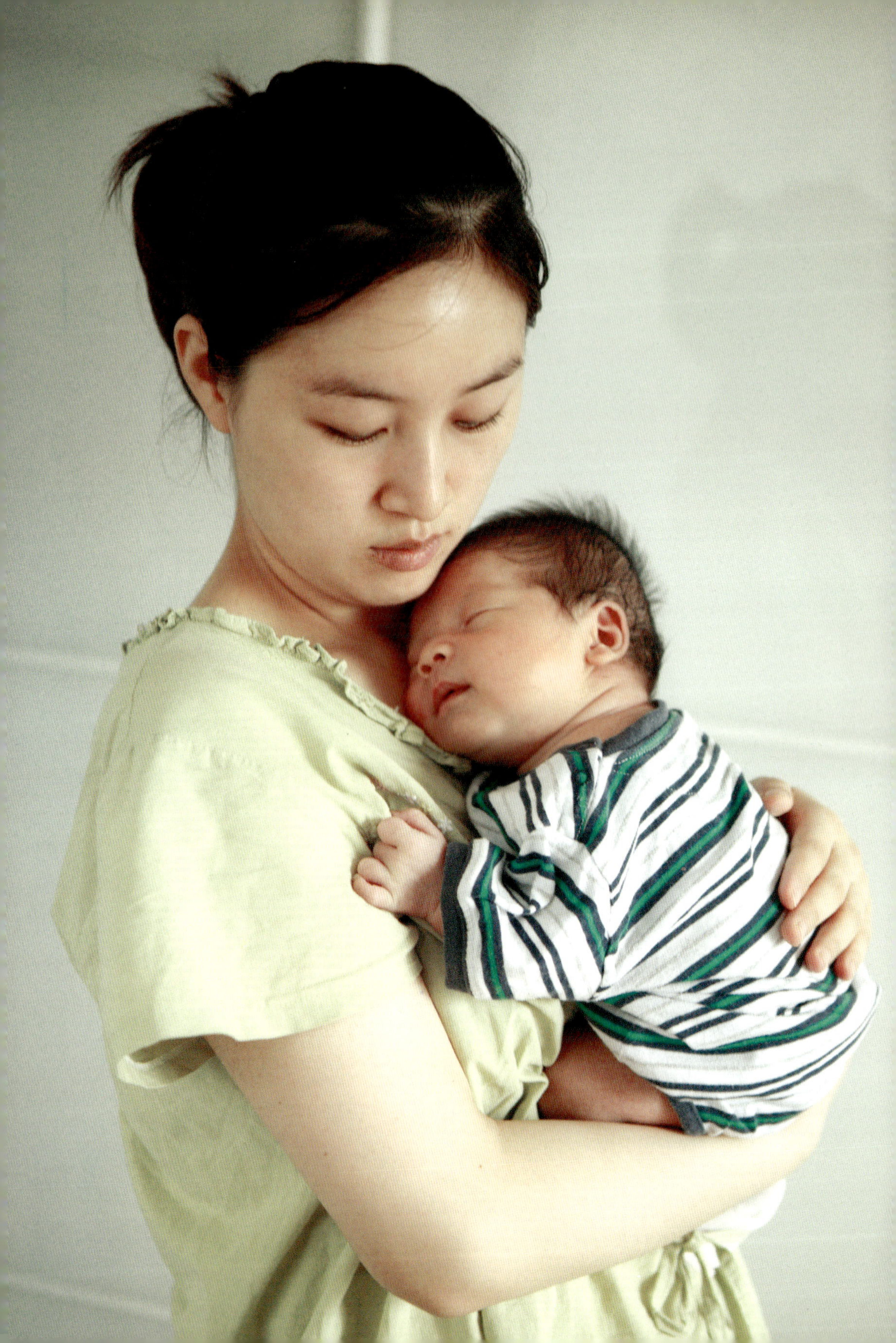

第七章

婴幼儿护理与哺育

母乳喂养

提倡母乳喂养

母乳是宝宝最好的食物

对于宝宝来说，最理想的营养来源莫过于母乳了。因为母乳的营养价值高，且其所含的各种营养素的比例搭配适宜。母乳中还含有多种特殊的营养成分，如乳铁蛋白、牛磺酸、钙、磷等，母乳中所含的这些物质及比例，对宝宝的生长发育以及增强抵抗力等都有益。此外，母乳近乎无菌，而且卫生、方便、经济。所以对宝宝来说，母乳是最好的食物，它的营养价值远远高于任何其他代乳品。

母乳喂养对妈妈最好

母乳喂养不仅对宝宝最好，对新妈妈也是最好的。宝宝吮吸乳头会刺激妈妈分泌催产素，这种物质可以刺激子宫收缩，逐渐恢复到孕前水平，帮助新妈妈恢复身材。同时，据相关统计调查，母乳喂养的妈妈患乳腺癌的比例比较低。

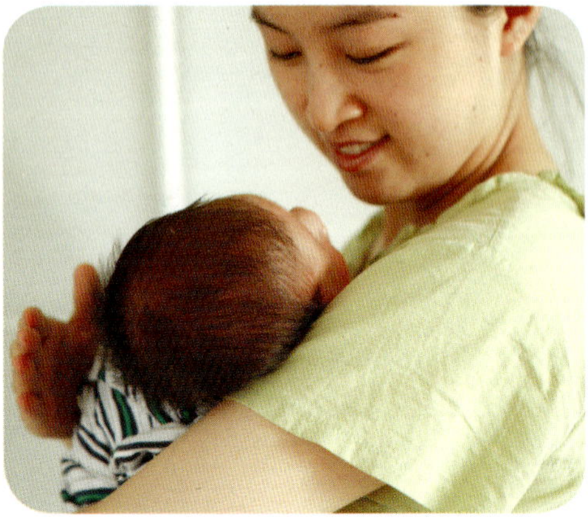

新妈妈月经对宝宝吃奶有什么影响

新妈妈来月经乳汁会变稀。宝宝吃完奶后妈妈应竖抱宝宝，然后轻拍他的后背，防止呛奶。宝宝哭的时候，妈妈最好先安抚一下再喂奶，以防宝宝呛奶。

母乳喂养的姿势

喂奶的姿势有很多种，关键是要正确地掌握方法。比如宝宝含在嘴里的乳晕，应该是下嘴唇包得多，上嘴唇包得少，乳头指向宝宝的上颚。这种姿势有两个好处：一是宝宝吸吮起来效率更高，出奶快；二是宝宝的下巴是贴在乳房上的，能帮助固定宝宝的头，吸吮起来好借力；另外，宝宝的鼻子是远离乳房的，不会造成宝宝鼻孔被堵住，上不来气。只要能掌握正确的喂奶常识，不管是坐着喂、躺着喂、抱在怀里喂等，都是可以的。

正确挤奶方法

挤奶的正确姿势是用拇指和其他4个手指夹住乳头下的乳晕部分，轻轻地推揉，然后勒紧乳房往前挤。如果是用吸奶器挤奶，一定要注意卫生，每次清洗干净后要注意消毒。

怎样判断宝宝是否吃饱了

与配方奶不同的是母乳的量是没法目测的，因此很多的妈妈常怕宝宝吃不饱，怕宝宝营养跟不上会影响宝宝的正常发育，如何判断宝宝是否吃饱呢？

判断方法

从乳房胀满的情况	喂奶前乳房丰满，喂奶后乳房较柔软
从宝宝吞咽声音上判断	宝宝平均每吸吮2～3次就可以听到咽下一大口，如此连续约15分钟就说明宝宝吃饱了
吃奶后有无满足感	如吃奶后宝宝安静入眠，说明宝宝吃饱了。若吃奶后还哭，或者咬着奶头不放，或者睡不到两小时就醒，说明奶量不足
注意宝宝大小便次数	宝宝每天小便8～9次，大便4～5次，呈金黄色稠便，这些都说明奶量够了
看体重增减	足月宝宝头1个月每天增长25克体重，1个月增加720～750克，第二个月增加600克以上

宝宝吃奶的量如何掌握

有些妈妈用宝宝吃奶的时间来衡量宝宝吃奶量的多少，许多医生和护士也是这么教的。但是，有时宝宝吃奶是在干吸，并没有下咽奶水，这些干吸的时间，对于判断宝宝吃奶多少是没有用的，而真正有用的是看宝宝吞咽奶水的时间。不要因为宝宝含着乳头的时间很长，就误以为宝宝已经吃饱了。每次喂奶，宝宝吞咽奶水的时间达到了10多分钟，宝宝一般就是吃得不错了。

如果宝宝还表现出饿的样子，就应该让宝宝继续吃。如果宝宝是在大口大口吞咽过程中把乳头吐出来，这有可能是宝宝累了，要让他喘一口气，才能再接着吃。如果是宝宝干吮，吞咽很少的时候吐出来，这一般表示宝宝要么吃饱了，要么需要拍嗝。

怎么判断乳房中的乳汁吃干净了

如果自己不太清楚宝宝到底吃净了乳汁没有，有一个判断的办法是用手挤奶水。如果奶水只能挤出一点来，甚至挤不出来，那就说明的确是吃净了。可以给宝宝拍嗝，然后给他吃另一侧的乳房。

如果用手一挤，奶水还会出来，就说明奶水还没有被宝宝吃完，拍嗝以后，要继续给宝宝吃这一边乳房，直到宝宝把奶水吃净为止，或直到宝宝吃饱了，拒绝再吃为止。新妈妈奶量还不稳定的时候，如果两边乳房都喂了，而且两边都软了，宝宝还想吃，那么就应该回到第一次给宝宝喂奶的乳房，继续给宝宝吃。

乳头咬破或疼痛怎么办

宝宝吸奶的力量变大，经常会弄痛妈妈的乳头，这时候若伤口感染细菌就会引起乳腺炎。因此，妈妈还要注意保护乳头，不要总用一侧乳房喂宝宝。哺喂前要把手洗干净。哺喂时要注意保持乳头清洁，防止宝宝过分吮吸将乳头吸伤。在乳头咬伤的情况下，哺乳前，用冷冻过的纱布做冷湿布将乳头围起来，可以缓解疼痛。但如果疼痛很严重，就要借助乳头保护器了。

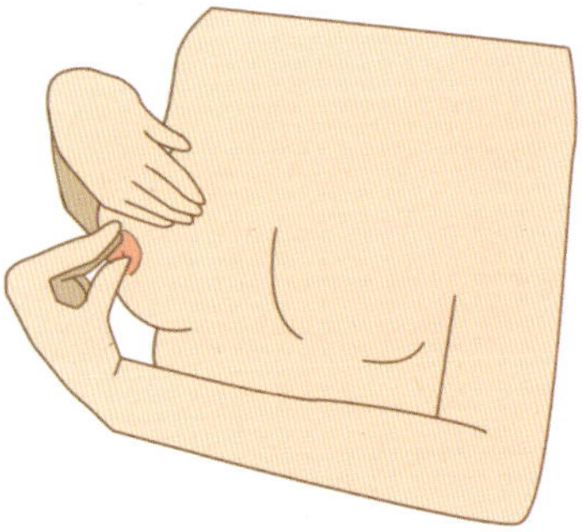

乳汁不足怎么办

如果宝宝每天体重增加30克，那么就说明奶水足够宝宝所需了。母乳不足可能会出现以下几种反应。

乳汁不足的表现

1	宝宝含着乳头30分钟以上不松口
2	明明已经哺乳20分钟，可间隔不到1小时宝宝又饿了
3	宝宝体重增加不明显

乳汁分泌不足的原因

有些新妈妈由于开始胀奶时没有及时让宝宝吸吮，后来奶再胀时，奶水就无法流出来了，原因在于，人类脑下垂体受到抑制会导致乳汁分泌减少。再者，职场妈妈每日早出晚归，新生儿吸吮的次数不够，致使乳腺无法正常分泌乳汁。也有部分妈妈乳头短小、凹陷，因喂奶造成乳头受伤而不得不减少让宝宝吮吸的次数，造成奶量减少、奶水不足的情况。

促进乳汁分泌的方法

1	以左手或右手的食指及拇指放在乳晕两旁，先往下压，再向两旁推开；或是以乳头为中心点，采取左右、上下对称的方式按摩
2	在洗澡时用清水洗涤乳房，但不可太过用力清洗乳头
3	让宝宝多吸吮乳头，其实妈妈的奶水越少，越要增加宝宝吮吸的次数；由于宝宝吮吸的力量较大，正好可借助宝宝的嘴巴来按摩乳晕

白天母乳哺喂的方法

先用温水洗干净乳头，以免上面附带的细菌进入宝宝口中，导致宝宝口腔或咽喉发炎。

乳母在沙发或椅子上坐着，然后在哺乳乳房一侧的脚下搁一只小凳子架起这侧腿，将宝宝的头枕在乳母的胳膊弯上，胳膊弯舒适地放在架起的腿上。把这侧乳头连乳晕一起放入宝宝嘴中，要尽可能让宝宝嘴唇能裹着乳晕，这样可以促使泌乳。

一侧吃空后，再以同样姿势把宝宝换到另一侧乳房、胳膊弯和腿上。宝宝吃饱睡着后要及时抽出乳头，不要让他老含着乳头，因为这样不仅不利于宝宝口腔和乳母乳头的卫生，而且还易引起宝宝依恋乳头的不良习惯，有时甚至会引起宝宝的呕吐或窒息。

夜间母乳哺喂的方法

夜晚乳母的哺喂姿势一般是侧身对着稍侧身的宝宝，妈妈的手臂可以搂着宝宝，但这样做会较累，手臂易酸麻，所以也可以只是侧身，手臂不搂宝宝进行哺喂。

或者可以让宝宝仰躺着，妈妈用一侧手臂支撑自己，俯在宝宝上方进行哺喂，但这样的姿势同样较累，如果妈妈不是很清醒时千万不要这样喂奶，以免在似睡非睡间压着宝宝，甚至导致宝宝窒息。

晚上哺喂不要让宝宝含着乳头睡觉，以免造成乳房压住宝宝鼻孔，发生窒息的危险，也容易使宝宝养成过分依恋妈妈乳头的娇惯心理。

另外，产后育儿，乳母自己身体会极度疲劳，加上晚上要不时醒来料理宝宝而导致睡眠严重不足，很容易在迷迷糊糊中哺喂宝宝，所以要小心，以防出现意外。

宝宝在哺乳时睡着了仍需继续哺乳吗

宝宝吃饱睡着后妈妈要及时抽出乳头，不要让他总含着，以免影响宝宝口腔和妈妈乳头的卫生，还易引起宝宝依恋乳头的不良习惯。

溢乳怎么办

什么是溢乳

溢乳是指喂奶后随即有1～2口奶水从嘴边溢出，也有少数情况是由乳母在喂奶后不久给宝宝换尿布而引起。这是因为新生儿胃的位置呈水平位，贲门括约肌也较松弛，一旦摄入奶量稍多，即可发生溢奶现象。随着宝宝年龄的增长，胃的位置逐渐变垂直，贲门括约肌肌力加强，溢奶次数就会逐渐减少，到七八个月时完全停止。

防止溢乳的方法：拍嗝

宝宝在3～4个月大之后，不仅可以很好地掌握吸吮技巧，而且贲门的收缩功能也已发育成熟，所以吐奶的次数也就会明显减少了。而在此之前，每次喂奶后最好帮助宝宝拍嗝。帮助宝宝拍嗝的方法如下。

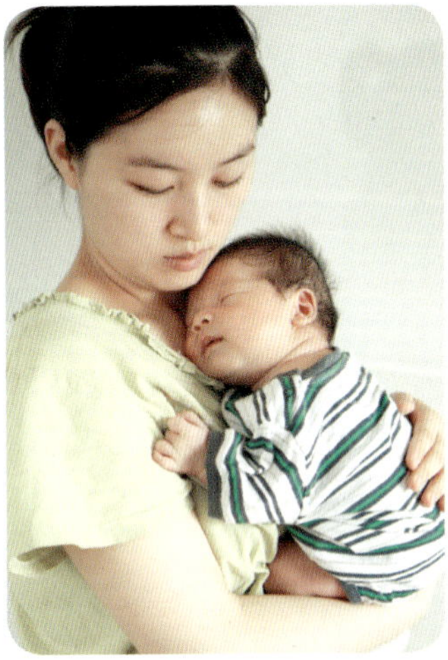

1.喂奶后，竖着抱起宝宝，将宝宝的下颌靠在母亲的肩上。

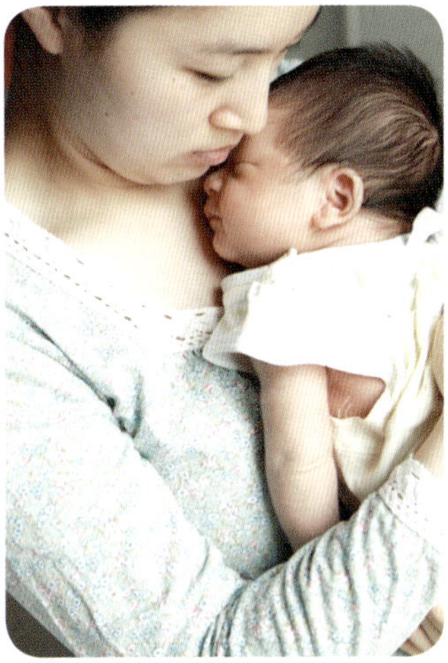

2.轻轻拍打后背5分钟以上，是帮助宝宝拍嗝的基本方法。如果宝宝还是不能打嗝的话，也可以试试用手掌按摩宝宝的后背。

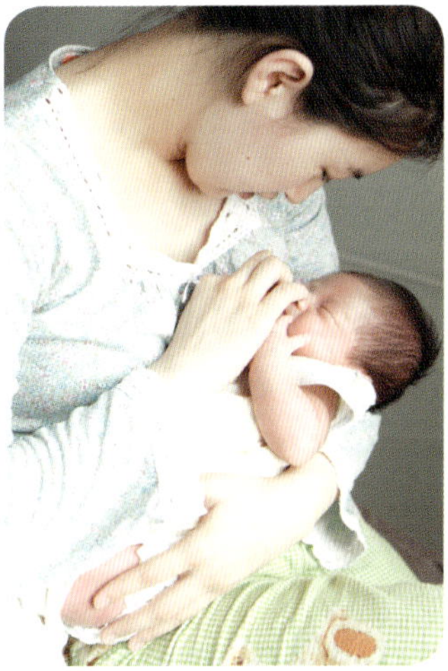

3.支起宝宝的下巴，让宝宝坐起来。让宝宝坐在自己的腿上，然后再轻拍后背。

吐奶怎么办

吐奶不同于漾奶，是由于消化道和其他有关脏器受到某些异常刺激而引起的神经反射动作，呕吐时奶水多是喷射性地从嘴里甚至鼻子里涌出。

吐奶的原因

1.新生儿或小宝宝呕吐与其消化道解剖、生理特点有很大关系。新生儿胃容量小，呈水平位，而且胃的入口贲门括约肌尚未发育良好，出口紧入口松，奶水容易反流引起呕吐。

2.一旦遇到喂养和护理不当，如喂奶次数过多，喂奶量过大，乳母乳头过大、凹陷，或用奶瓶喂奶时橡胶奶头孔眼过大，都会导致宝宝吸奶过急。

3.喂奶后让宝宝平卧，或者过多、过早地翻动宝宝，都容易引起宝宝吐奶。

4.一些疾病也可以引起宝宝吐奶，如食道和胃肠道的先天畸形、肠梗阻；新生儿患脑膜炎、败血症和其他感染也会发生吐奶，这些疾病引起的吐奶较剧烈和频繁，而且不是一两天能恢复的。

吐奶的预防方法

1	不要让宝宝吃得太急，如果奶胀喷射出来，会让宝宝感到不舒服
2	如果宝宝吐奶了，上身应保持抬高的姿势。一旦呕吐物进入气管，会导致窒息
3	补充水分要在呕吐后30分钟进行。宝宝吐奶后，如果马上给宝宝补充水分，可能会再次引起呕吐。因此，最好在吐后30分钟左右，用勺先一点点地试着给宝宝喂些白水

什么情况下需要看医生

宝宝吐奶，其实没什么好担心的。但宝宝吐奶后的精神状态和身体状态却需要我们多加留意。在呕吐得到缓解后，如果宝宝还有精神不振、只想睡觉、情绪不安、无法入睡、发热、肚子胀等现象，则可能是生病了，应该看医生。

挤多少次奶合适

有些新妈妈在上班前先挤好乳汁并储存，还有些新妈妈在前一天预先挤足够的乳汁留给宝宝隔天吃。

通常新妈妈都在早、晚各挤一次，以备白天不在时有足够的奶留给宝宝。

还有些新妈妈在喂奶以后，会再挤出30～60毫升的乳汁备用。

其实挤奶的次数要根据新妈妈离开宝宝多久而定。

通常最好不要超过3个小时再挤奶，如果宝宝刚出生不久且喂的次数较频繁，那么挤奶的次数就要更多，新妈妈才不会有胀奶的痛苦或者出现溢奶的现象。

如何喂储存的母乳

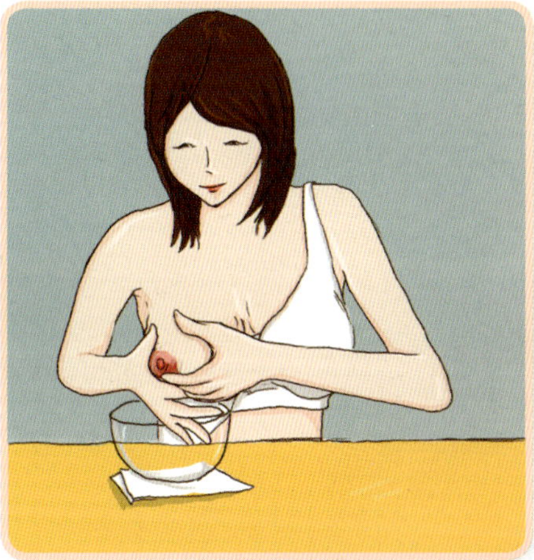

母乳冻过便会出现沉淀，所以需轻轻地摇匀。热母乳时，要用流动的温水冲几分钟，使其达到室温，千万不要直接放在火上或微波炉内加热，以免破坏养分。

溶化冷冻的母乳，需放进流动的冷水里，逐次加入热水直到溶解至与室温相同。

温热过的母乳不可再冷冻。如果停电，要赶快把冰箱的奶吃掉或丢掉。

宝宝呕吐后如何喂奶

宝宝刚吃过奶后，不一会儿就全吐出来了，这时有些家长可能怕新生儿挨饿，马上就再喂。遇到这样的情况应该怎么办？

遇到这种情况时要根据宝宝当时的状况而定。有些宝宝吐奶后一切正常，也很活泼，则可以试喂，如宝宝愿吃，那就让宝宝吃好；而有些宝宝在吐奶后胃部不舒服，如马上再喂奶，宝宝可能不愿吃，这时最好不要勉强，应让宝宝胃部充分休息一下。

一般情况下，吐出的奶远远少于吃进的奶，所以家长不必担心，只要宝宝生长发育不受影响，偶尔吐一次奶也无关紧要。当然，如果每次吃奶后必吐，那么就要做进一步检查，以排除是否是疾病导致的吐奶。

人工喂养

用奶瓶哺喂的方法

注意查看奶嘴是否堵塞或者流出的速度是否过慢。如果将奶瓶倒置时呈现“啪嗒啪嗒”的滴奶声就是正常的。喂宝宝奶粉时最常用的姿势就是横着抱。和喂母乳时一样，要边注视着宝宝，边叫着宝宝的名字喂奶。为了避免造成宝宝打嗝，在宝宝喝奶时应该将奶瓶倾斜一定的角度，以防空气大量进入。

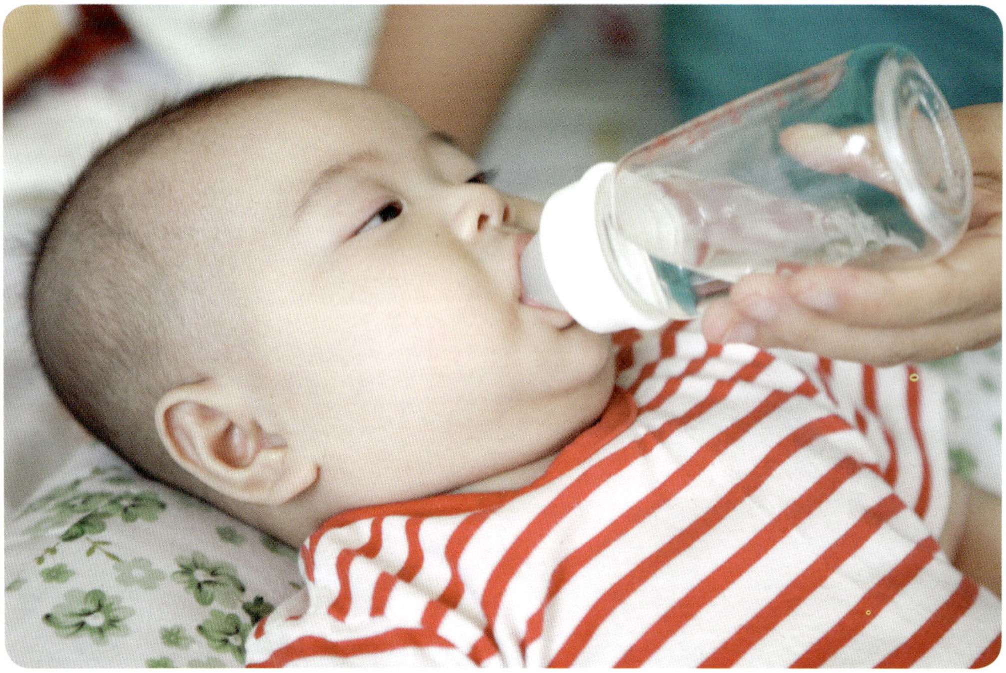

乳腺炎时如何哺乳

产妇如果患了乳腺炎，应如何喂母乳呢？这是人们最关切的问题。

患乳腺炎的主要原因是乳腺管不通畅，乳汁郁积，从而引起细菌侵袭导致感染。当有乳房肿胀、乳核形成时，仍可让宝宝继续吃奶，因为宝宝的有力吸吮可以起到疏通乳腺管的作用。每次喂奶时，应先吸患侧，再吸健侧乳房。

在治疗乳腺炎选择使用抗生素时，一定要选用那些不经乳汁排泄，对宝宝无害的药。实际上只要认真坚持母乳喂养，乳腺炎的发生率会降低。

如何选择奶粉

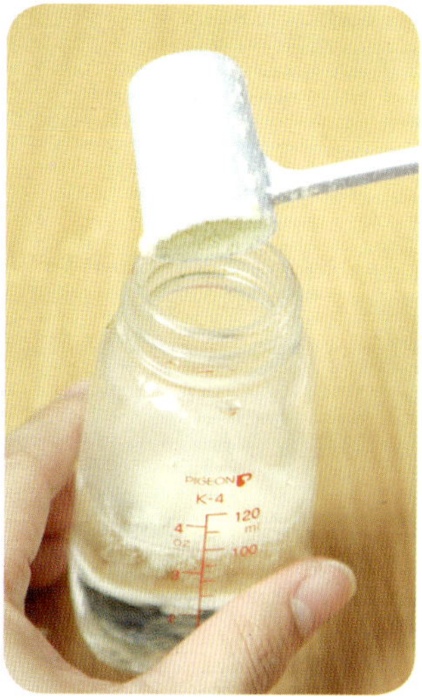

在选择奶粉时还要注意：包装要完好无缺，包装袋要注明生产日期、生产批号、保存期限，保存期限最好是用钢印打出的。奶粉外观应是微黄色粉末，颗粒均匀一致，没有结块，有清香味道，用温开水冲调后，能够完全溶解，静止后没有沉淀物，奶粉和水没有分离现象。否则，说明奶粉的质量可能有问题。

建议爸爸妈妈在挑选奶粉的时候先咨询医生，或者是通过亲戚建议的方式来选择奶粉。

如何选择奶嘴

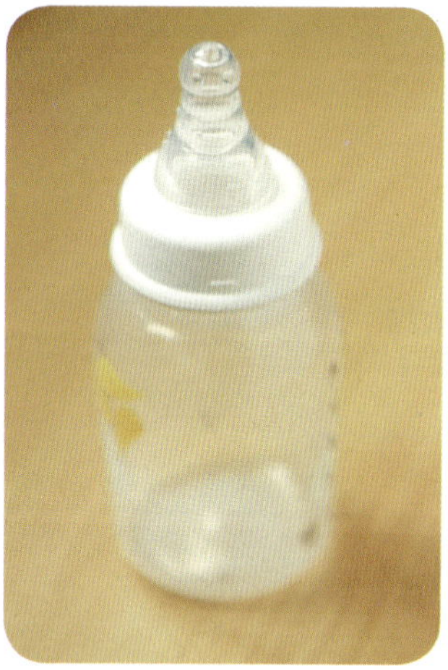

奶嘴孔的大小随宝宝的月龄增长和吸吮能力的变化而定。新生宝宝吸吮的孔不宜过大，一般在15～20分钟吸完为合适，若太大，乳汁出得太多容易呛着宝宝，应买孔小一点儿的奶嘴，但也不能太小，以免宝宝吃起来太费劲。小孔奶嘴的标准是：将奶瓶倒过来，1秒钟滴一滴左右为准。此外，橡胶乳头也不能太硬，发现不好时应马上换掉。随月龄增加，乳头孔可以加大一些，以宝宝4～5个月时，每次在10～15分钟吸完奶、不呛奶为合适。

如何选用奶瓶

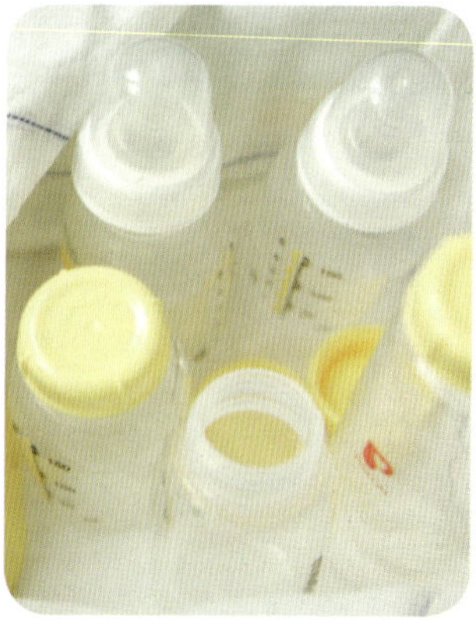

奶瓶的材质分为玻璃和塑料两种。玻璃的奶瓶耐热易清洗，比较实用；塑料的奶瓶轻便，外出携带方便。一定要选择合格的塑料奶瓶，不合格的塑料奶瓶有致癌作用。奶瓶的容积不同，品牌也有所不同。比如用于盛装果汁和白开水的奶瓶就有50毫升的，也有240毫升的，可以根据宝宝的饮用量加以选择。

黄疸型新生儿母乳喂养要注意什么

临床与母乳喂养有关的黄疸分为母乳喂养型黄疸和母乳型黄疸综合征，有时这两种可以同时存在。在母乳喂养时应注意以下几点。

1.母乳喂养型黄疸，也称为“缺乏”母乳的黄疸。发生在新生儿出生后3～4天，持续时间一般不超过10天，多为初产妇的宝宝。母乳喂养型黄疸，在喂母乳时母亲一定要勤喂乳，要在24小时内哺乳8～12次，或者更多；要仔细观察新生儿，观察到他确实有效地吮吸了乳汁；注意观察新生儿大便性状，对延迟排便的新生儿可行灌肠处理；限制辅助液体的添加，使宝宝能够充足地摄取乳汁。

2.母乳型黄疸综合征，其发生率为1%，一般发生在出生后7天左右。黄疸可持续3周到3个月。多见于经产妇的新生儿。新生儿全身情况良好，发育正常。究其原因，认为是母乳中的β葡萄糖酰酶分裂肠道内的结合胆红素，增加了胆红素的肝肠循环，升高了血中的胆红素作用。如胆红素小于342μmol/L，不必暂停母乳喂养，如果超过342μmol/L，可暂停母乳喂养24～48小时，但母亲要挤空乳房内乳汁，以免日后乳汁减少。

如何喂养早产儿

喂哺方法按早产儿成熟情况不同而异。对出生体重较重，吸吮能力较强的，可直接进行母乳喂养。目前研究表明，早产母亲的乳汁成分完全适于早产儿的生长发育需要及消化能力，因此，要让早产儿早吸吮、勤吸吮，使母乳乳汁分泌增加。早产儿如吸吮能力差，可将母乳挤出用匙喂。母乳不足可进行人工喂养。体重较轻、吸吮能力不全的早产儿，可用滴管或胃管喂养。

下面的早产儿摄入量计算公式可供参考：最初10天内早产儿每日哺乳量（毫升）=（婴儿出生实际天数+10）×体重（克）÷100；10天后每日哺乳量（毫升）=1/5～1/4体重（克）。以上为最大值，有的宝宝也许吃不到这样的量。

一般来说，体重在1000克以下，每小时喂1次；1000～1500克，每1.5小时喂1次；1500～2000克，每2小时喂1次，2000克以上，每3小时喂1次。

上班族妈妈怎样给宝宝哺乳

让宝宝适应奶瓶

新妈妈上班前应该提前1～2周的时间让宝宝适应奶瓶，以免宝宝一时无法接受奶瓶喂养。如果宝宝拒绝奶瓶，也不要勉强，可在宝宝饥饿时再进行奶瓶喂养。

准备好工具

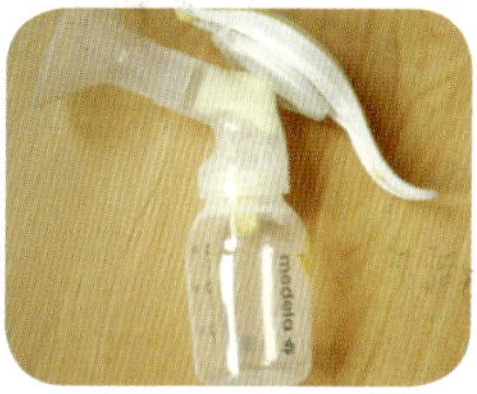

吸奶器

电动吸奶器和手动吸奶器都是上班族妈妈的好帮手，可选择方便携带的迷你款型。

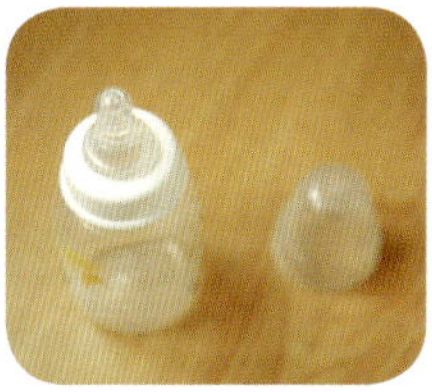

储奶容器

挤奶袋和奶瓶等储奶的容器也必不可少，选择时要注重密封性。将挤出的母乳放入事先准备好的储奶容器后，要在容器上标注日期，以方便管理。

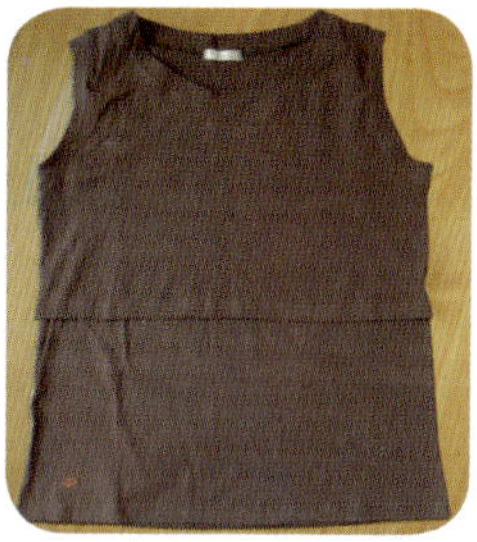

哺乳衣

哺乳衣是上班族妈妈的必备物品。要选择开口隐蔽且使用方便的哺乳衣。

合理安排好挤奶时间

单位的远近、工作的紧张度以及新妈妈自身奶水的多少，都会对挤奶时间有所影响。新妈妈一定要合理安排好挤奶的时间，一般情况下每天可挤奶3次。挤奶太频繁容易影响奶水的质量。

参考挤奶作息表

9：00	开始上班
12：00	午休，利用这个空当时间，选择一个合适的挤奶地点挤奶
15：00	选择一个适当的时机挤奶
17：00	能不加班时，尽量选择不加班，最好能回家亲自喂宝宝

新生儿日常照料

手把手教你用尿布

带小便的尿布和带大便的尿布要分开洗涤。先用清水浸泡15分钟，再加洗涤剂洗涤（带大便的尿布要先将上面的大便冲入马桶，再放到盆里浸泡）。接下来是消毒。洗完的尿布放在开水里煮5～10分钟，再放到阳光下晾晒。

传统尿布的更换

折叠	纵向对折一次后横向再对折一次
系上腰带	尿布穿上后系上腰带，要在腹部中间处留出大约两根手指的间隙
多余的部分折叠	尿布不能盖住宝宝的脐部，多余的部分男孩折叠到前面，女孩折叠到身后

纸尿裤怎么用

清洁宝宝屁股	打开脏污的纸尿裤，用浸湿的纱布擦拭宝宝屁股，不能有大便残留
取下脏纸尿裤	将脏纸尿裤卷起，小心不要弄脏衣服、被褥或宝宝的身体
更换新纸尿裤	将新纸尿裤展开，把褶皱展平。一只手将宝宝的屁股抬起，另一只手将新的纸尿裤放到下面。将纸尿裤向肚子上方牵拉，注意将左右的间隙粘好
保留腰部的纸带	在腰部留出两指的间隙，目测左右的对称性之后，将腰部的纸带粘好即可

新生儿指甲剪一剪

选用钝头指甲剪

给宝宝剪指甲时，妈妈要选用安全实用的专业的宝宝指甲剪。专业的宝宝指甲剪是专门为宝宝设计的，修剪后有自然的弧度。

选择合适的修剪时机

给宝宝剪指甲并不是一件简单的事，因为宝宝不会乖乖听话。建议新妈妈在宝宝熟睡后再进行修剪。另外，宝宝洗澡后，指甲比较柔软，这时候修剪也比较方便。给宝宝剪指甲时，妈妈一定要抓稳宝宝小手，以免误伤宝宝。

新生儿卧室必备条件

宝宝从医院回到家中后，完全可以生活在父母原来居住的房间里。对于房间室温不一定要求十分严格，感觉热了少盖点儿，冷了把被子暖暖就可以了。

刚出生的宝宝对噪声很敏感。为防止被传染上疾病，如有两个条件相同的房间，宝宝的卧室最好不要让外人进入。

家中宝宝有哥哥姐姐的，应确认其是否已经接种了百日咳疫苗。如未接种，应尽早接种。1～2个月的宝宝如患了百日咳，可危及生命。宝宝百日咳通常是因家中稍大一些的宝宝传染而产生的。

怎样去除新生儿的头垢

有些宝宝出生后不久，头顶会有一块黄色硬痂，有的多，有的少，后来越积越硬。头垢是由于新生儿出生时头皮上的脂肪加上以后头皮分泌的皮脂，粘上灰尘而形成的，留着很不卫生，也会影响新生儿头皮的正常作用，所以应当洗掉。

头垢少的经过几次洗头后可清洗干净，多的则需要用油涂擦湿润后才能除去。一般方法是，洗澡前或洗头前用手或小棉棒蘸油（石蜡油或煮熟冷却后的植物油或润肤油）轻轻擦拭，如果头垢与头皮脱离，则可去掉；若没有完全脱离，一次洗不净，可重复洗几次，直至洗干净。

宝宝肚脐怎样护理

新生儿肚脐上的脐带，一般在出生1周后便会逐渐自行干枯，变成黑褐色，最后即会自然脱落。有的新生儿脐带脱落缓慢，请注意不要硬去把它摘掉。

脐带初掉时创面发红，且皮肤稍湿润，与受伤时相同，往外渗水。一旦被细菌感染，便会很容易使细菌侵入血液中。因此，消毒以后要用清洁药布敷在上面，并让脐部经常保持干燥。另外，要注意将尿布远离脐部，因为新生儿撒尿会污染脐部，使脐部无法保持干燥。

如果新生儿脐部的伤痕长时间不愈合，且出现起疙瘩并有渗血水的情况时，应该及早地去医院请医生进行治疗。

怎样给宝宝喂药

给新生儿喂药时要慎重，正确方法是：

当新生儿病情较轻时，将病儿抱在怀中，托起头部或半卧位，用左手拇食二指轻轻按压宝宝双侧颊部迫使病儿张嘴。可将宝宝头和手固定，然后用小匙将药液（药片弄碎，加温水调匀）放到舌根部，使之自然吞下。也可以使用奶瓶让宝宝自己吸吮而服下，但要注意把沾在奶瓶里的药汁用少许开水刷净服用，否则无法保证足够的药量。

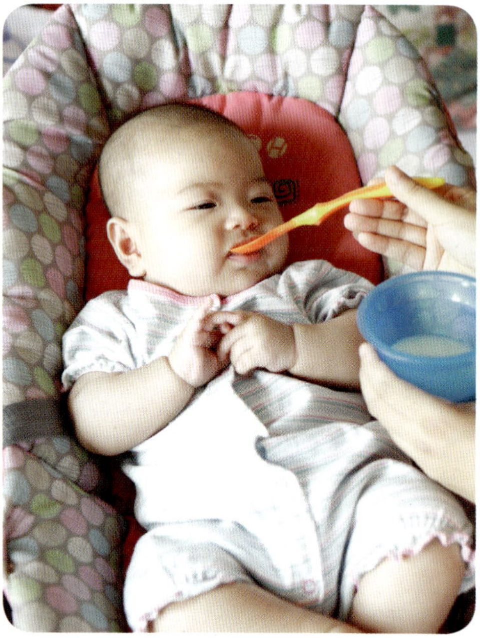

如果患儿病情较重，可用滴管或塑料软管吸满药液后，将管口放在患儿口腔颊黏膜和牙床间慢慢滴入，并要按吞咽的速度进行。第一管药服后再喂第二管。如果发生呛咳，应立即停止挤滴，并抱起患儿轻轻拍后背，严防药滴呛入气管。

在喂中药汤剂时，煎的药量要少些，以半茶盅为宜。一日可分3~6次喂完，加糖调匀后用小勺或倒入奶瓶喂用，注意中药宜温服。

新生儿外出的注意事项

安排好行程

新生儿在出生1个月内尽量避免外出，如果外出，必须安排好行程，还要与医生联系，让医生了解整个行程计划，并请医生提出建议。

准备好携带的东西

无论在什么时候，只要你有了宝宝，就必须想着要带好必备的东西。带宝宝外出，应准备好必备的宝宝用品，当然越全面越好，不要怕琐碎，以方便使用。外出对宝宝大小便的处理尤其要事先考虑，多准备些干、湿纸巾，垃圾袋，纸尿布，替换衣裤等，这对于带宝宝外出来说很有用。

新生儿内衣的挑选

注意以下因素

质地柔软	因宝宝皮肤最外层的耐磨性的角质层很薄，所以内衣质地要柔软，不要接头过多。翻看里边的缝边是否因粗糙而发硬，尤其要注意腋下和领口处。给小宝宝买缝边朝外的内衣最合适
良好的透气性	要选用具有吸汗和排汗功能的全棉制品，以减少对宝宝皮肤的刺激，避免发生皮肤病
良好保暖性	注意内衣的保暖性，最好是双层有伸缩性的全棉制品
款式简洁	宝宝的头大而脖子较短，为穿脱方便，内衣款式要简洁，宜选用传统开襟、无领、系带子的和尚服
以浅色内衣为宜	内衣色泽宜浅淡，无花纹或仅有稀疏小花图案，以便及早发现异常情况，还可避免有色染料对宝宝皮肤的刺激

新生儿穿衣的方法

宝宝的身体还很柔软，给宝宝穿衣有一定的难度。但如果稍加注意，就会变成一种乐趣。

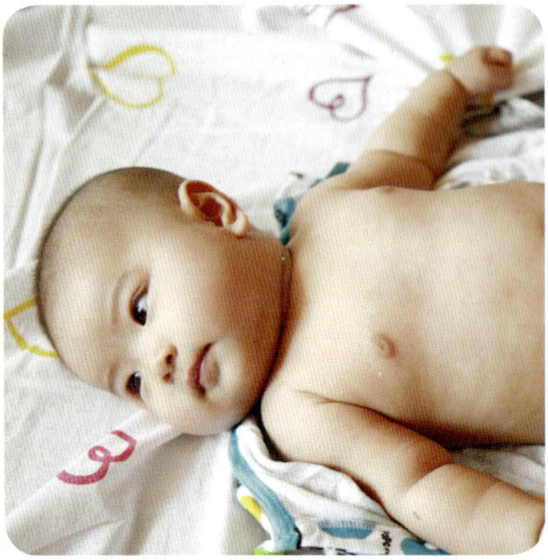

1.将贴身内衣及外套提前叠好放置，注意将袖子完全展开。

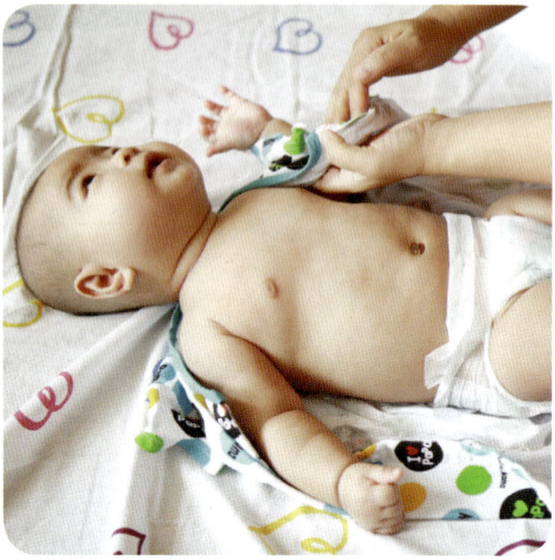

2.将衣袖伸开，妈妈的手从袖口进入，牵引出宝宝的胳膊。

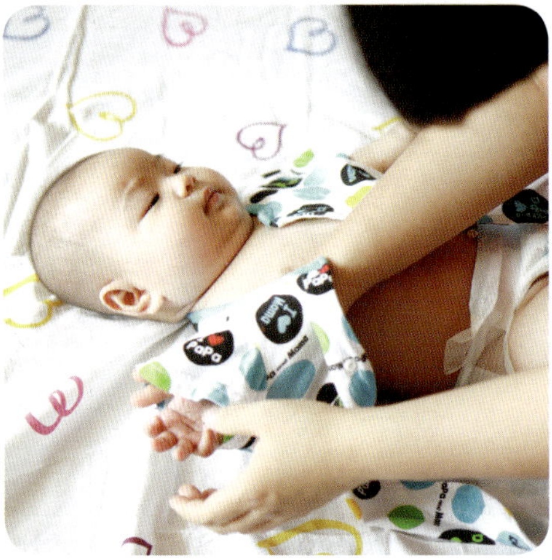

3.穿另一侧，方法如图2。

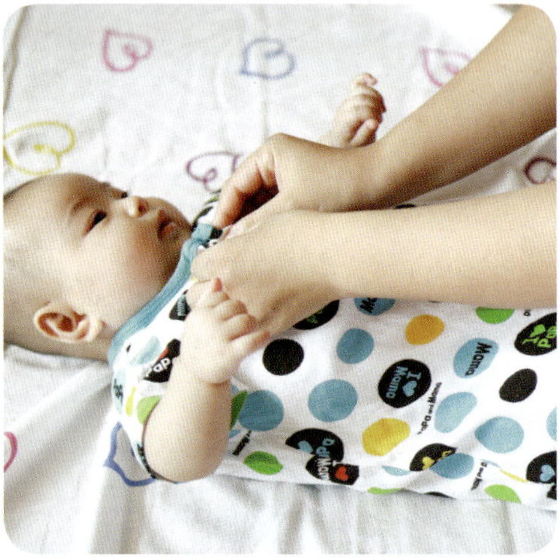

4.不要系得太紧，将领子松散着，将内衣的布带系结实即可。

新生儿的五官清洁

宝宝的小鼻子

只需要用方巾擦拭宝宝的鼻腔外侧就可以了。如果宝宝的外鼻孔道出现鼻屎，则可以使用细棉花棒在宝宝的鼻孔外侧稍微轻轻地转一下，若担心宝宝感到疼痛，可以在棉棒上蘸一点水。在宝宝外鼻孔内的分泌物，大都会随着宝宝打喷嚏而排出体外。

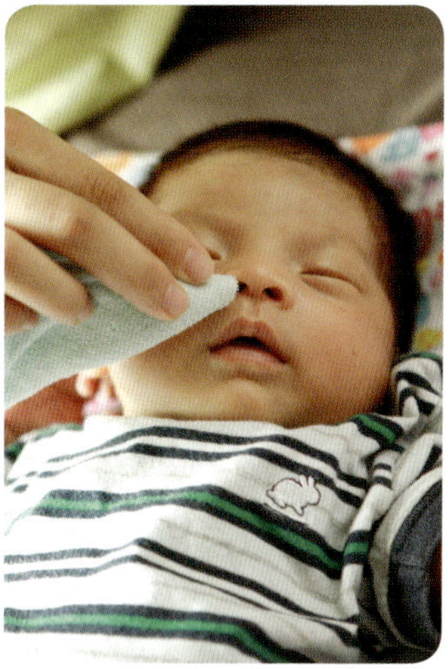

一般来说，父母在清洁宝宝的鼻子时会感到比较困难，因为宝宝的鼻孔相对于成年人小很多。所以，通常宝宝的鼻孔不用特别去处理，只有在需要时，对宝宝的鼻孔外侧进行清洁就可以了。

宝宝的小眼睛

选择一个宝宝专用的方巾，浸湿方巾的一角后将其卷在手指上，由内眼角到外眼角，轻轻地帮宝宝擦拭眼睛。

为了避免交叉感染，父母必须记清楚分别是用四角方巾的哪一个角，来清洁宝宝的右眼和左眼，千万不要搞混。

宝宝的小耳朵

将四角方巾浸湿后拧干，将方巾的其中一个角卷在手指上，再轻轻擦拭宝宝的外耳部位。

父母在清洁宝宝的耳朵时，为了避免导致交叉感染，必须避开使用帮宝宝清洁眼睛时用过的方巾两角，分别利用另外两角，帮宝宝擦拭右耳和左耳。

宝宝的小口腔

将纱布蘸湿，裹在手指上，轻轻帮宝宝擦拭舌头和牙龈。宝宝喝完奶后，可以让他再喝一点开水，以起到清洁口腔的作用。如果宝宝不愿意喝开水，则可以利用纱布帮助宝宝清洁口腔。需要特别提醒父母的是，清洁时父母的手不要太深地放入宝宝的口中，以免引起宝宝的不适。

给新生儿洗澡

洗澡用品的准备

两条毛巾、棉签、婴儿沐浴液、一块温和的婴儿香皂、干净的衣服、棉球、包被、尿布、纱布。

用温水洗宝宝的脸

用温水清洗宝宝的脸，尤其注意耳朵后面、耳郭里面、脖子的褶皱处。这时先不要将宝宝的包被拿掉。

擦洗宝宝头部

先将纱布用温水浸湿，然后用纱布挤一点温水在宝宝头上，将沐浴液搓出泡沫来，揉在纱布上洗宝宝头发。

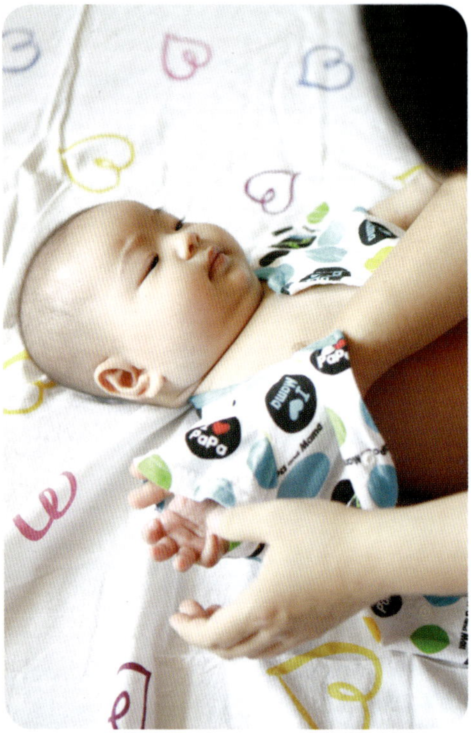

擦洗其他部位

一只手将包被拿掉，另一只手托住宝宝的脖子，脱下尿布，用纱布盖住肚脐。这个阶段的宝宝脐部容易感染，应避免弄湿。把宝宝的双手和双脚拉开，擦洗腹股沟、膝盖、肘腕处。

将宝宝翻过来擦洗背部

用空出的一只手放在宝宝头部的后方，缓慢将宝宝的重心转移到这只手上，将宝宝轻轻翻过来，擦洗宝宝屁股上方褶皱处和尿布覆盖的部位。

清洗宝宝生殖器官

将宝宝的双腿往外掰，如果是女婴，擦拭屁股时一定要按照从前向后的顺序，以免大肠杆菌通过尿道进入体内引起炎症。注意小阴唇和阴道间的蛋白样分泌物不必擦洗。男孩的阴囊里面很容易残留脏东西，妈妈在清洗的时候要仔细。

尽快换上干净的衣服

宝宝沐浴结束以后，要马上用预备好的毛巾擦拭干净，不要忘记脖子及腋下。尽快给宝宝穿上准备好的内衣，以免着凉。

如何护理新生儿的皮肤

新生儿皮肤护理的措施

1	要勤洗澡，勤换尿布，勤换内衣。洗澡时要用婴儿专用清洗用品，不要用药皂等。脐带脱落前不要盆浴，以免造成脐带感染。特别要注意皮肤褶皱处的清洗
2	每次换尿布后要用温开水清洗宝宝臀部及外阴部，以免皮肤感染，发生红臀
3	要及时修剪宝宝小指甲，以免抓伤皮肤
4	宝宝的皮肤有奶香，要防止蚊虫叮宝宝，伤害皮肤
5	臀部及皮褶处不要撒爽身粉或松石粉，尤其是女婴，以免对外阴产生刺激，引起不适，男婴可适当撒些，但过多会造成结块而摩擦皮肤
6	注意新生儿衣服、被褥的增减，避免出汗过多。冬天要注意保暖适当，预防硬肿症。夏天温度过高时，要多喝水，防止脱水热

如何抱起平躺状态下的新生儿

抱起仰卧的宝宝

1.把一只手轻轻地放在宝宝的头下方。

2.另一只手从对侧轻轻地放在宝宝的下背部和臀部下方。

3.慢慢地将宝宝抱起来。

4.将宝宝的头小心地转到肘弯或肩膀上，让宝宝的头有所依附。

抱起俯卧的宝宝

1.先将一只手放在宝宝的胸部下方，用前臂支住他的下巴，再将另一只手放在他的臀下。

2.慢慢地抬高宝宝，并让他的面转向你，靠近你的身体，支撑他头部的那只手向前滑动，直到他的头躺在你的肘弯，另一只手则放在他的臀下和腿部。

抱起侧卧的宝宝

1.一只手轻放在宝宝的头颈下方，另一只手放在臀下。

2.将宝宝挽进你的手臂，慢慢地抬高宝宝。

3.将宝宝靠着你的身体抱住，然后将宝宝的前臂滑向你的头下方，让宝宝靠在你的肘部。

如何放下新生儿

当把宝宝从仰卧、俯卧、侧卧抱起后，又该如何放下宝宝呢？

仰卧放下宝宝的方法

1.将一只手放在宝宝的头颈下方，然后用另一只手托住宝宝的臀部，慢慢地放下宝宝，手一直扶住他的身体，直到他完全落到床铺为止。

2.从宝宝的臀部抽出你的手，用这只手稍稍地抬高宝宝的头部，然后轻轻地抽出你的另一只手，再慢慢地将宝宝的头放在床上。

侧着放下宝宝的方法

1.让宝宝躺在你手臂中，宝宝的头靠在你的肘部。

2.将宝宝放在床上后，轻轻地抽出你在他臀下的那只手。

3.抬高宝宝的头，抽出你放在他头下的那只手，然后轻轻地放下他的头。

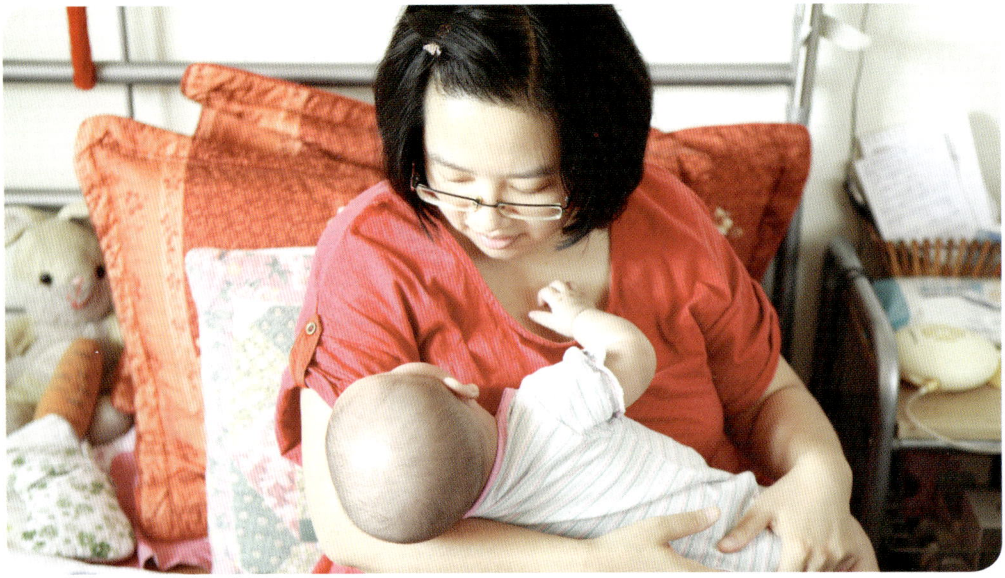

宝宝的早期教育

让宝宝握住妈妈的手指

这是锻炼宝宝抓握反射的能力。这个反射可以将宝宝手上接触的刺激传达到大脑，从大脑中送出“动”这个命令，引起肌肉收缩。出生后2个月，这种反射运动就要出现抑制性的倾向，渐渐消失。所以，要趁反射还没有消失，让宝宝好好地学习握东西的能力。

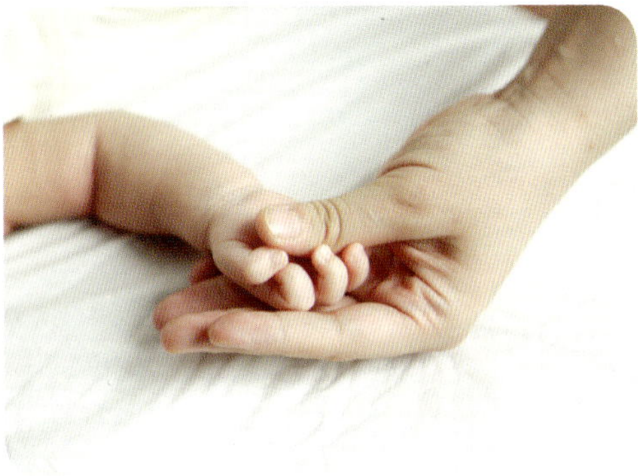

让宝宝握住母亲的手指，慢慢地摇动，注意手指不要脱离。让宝宝紧紧地握住，反复进行练习。

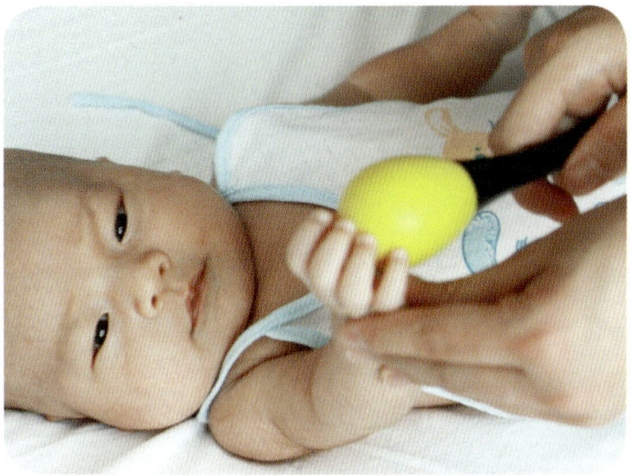

不仅是母亲的手指，使用合乎宝宝手指尺寸的棒子、标签笔等，也可以练习宝宝的双手握住能力。

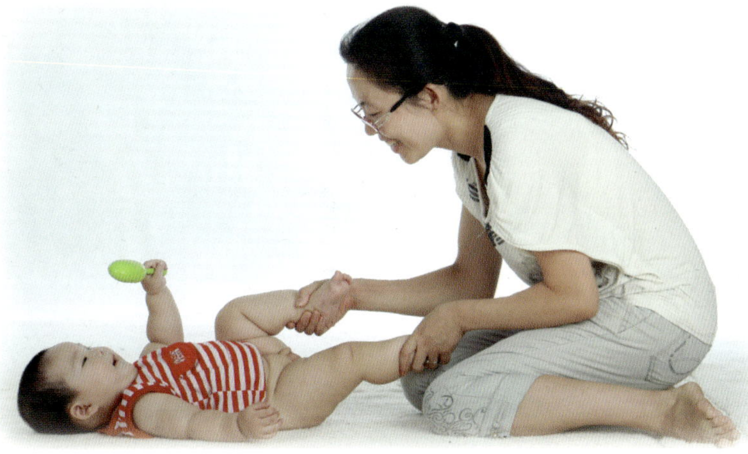

训练宝宝对声音的反应能力

新生儿的哭声具有与人沟通的作用。宝宝哭了，是为了让母亲知道他的需求。当宝宝哭的时候，父母可通过仔细观察，了解他哭声的含义，究竟是不舒服了、饿了，还是只想得到关注。当宝宝哭的时候去照顾他，这并不是在宠他，因为这样做能够让宝宝感受到爱并获得安全感。尽可能多地与他交谈，多对他微笑，多抚摸他。父母可探究性地询问宝宝："哦，宝宝饿了呀，妈妈给你喂奶。"同时配合喂奶的动作，或者"宝宝想让妈妈抱了呀，来妈妈抱一抱。"同时配合抱的动作。

和宝宝说话	发出轻微的声音，如咕咕声，让宝宝知道你在附近，你正关注着他；或者正和你的宝宝说话
放音乐	给宝宝播放一首优美的轻音乐或活泼欢快的儿歌
轻摇宝宝	轻摇宝宝，边摇边哼着儿歌。可以把他抱在怀里摇，也可以把他放在摇椅上摇，但最好是抱在怀里摇。在唱歌或听音乐的同时，可伴随着轻轻的抚摸和亲昵。需要注意的是，不管你压力多大，都不要猛摇宝宝，因为那样会导致宝宝失明、大脑损伤甚至死亡

训练宝宝对光线的刺激反应

为了教会宝宝寻找发光物，平日就可以把会发亮的玩具不固定地摆在宝宝旁边，随时拿起来逗宝宝玩。为了让宝宝适应不同的亮光，平时照顾宝宝的时候，可以经常变换宝宝活动的地点。

利用发光的玩具

把会发光的玩具放在宝宝的眼前或是从不同方向照射过来，吸引宝宝注视光源。

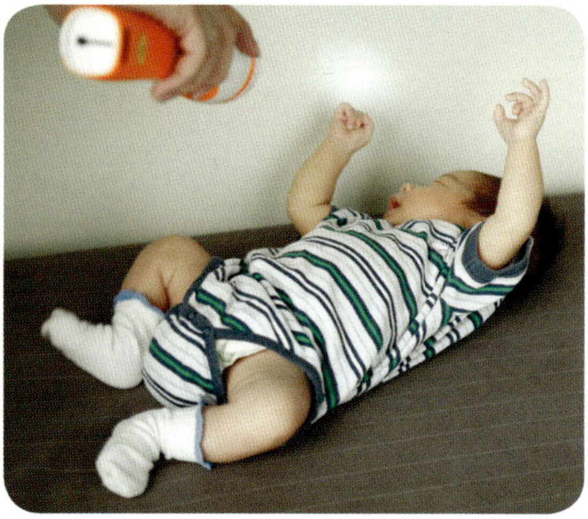

巧用手电筒

把手电筒的光线投射到白墙壁上，让宝宝注意到光源，同时鼓励他伸手去触摸。

和新生儿做尿布体操

利用换尿布的时机进行，让宝宝记住身体运动的规律，这就是练习尿布体操的目的。主要让宝宝了解换尿布是为了让他舒服，并学习按照自己的意志运动身体。

首先要告诉宝宝“要开始做尿布体操了”。

1.双腿直挺：摘掉尿布，首先扶住宝宝的双脚，弯曲膝盖，然后母亲用双手轻轻按压宝宝的脚心。这个过程中最关键的就是要朝着宝宝蹬腿的方向用力。

2.伸伸腿：接下来要告诉宝宝“好了，伸伸腿吧”，从宝宝的肩膀到腰、脚尖，从上到下抚摸多次。特别是接触到腿部的时候，要轻轻按压宝宝的大腿。

3.伸伸手：握住宝宝的双手，左右伸展，然后把宝宝的双手拿到胸前。

多和宝宝进行皮肤接触

新生儿出生后半个小时内就可以将其裸体置于妈妈胸前，让母婴之间进行皮肤和皮肤的接触，让新生儿在最早的时间接触到乳头，是母乳喂养成功的重要措施之一。

经过分娩辛劳的母亲，在和宝宝进行皮肤接触的时候，拥抱、触摸盼望已久的宝宝，会感到莫大的欣慰，疼痛会减轻，疲劳被驱散。可爱的宝宝呢，一路跋涉最终降临到了这个世界，兴奋、新奇，也许还会感到一些陌生。通过和妈妈的皮肤接触，就会产生安全感。同时，宝宝与妈妈的皮肤进行接触，还可以利用妈妈的体温为宝宝取暖。更重要的是，当母亲与宝宝进行皮肤接触的时候，宝宝可以将头自动转向妈妈的乳房进行吸吮。让宝宝进行早吮吸、早接触，母婴生理反射也就可以成功地建立。

进行皮肤接触时，保暖是需要注意的地方，可用被褥、毛毯、毛巾被等将母婴一起裹盖。皮肤接触时间不可少于半个小时。若是遇到新生儿体重极低、窒息或其他母婴紧急情况，皮肤接触可推迟进行。

宝宝健康最重要

新生儿健康10标准

1	新生儿降生后先啼哭数声，然后开始用肺呼吸。前两周每分钟呼吸40～50次
2	新生儿的脉搏以每分钟120～140次为正常
3	一般状况下，新生儿的正常体重为2 500～4 000克，低于2 500克属于未成熟儿
4	新生儿前两天大便呈黑绿色黏稠状，且无气味。喂奶后大便会逐渐转为黄色
5	新生儿出生后24小时内开始排尿，如第一周内每日排尿达30次以上，则为异常
6	新生儿体温在37℃～37.5℃之间为正常。如不注意保暖，体温会降低到36℃以下
7	多数新生儿出生后第二天至第三天皮肤轻微发黄，若在出生后黄疸不退或加深为病态
8	新生儿出生后有觅食、吸吮、伸舌、揉眼及拥抱等反射
9	用光照射新生儿时，可能会引起新生儿眼睛的反射。从第二个月开始，宝宝的视线便能够追随着活动的玩具移动
10	出生3～7天后新生儿的听觉逐渐增强，听见响声后可引起新生儿眨眼等动作

新生儿12种特征不是病

看着刚刚生下来的宝宝，虽然新妈妈会感到非常欣喜，但是在喜悦之余，新妈妈们仍然会有许多的疑惑。

比如说，宝宝的耳朵怎么有点招风？会不会是扁平足？腿怎么不直呢？

我的宝宝是不是不正常？类似于这样的问题层出不穷。下面的一些介绍会使新妈妈们宽心不少。

大便时全身变红

新生儿大便时会发出“吭哧吭哧”的声音，全身都会变红。别担心，这是因为胎儿在子宫里没有排泄大便的活动，新生儿的腹部肌肉缺乏锻炼，因此没有足够的力量。所以出生后的宝宝要非常用力才能将大便排出。

屁股上出红疹

小屁股上的红疹大多是由新生儿的大便造成的。

新生儿的消化系统难以完全消化掉母乳或配方奶中的碳水化合物，那些未被消化的部分在大肠中发酵，产生气体、酸性物质以及泡沫样大便——这对宝宝柔嫩的小屁股造成的刺激是极大的。一定要给宝宝勤换尿布，多擦护臀霜。

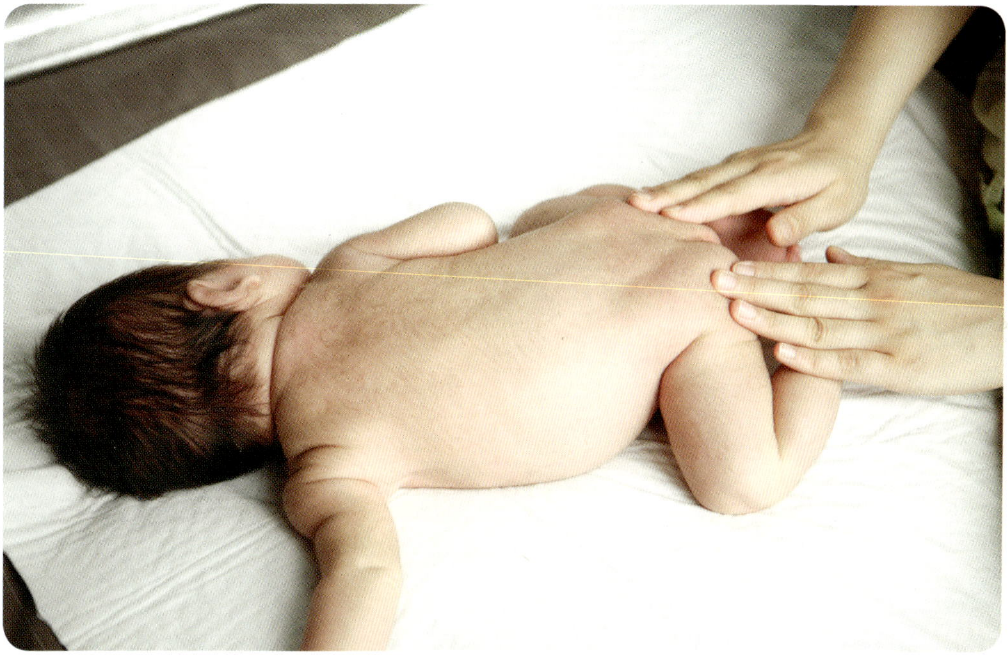

呼吸快而不规则

新生儿的呼吸频率相对比成人快很多，而且也不规律。这是由于宝宝的肺还很小，其神经系统还没完全发育好。

新生儿的体温不规律

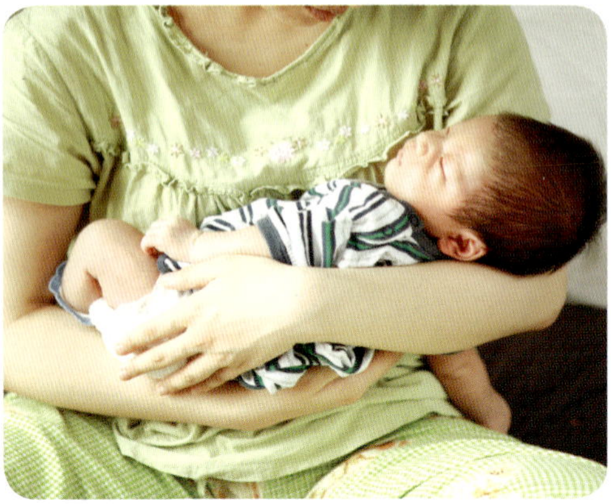

新生儿的甲状腺——新生儿体内的温度调节器尚未发育完善，汗腺也不够发达，所以新生儿的体温会出现时高时低的状况。好在新生儿有充足的脂肪来保护自己，体温不会降得太低。

新生儿易脱水

新生儿的体重中75%～80%都是水分，但新生儿的新陈代谢速度是儿童或大人的两到三倍，会导致水分快速流失，所以新生儿容易出现脱水现象。要判断新生儿是否处于脱水状态，可把小拇指放入新生儿的口中，如果湿润则没事，如果干而黏，就说明新生儿需要奶水。

新生儿爱打嗝

宝宝出生后的几个月内，一直都有较频繁的打嗝。这是在锻炼横膈膜，它对宝宝的呼吸运动有重要的作用。有时打嗝是由于宝宝过于兴奋，有时则是由于刚喂过奶。某种程度上讲，打嗝是由于横膈膜还未发育成熟。到了3～4个月的时候，宝宝打嗝的次数就会少了。

新生儿耳朵软

新生儿的小耳朵非常柔软，显得有些像招风耳。其实，这只是宝宝的小耳朵里的软骨尚未发育好的缘故。

几个星期之后，随着软骨日渐发育成熟，宝宝的小耳朵就会慢慢变硬，直立起来，有一个正常的形状了。

脚指甲往肉里长

新生儿的脚指甲看起来好像是往肉里长，这是正常的现象。新生儿的指甲易折易弯，深深地置于甲床中。判断宝宝的指甲是否有问题，只需要轻轻地挤压一下他的脚趾：如果宝宝的脚指甲真的是往肉里长，那么宝宝的脚会感到疼痛，他会以哭声告诉你。

新生儿有双“扁平足”

事实上，新生儿足底扁而平属于正常现象。相反，如果宝宝在前几个月里就有很高的足弓，反而是一种不良的信号，因为它预示着宝宝会有神经或肌肉方面的问题。宝宝到了4～6岁的时候足弓才会发育好。

内八脚和罗圈腿

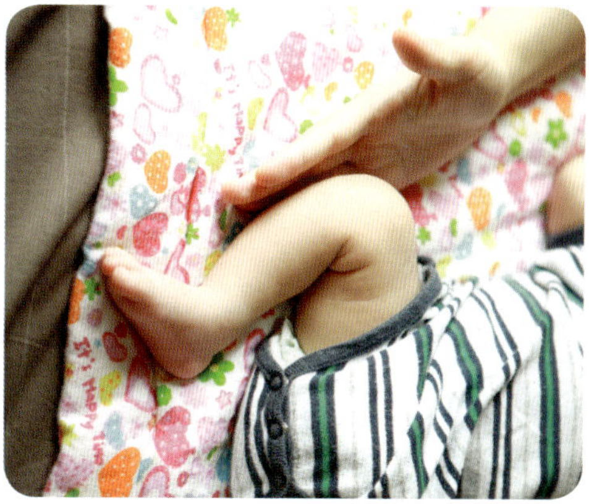

由于孕妈妈的子宫中空间有限，胎儿是以双腿交叉蜷曲，臀部和膝盖拉伸的姿势生长的，因此他的腿、脚向内弯曲。出生后，随着宝宝经常运动，臀部和腿部的肌肉力量加强，宝宝的身体和脚就会慢慢变直。

新生儿只能用鼻子呼吸

这是因为新生儿的喉咙位置比较高。较高的喉咙位置可以让他在吃奶时进行呼吸，不会使液体流入气管。缺点是新生儿不能用嘴呼吸。

如果新生儿发生鼻塞，要及时用吸鼻器吸通鼻子。

新生儿不流眼泪

这是因为新生儿的泪腺所产生的液体量很少，只能保持眼球的湿润。而且，宝宝在出生时，其泪管是部分或全部封闭的，要等到几个月以后才能完全打开。

新生儿黄疸

生理性黄疸

正常的生理性新生儿黄疸一般在出生后的3～5天出现，到10天左右就基本消退，最晚不会超过3周。生理性黄疸通常是由新生儿的肝脏功能不成熟而造成的。随着新生儿肝脏处理胆红素的能力加强，黄疸会自然消退，所以对于生理性的黄疸，家长一般不需要额外的护理。

病理性黄疸

病理性黄疸通常称“核黄疸”，能造成神经系统损害，导致儿童智力低下等严重后遗症，甚至死亡。针对此病，重在预防。对黄疸出现早、胆红素高的应及时治疗，疑有溶血病的做好换血准备，防止核黄疸的发生。大部分的新生儿黄疸都会在第二周消退，假如在第二周，宝宝依然出现比较明显的黄疸，这个时候需要父母多留心，及时区分生理性黄疸与病理性黄疸，对治疗大有帮助。

鹅口疮

鹅口疮的症状表现为新生儿口中出现白颜色的东西，看起来有点像奶块，开始是一小片一小片，慢慢地融合成一大片。一般的奶块很容易擦掉，但是鹅口疮则不易擦掉。有的父母会用手强行抠掉，被剥落的部位会出血，没有多久，你会发现在原来的部位又出现了新的白片。一般情况下，新生儿出现鹅口疮，不痛、不影响吃奶，也不会出现其他症状。如果鹅口疮特别严重，整个口里都被覆盖住，这个时候宝宝可能会出现呕吐、吞咽困难、声音嘶哑或呼吸困难等症状，应及时去看医生。

肠绞痛

新生儿夜啼，除了肚子饿、尿布湿、对气温冷热的不适应外，最常见的原因就是肠绞痛。虽然名为肠绞痛，实际上并没有什么特别的问题存在。严格来说，它并不是一个病名，而是一种“综合征”，它是由许多不协调因素引起的，常发生在3个月以内的新生儿身上，约有10%的新生儿发病期会延长至4～5个月。新生儿长大之后，随着神经生理发育的逐渐成熟，肠绞痛的情形自然就会逐渐改善。

脐疝

不少宝宝在哭闹时，脐部就明显突出，这是由于宝宝的腹壁肌肉还没有很好地发育，脐环没有完全闭锁，如增加腹压，肠管就会从脐环突出，而形成脐疝。如果宝宝患有脐疝，应注意尽量减少其他增加腹压的机会，如不要让宝宝无休止地大哭大闹，有慢性咳嗽的要及时治疗，调整好宝宝的饮食，不要发生腹胀或便秘。随着宝宝的长大，腹壁肌肉的发育坚固，脐环闭锁，脐疝在宝宝1岁以内便会完全自愈。

宝宝夜啼

宝宝夜哭的原因很多，除了没有喂饱外，在生活上护理不妥也可导致宝宝夜哭。例如，尿布湿了；衣服穿得较多，出汗湿衣服裹得太紧；衣被盖得太多使宝宝出汗而不适；被子盖得太少使宝宝感到太凉；有时是因为宝宝口渴了也要哭；有时白天睡得太多，晚上不肯睡觉便要吵闹。当然，宝宝生病，或因未及时换尿布造成臀部发炎，宝宝疼痛，更会哭吵得厉害。总之，要找出原因，才能针对情况解决问题。切勿每当宝宝哭就以为是肚子饿了，就用喂奶的办法来解决。这样极易造成消化不良，久而久之，不是大便秘结，就是腹泻不止。如果造成宝宝胃肠功能紊乱，引起腹部不适，更会使宝宝哭吵不停。

宝宝夜啼，使新妈妈和宝宝都得不到充分休息，一定要及时解决。要把室温、被温、体温调节适当，最好在宝宝两个月以后，逐渐养成夜里不喂奶、不含乳头睡觉的好习惯，这是解决夜哭的好办法。

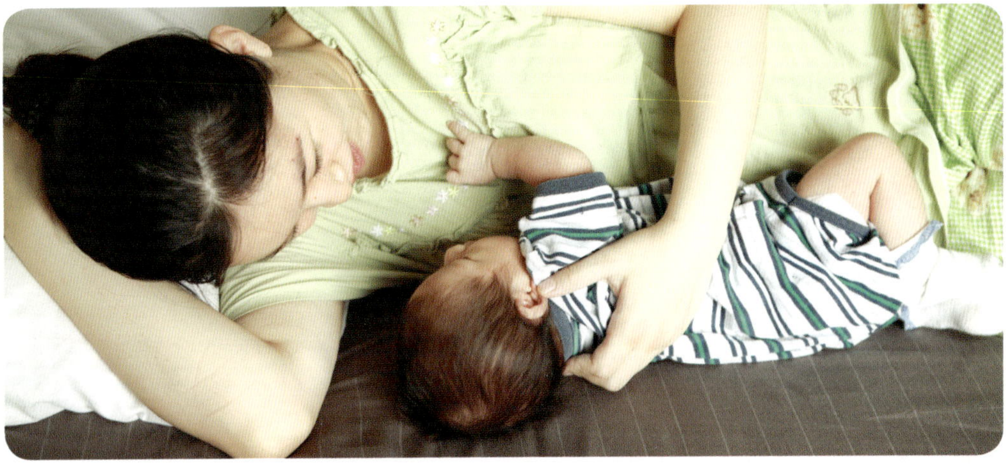

尿布疹

宝宝的皮肤特别娇嫩敏感，很多的刺激物质包括尿液、粪便或是潮湿环境，都会对宝宝的皮肤产生刺激，进而产生发炎、溃烂而形成尿布疹，其中尿液中的氨与粪便中的微生物被认为是尿布疹的主要元凶。为了预防尿布疹，专家有如下建议。

选择好纸尿裤

要选择全纸的，或棉柔材质、吸汗和透气性好的款式，搓一搓，听听声音；然后要选择比较薄的，大概一块饼干厚就行，不要太厚的那种；要选择有松紧搭扣的，腰围有部分加宽、或是大腿附近的剪裁有增加伸缩功能的，吸水量大的。

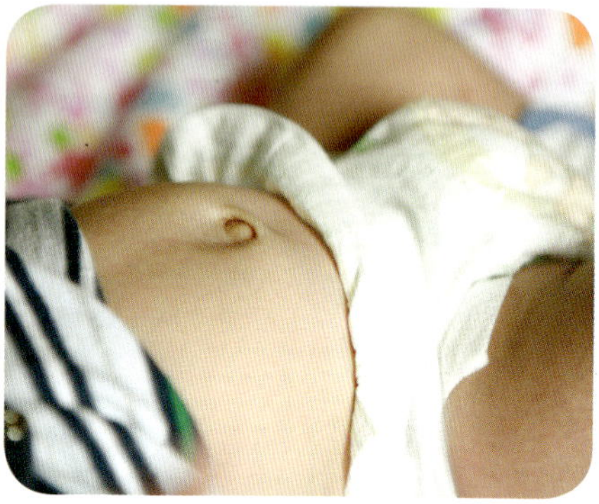

保持宝宝臀部干爽

除了要选择好纸尿裤，合理地更换纸尿裤外，妈妈可在宝宝排泄后，用温水轻轻冲洗宝宝的小屁股，再用纯棉布轻轻按压即可。等宝宝的小屁股干爽后再用较油性的润肤乳涂抹，以形成保护膜。这样就可以较好地预防尿布疹。

新生儿溶血病

新生儿溶血性疾病主要指因为母婴血型不合而引起的同族免疫性溶血病。

症状表现

新生儿的溶血性疾病，主要包括同族免疫性溶血、红细胞先天性的缺陷（红细胞膜、红细胞酶和血红蛋白异常）以及红细胞免疫所引起的溶血症状。

新生儿溶血病是指母婴血型不合（ABO血型不合或Rh血型不合）所引起的同族免疫性溶血。病情轻重取决于溶血的程度，溶血的轻重则取决于进入胎儿体内抗体的多少。

因此，本病的临床表现差异很大。轻者进展缓慢，全身影响状况小，重者病情进展很快，还会出现嗜睡、厌食，甚至发生胆红素脑病或死亡的现象。

产生原因

新生儿同族免疫性溶血，是由母体存在与胎儿血型不兼容的血型抗体（IgG）引起。因为胎儿红细胞进入母体循环，当母体缺乏胎儿红细胞所具有的抗原时，母体就会产生相应的血型抗体，此抗体通过胎盘进入胎儿循环，则会引起胎儿红细胞凝集、破坏。

ABO血型不合引起的溶血，多发生于O型血孕妈妈所生的A型或B型血的宝宝。因为O型血孕妈妈中的抗A、抗B抗体IgG，可通过胎盘屏障进入胎儿血循环。理论上，如果孕妈妈是A型血，胎儿是B型或AB型血，或者孕妈妈是B型血，胎儿是A型或AB型血，这样也有可能发病。

并发症

可出现黄疸贫血高胆红素、血症胆红素脑病等并发症。

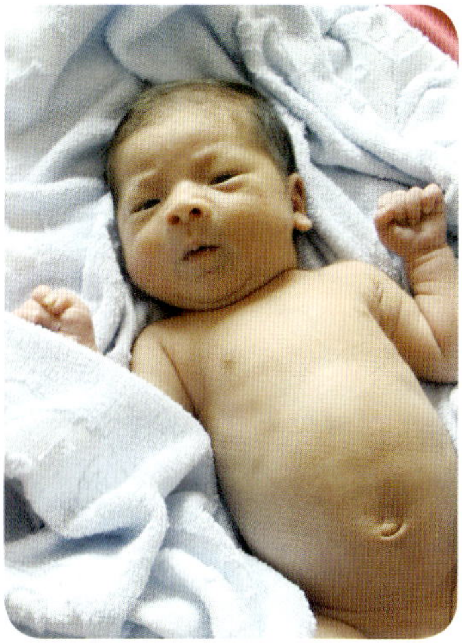

应对方法

1.提早分娩。孕期越长，孕妈妈产生的抗体便越多，对胎儿造成的影响也就越大，故应提早分娩。但应尽量在胎肺成熟后分娩。

2.宫内换血。以此纠正胎儿贫血，但操作时应谨防感染和损伤胎儿及胎盘。

3.脐带处理。胎儿娩出时，应尽量减少脐血流入胎儿，避免更多致敏的红细胞和抗体损害新生儿。剪断脐带时，脐带残端宜留5～6厘米，滴上1∶5 000的呋喃西林溶液，并用无菌纱布包扎，保持湿润，以备换血。

家庭护理

1.Rh阴性未免疫的孕妈妈第一胎娩出的Rh阳性新生儿，应该在72小时内一次肌注300微克抗D免疫球蛋白，以便能够中和进入母体中的D抗原，在孕妈妈发生羊膜腔穿刺或流产后也需要对其进行注射。

2.避免不必要的输血可降低本病的发生率。

3.轻型病例只需补充葡萄糖即可，无须做特殊处理，宝宝即能够很快痊愈，重型病例在出生后及时治疗也能很快好转，成长后与正常儿无差别。